Guia de Bolso de HEMATOLOGIA

2ª Edição

Guia de Bolso de HEMATOLOGIA

2ª Edição

Otávio Cesar Carvalho Guimarães Baiocchi
Adriana Marques Damasco Penna

Atheneu

EDITORA ATHENEU

São Paulo	—	*Rua Avanhandava, 126 – 8º andar* *Tel.: (11)2858-8750* *E-mail: atheneu@atheneu.com.br*
Rio de Janeiro	—	*Rua Bambina, 74* *Tel.: (21)3094-1295* *E-mail: atheneu@atheneu.com.br*

CAPA: Equipe Atheneu
PRODUÇÃO EDITORIAL/DIAGRAMAÇÃO: Know-How Editorial

CIP-BRASIL. CATALOGAÇÃO NA PUBLICAÇÃO
SINDICATO NACIONAL DOS EDITORES DE LIVROS, RJ

G971
2. ed.

Guia de bolso de hematologia / editores Adriana Marques Damasco Penna, Otávio Cesar Carvalho Guimarães Baiocchi. – 2. ed. – Rio de Janeiro : Atheneu, 2019.
372 p. ; 18 cm.

Inclui bibliografia e índice
ISBN 978-85-388-1051-3

1. Sangue – Doenças. 2. Hematologia. I. Penna, Adriana Marques. II. Baiocchi, Otávio Cesar Carvalho Guimarães. III. Góis, Aécio Flávio Teixeira de.

19-59945 CDD: 616.15
CDU: 616.15

Leandra Felix da Cruz – Bibliotecária – CRB-7/6135
17/09/2019 23/09/2019

BAIOCCHI, O. C. C. G.; PENNA, A. M. D.
Guia de Bolso de Hematologia – 2ª Edição

Editores

Otávio Cesar Carvalho Guimarães Baiocchi

Professor-Adjunto da Disciplina de Hematologia e Hemoterapia da Universidade Federal de São Paulo (Unifesp). Coordenador do Grupo de Linfomas da Unifesp e do Hospital Alemão Oswaldo Cruz (HAOC).

Adriana Marques Damasco Penna

Doutora em Ciências Médicas pela Universidade Federal de São Paulo (Unifesp). Médica Hematologista do Hospital Santa Catarina (HSC). Responsável pelo Ambulatório de Leucemias Agudas do Hospital Santa Marcelina (HSM) e pelo Ambulatório de Doenças Linfoproliferativas do Hospital do Servidor Público Municipal (HSPM).

Guia de Bolso de Hematologia - 2ª Edição

Autores: Otávio Cesar Carvalho Guimarães Baiocchi & Adriana Marques Damasco Penna

ERRATA

"A Natureza Humana é sujeita a erros. Este trabalho sofreus seus reflexos. Pedimos desculpas ao leitor."

Capítulo 17 (Atualizado)	**Capítulo 21 (Atualizado)**

Inclusão de nova colaboradora nos capítulos 17 e 21

TARCILA SANTOS DATOGUIA

Formada em Medicina pela Universidade Metropolitana de Santos. Residência em Clínica Médica, Hematologia e Hemoterapia pelo Hospital Santa Marcelina. Médica Hematologista do corpo clínico do Hospital Israelita Albert Einstein. Mestranda no programa de pós-graduação em Ciências da Saúde da SBIBAE.

Colaboradores

Ana Cristina Cardinalli Choairy

Médica Hematologista do Ambulatório de Leucemias Mieloides Agudas do Hospital Santa Marcelina (HSM). Responsável Técnica da Agência Transfusional do Hospital das Clínicas Luzia de Pinho Melo (Mogi das Cruzes/SP). Especialista em Hematologia e Hemoterapia pela Associação Brasileira de Hematologia e Hemoterapia/Associação Médica Brasileira (ABHH/AMB) e em Hematologia e Hemoterapia pela Escola Paulista de Medicina da Universidade Federal de São Paulo (EPM/Unifesp).

Anita Previtalli Castro

Enfermeira. Graduada em Enfermagem pela Escola Paulista de Enfermagem da Universidade Federal de São Paulo (EPE/Unifesp). Especialista em Enfermagem Oncológica pela Fundação Antonio Prudente, Hospital A.C. Camargo. Enfermeira da Unidade de Internação de Oncologia, Hematologia e Transplante de Medula Óssea do Hospital Israelita Albert Einstein (HIAE).

Anthony Froy Benites Condezo

Especialista em Cirurgia Bucomaxilo Facial e Implantodontia. Mestre e Doutorando em Cirurgia Bucomaxilo Facial.

Camila Marca de Veiga Cabral

Doutora em Ciências Médicas (Hematologia) pela Universidade Federal de São Paulo (Unifesp). Médica Hematologista do Hospital Ophir Loyola/PA.

Christiane Pereira Gouvea

Doutora em Hematologia pela Universidade Federal de São Paulo (Unifesp). Assessora em Hemostasia pelo Laboratório Fleury Medicina e Saúde. Responsável pelo Laboratório de Coagulação da Divisão do Laboratório Central do Hospital das Clínicas da Faculdade de Medicina da Universidade de São Paulo (HCFMUSP).

Cristina Giovannetti del Conte

Dentista da Equipe de Estomatologia e Cirurgia Bucomaxilo Facial do Hospital Santa Catarina (HSC). Especialista, Mestre e Doutora em Odontopediatria pela Faculdade de Saúde Pública da Universidade de São Paulo (FSPUSP). Habilitação em Odontologia Hospitalar pelo Conselho Regional de Odontologia de São Paulo (CROSP).

Daniel Henrique Koga

Residência em Estomatologia e Cirurgia Bucomaxilo Facial. Mestre em Oncologia. Doutorando em Cirurgia Bucomaxilo Facial. Titular do Serviço de Estomatologia e Cirurgia Bucomaxilo Facial do Hospital Santa Catarina (HSC).

Edvane Birelo Lopes de Domenico

Professora-Associada do Departamento de Enfermagem Clínica e Cirúrgica da Escola Paulista de Enfermagem da Universidade Federal de São Paulo (EPE/Unifesp). Coordenadora do Programa de Extensão Universitária Acolhe-Onco da EPE/Unifesp. Tutora de Enfermagem do Programa de Residência Multiprofissional em Oncologia do Hospital São Paulo/Unifesp (HSP/Unifesp). Líder do Grupo de Pesquisa GEPEBE da EPE/Unifesp.

Égyla Moreira Cavalcante

Residência em Hematologia e Hemoterapia pela Universidade Federal de São Paulo (Unifesp). Especialista em Hematologia e Hemoterapia pela Associação Brasileira de Hematologia, Hemoterapia e Terapia Celular (ABHH).

Fábio do Nascimento Brito

Médico Hematologista do Hospital Santa Marcelina (HSM) e do Hospital Santa Catarina (HSC). Médico do Grupo de Linfomas da Escola Paulista de Medicina da Universidade Federal de São Paulo (EPM-Unifesp).

Fábio Rodrigues Kerbauy

Professor-Adjunto da disciplina de Hematologia e Hemoterapia da Universidade Federal de São Paulo (Unifesp). Coordenador do Grupo de Leucemias da Unifesp. Médico Hematologista do Serviço de Transplante de Medula Óssea do Hospital Beneficência Portuguesa de São Paulo (BP).

Fabio Pires de Souza Santos

Médico pela Faculdade de Medicina da Universidade de São Paulo (FMUSP). Residência Médica em Medicina Interna pelo Hospital das Clínicas da Faculdade de Medicina da Universidade de São Paulo (HCFMUSP). Residência Médica em Hematologia pelo HCFMUSP. *Fellowship* em Leucemias da University of Texas MD Anderson Cancer Center. Membro do Corpo Clínico do Hospital Israelita Albert Einstein (HIAE), Hospital BP/BP Mirante e Hospital São Camilo. Especialista em Hematologia, com área de atuação em Transplante de Medula Óssea (TMO) pela Associação Brasileira de Hematologia, Hemoterapia e Terapia Celular (ABHH).

Fernanda Maria Morselli Ramalho

Médica Hematologista do Serviço de Onco-Hematologia do Hospital Santa Marcelina (HSM). Professora da Disciplina de Hematologia da Faculdade de Medicina Santa Marcelina (FASM).

Guilherme Fleury Perini

Médico Hematologista do Hospital Israelita Albert Einstein (HIAE) e da Beneficência Portuguesa de São Paulo. Ex-*Fellow* do Departamento de Linfoma e Mieloma da University of Texas MD Anderson Cancer Center. Especialista em Hematologia pela Sociedade Brasileira de Hematologia e Hemoterapia (SBHH). Especialista em Linfoma pela Universidade ULM/European School of Oncology.

Giuliano Saraceni Issa Cossolin

Residência em Estomatologia e Cirurgia Bucomaxilo Facial. Especialista em Dor Orofacial. Mestre em Oncologia. Titular do Serviço de Estomatologia e Cirurgia Bucomaxilo Facial do Hospital Santa Catarina (HSC).

José Pedro Zampieri

Médico Hematologista. Professor da Disciplina de Hematologia e Hemoterapia da Universidade Federal de São Paulo (Unifesp) e do Hospital Alemão Oswaldo Cruz (HAOC).

Juliana Todaro

Médica Hematologista graduada pela Faculdade de Medicina do ABC (FMABC). Onco-Hematologista do Centro de Oncologia e Hematologia do Hospital Israelita Albert Einstein (HIAE).

Juliano Córdova Vargas

Médico pela Universidade Federal de Santa Catarina (UFSC). Residência Médica em Medicina Interna pelo Hospital Universitário da Universidade Federal de Santa Catarina (HUUFSC). Residência Médica em Hematologia e Hemoterapia no Hospital Israelita Albert Einstein (HIAE). Especialista em Hematologia e Hemoterapia pela Associação Brasileira de Hematologia, Hemoterapia e Terapia Celular (ABHH).

Lidiane Pereira Magalhães

Doutoranda em Ciências da Saúde (Oncologia) pela Universidade Federal de São Paulo (Unifesp). Mestre em Ciências da Saúde (Oncologia) pela Unifesp. Especialista em Nutrição Clínica e Tutora do Programa de Residência Multidisciplinar em Nutrição em Oncologia pela Unifesp. Nutricionista do Departamento de Oncologia da Unifesp.

Manuella de Souza Sampaio Almeida

Professora-Assistente da Faculdade de Medicina Santa Marcelina (FASM). Doutora em Ciências pela Universidade Federal de São Paulo (Unifesp). Médica Hematologista do Hospital Santa Marcelina (HSM) e do Instituto Brasileiro de Controle do Câncer (IBCC) responsável pelo atendimento de Gamopatias Monoclonais.

Marcos Laércio Pontes Reis

Formado pela Universidade do Estado do Pará (UEPA). Residência em Clínica Médica na Fundação Santa Casa/PA. Residência em Hematologia no Hospital Santa Marcelina (HSM). Mestrado em Transplante de Medula Óssea (TMO) pela Universidade Federal de São Paulo (Unifesp). Preceptor da Residência Médica de Hematologia do Hospital Ofir Loyola/PA.

Marcos Martins Curi

Especialista em Cirurgia Bucomaxilo Facial. Mestre e Doutor em Cirurgia Bucomaxilo Facial. Diretor do Serviço de Estomatologia e Cirurgia Bucomaxilo Facial do Hospital Santa Catarina (HSC).

Maria Cecília Cordeiro Lima

Hematologista pela Irmandade da Santa Casa de Misericórdia de São Paulo. Especialista em Transplante de Medula Óssea (TMO) pelo Hospital das Clínicas da Faculdade de Medicina da Universidade de São Paulo (HCFMUSP). Médica Hematologista do Hospital Santa Catarina (HSC) e da Prevent Sênior.

Mariane Cristina Gennari de Assis

Doutora em Ciências da Saúde pela Disciplina de Hematologia e Hemoterapia do Departamento de Oncologia Clínica e Experimental da Universidade Federal de São Paulo (Unifesp). Professora do Departamento de Clínica Médica da Universidade Nove de Julho (Uninove). Médica responsável pelo Ambulatório de Neoplasias Mieloproliferativas do Hospital Dr. Euryclides de Jesus Zerbini – Hospital Brigadeiro/SP. Especialista em Hematologia e Hemoterapia pela Unifesp. Residência em Clínica Médica pela Prefeitura de São Paulo. Graduada em Medicina pela Universidade do Vale do Sapucaí (Univas).

Marinus de Moraes Lima

Residência de Hematologia e Hemoterapia pelo Hospital Israelita Albert Einstein (HIAE). Mestre pela Universidade Federal do Ceará (UFC). Professor da Disciplina de Hematologia da UniNassau. Médico Assistente do Hospital do Câncer de Pernambuco (HCP).

Michele Bezerra de Andrade

Enfermeira pela Universidade Nove de Julho (Uninove). Especialista em Formação de Docentes para o Ensino de Enfermagem em Nível Técnico e Superior pela Uninove, em Urgência e Emergência pela Faculdade de Ciências Médicas da Santa Casa de Misericórdia de São Paulo (FCMSCSP) e em Oncologia pela Faculdade de Ciências da Saúde Albert Einstein. Mestranda Profissional na linha de pesquisa Educação em Saúde na Comunidade pela Universidade Federal de São Paulo (Unifesp). Enfermeira da Unidade de Internação de Oncologia e Hematologia do Hospital Alemão Oswaldo Cruz (HAOC).

Patrícia de Paulo Giacon Radtke

Especialista em Hematologia e Hemoterapia pela Associação Brasileira de Hematologia e Hemoterapia (ABHH/AMB). Responsável pelo ambulatório de Linfomas e Leucemia Linfóide Crônica do Hospital Santa Marcelina (HSM). Médica Hematologista do Hospital Santa Catarina (HSC).

Rodrigo Vaez

Mestre em Ciências Médicas pela Disciplina de Hematologia e Hemoterapia da Universidade Federal de São Paulo (Unifesp). Médico Hematologista do Grupo de Coagulopatias da Unifesp.

Solivanda Alves

Médica Hemoterapeuta Corresponsável Técnica do Hospital Santa Marcelina (HSM). Responsável Técnica da Agência Transfusional do Hospital da Organização Social de Saúde Santa Marcelina de Itaquaquecetuba.

Walter Moisés Tobias Braga

Professor-Afiliado da Universidade Federal de São Paulo (Unifesp). Doutor em Ciências pela Unifesp. Médico Responsável pelo Ambulatório de Mieloma Múltiplo da Unifesp.

Agradecimentos

Gostaríamos de agradecer aos autores por sua contribuição inestimável na elaboração deste *Guia* e aos diretores e às equipes de Pré-Produção e Produção Gráfico-Editorial da Editora Atheneu, que trabalharam para viabilizar a conclusão deste livro. Sem dúvidas, somente com dedicação, atenção aos detalhes e esforço coletivo de todos os profissionais envolvidos foi possível concretizar este projeto.

Otávio Cesar Carvalho Guimarães Baiocchi
Adriana Marques Damasco Penna

Apresentação

Esta nova edição do *Guia de Bolso de Hematologia* reforça a importância desse tipo de publicação no auxílio aos médicos-residentes, clínicos gerais e hematologistas no diagnóstico e tratamento das enfermidades hematológicas. Os textos, que foram elaborados com o objetivo de atender as necessidades teóricas e sanar dúvidas na prática cotidiana hematológica, foram cuidadosamente escritos de forma clara e objetiva para melhor entendimento do leitor.

O novo conteúdo deste livro está dividido em oito partes e 32 capítulos que abordam os principais assuntos em hematologia, hemoterapia, onco-hematologia e transplante de células-tronco hematopoiéticas. Nesta edição, ampliamos os temas para além da área médica, com capítulos sobre diagnósticos e condutas no atendimento multidisciplinar aos pacientes com enfermidades hematológicas. Por fim, reforçamos que todos os profissionais envolvidos na elaboração deste *Guia* têm participação importante nos diversos campos da hematologia em serviços de renome espalhados pelo Brasil.

Desejamos que este *Guia* possa ser uma luz sobre as dúvidas que tanto sombreiam a rotina médica na hematologia, especialidade médica peculiar e complexa, e, ao mesmo tempo, fascinante.

Excelente leitura e bons estudos!

Otávio Cesar Carvalho Guimarães Baiocchi
Adriana Marques Damasco Penna

Sumário

PARTE 1
Série vermelha

PARTE 2
Série branca

PARTE 3
Hemostasia

PARTE 4
Hemoterapia

PARTE 5
Insuficiência medular

PARTE 6
Onco-hematologia

PARTE 7
Transplante de células-tronco hematopoiéticas

PARTE 8
Atendimento multidisciplinar ao paciente hematológico

Parte 1

Série vermelha

Capítulo 1

Anemias carenciais e anemia de doença crônica

Égyla Moreira Cavalcante ❍ Marcos Laércio Pontes Reis

Anemia é a redução da massa eritrocitária ou queda dos níveis de hemoglobina para valores abaixo do estimado conforme o sexo e a raça (Hb < 13 g/dL para homens e Hb < 12 g/dL para mulheres, de acordo com a OMS), ocasionando, assim, uma redução global de oxigenação tecidual.

Quadro clínico

Em geral, os sinais e sintomas de anemia não se correlacionam somente com a intensidade da queda da hemoglobina/massa eritrocitária, pois há inúmeras variáveis a serem consideradas, como características individuais (idade, presença de comorbidades – pneumopatias e doenças cardiovasculares) e tempo de instalação da alteração.

Indivíduos com anemia crônica podem ser oligossintomáticos, mesmo com níveis mais baixos de hemoglobina, devido a inúmeros mecanismos compensatórios (em especial, aumento do débito cardíaco, aumento da quantidade do plasma e aumento da 2,3 difosfoglicerato intraeritrocitário, o que resulta em maior liberação tecidual de oxigênio).

Por sua vez, os pacientes que apresentam anemia de instalação aguda (como nas hemorragias) tendem a desenvolver sintomas graves relacionados à isquemia tissular ou choque circulatório.

Classificação das anemias

Morfológica

De acordo com o volume corpuscular médio (VCM):

Tabela 1.1: **Classificação de acordo com a morfologia.**

VCM	Classificação
< 80 fL	Microcítica
80 a 99 fL	Normocítica
> 100 fL	Macrocítica

Fonte: Elaborada pela autoria.

Quadro 1.1: **Etiologia das anemias quanto à morfologia.**

Anemias microcíticas	• Deficiência de ferro • Talassemias • Anemia sideroblástica/intoxicações • Anemia de doença crônica
Anemias normocíticas	• Anemia de doença crônica/insuficiência renal • Anemias carenciais (deficiência de ferro em fase inicial, pluricarenciais) • Anemias hemolíticas/perdas hemorrágicas agudas • Causas extrínsecas (drogas, toxinas, radiação, vírus – parvovírus)
Anemias macrocíticas	• Anemia megaloblástica • Mielodisplasias/anemia aplásica/mieloma/leucemia • Drogas: hidroxiureia, zidovudina, metotrexato • Hemólise/reticulocitose • Hipotireoidismo • Doença renal • Doença hepática

Fonte: Elaborado pela autoria.

Grau de proliferação medular (índice reticulocitário)

Por meio da avaliação do índice reticulocitário (IR), pode-se determinar a resposta medular perante a anemia. Por exemplo, anemias hipoproliferativas ou por defeitos na maturação (anemias carenciais, toxicidade por drogas ou distúrbios medulares primários) apresentam baixo IR (< 2% ou reticulócitos absolutos < 100.000). Por sua vez, anemias hemolíticas ou sangramentos acentuados geralmente apresentam IR elevado (> ou igual a 2% ou 100.000).

$$IR = \frac{\%\ \text{reticulócitos} \times HT}{45} \qquad IR = \frac{\%\ \text{reticulócitos} \times HB}{15}$$

$$\text{Reticulócitos absolutos} = \frac{\%\ \text{reticulócitos} \times \text{eritrócitos/mm}^3}{100}$$

Quadro 1.2: **Etiologia das anemias quanto à proliferação.**

Anemias hiperproliferativas (aumento das perdas)	• Hemólise • Perdas hemorrágicas agudas
Anemias hipoproliferativas (redução da produção)	• Desordens primárias da medula óssea (leucemias, mielodisplasia, anemia aplásica) • Anemias carenciais • Drogas/toxinas • Doença renal • Anemia de doença crônica • Infiltração de medula óssea (infecções, neoplasia sólida, fibrose)

Fonte: Elaborado pela autoria.

Anemias carenciais

Anemia por deficiência de ferro

É a causa mais comum de anemia no Brasil, ocasionada sempre que a quantidade de ferro disponível no organismo for menor que a quantidade necessária para a produção adequada de hemoglobina. Tal desequilíbrio, de uma forma geral, é resultante ou de perdas sanguíneas, de redução da absorção ou do aumento na demanda de ferro.

Causas de deficiência de ferro:

- Sangramentos crônicos (menorragia, neoplasias, uso crônico de AINH, outras causas de hemorragias digestivas).
- Causas disabsortivas (gastrectomias, doença celíaca, infecção por *H. pylori*, doença inflamatória intestinal, gastrite atrófica).
- Aumento de demanda (gravidez/lactação).

Cinética do ferro

O ferro é biodisponível em uma grande variedade de alimentos, em especial carne vermelha. Após redução de sua principal forma férrica (Fe^{3+}) para ferroso (Fe^{2+}) na acidez gástrica, é absorvido principalmente ao nível dos enterócitos duodenais e jejuno proximal. Tal absorção se dá por meio de dois receptores, um para o ferro ligado ao heme e outro para o íon ferroso (receptor DMT1).

Após a absorção, o ferro é armazenado como ferritina no interior dos enterócitos ou passa para a corrente sanguínea através de outro receptor chamado ferroportina, incorporando-se, assim, na ferritina plasmática.

A hepcidina, proteína produzida pelo fígado, controla a absorção de ferro e a liberação de seus estoques, pois se liga à ferroportina, levando à sua degradação. Assim, o ferro não consegue ser liberado dos enterócitos e hepatócitos. Logo, na anemia ferropriva, os níveis de hepcidina encontram-se reduzidos.

A transferrina, sintetizada principalmente no fígado, é responsável pelo transporte do ferro na circulação.

Quadro clínico e diagnóstico

Os sintomas se relacionam tanto à anemia quanto à ausência de ferro no organismo e incluem: fadiga, dispneia aos esforços, palpitações, irritabilidade, sonolência, dificuldade de concentração, alterações comportamentais e perversão alimentar (principalmente em crianças).

Na deficiência de ferro, por seu caráter crônico e insidioso, existe pouca correlação entre a gravidade dos sintomas e os níveis de hemoglobina, podendo ser encontrados pacientes assintomáticos, a despeito dos baixos níveis de hemoglobina.

Quadro 1.3: **Alterações laboratoriais.**

- Anisocitose, com aumento do RDW.
- Hipocromia (HCM e CHCM baixos) e microcitose (VCM baixo).
- Presença de ovalócitos ou "hemácias em alvo".
- Reticulócitos normais ou reduzidos.
- Ferritina baixa ($< 10\ \mu g/L$).
- Índice de saturação da transferrina baixo ($< 15\%$).
- Ferro sérico baixo.
- TIBC elevado.
- Trombocitose é um achado relativamente comum em casos de sangramentos crônicos.

Fonte: Elaborado pela autoria.

A avaliação medular pela coloração Perls raramente é necessária para o diagnóstico; no entanto, pode-se observar redução importante ou ausência de ferro medular (diagnóstico de certeza).

Tratamento

Atenção: Obrigatoriamente se devem investigar exaustivamente as *causas de deficiência de ferro*, pois, sem a correção desta, não haverá controle permanente da anemia. Particularmente em pacientes idosos, mulheres na pós-menopausa e na presença de "sinais de alerta", como perda de peso e falha terapêutica, recomenda-se a realização de endoscopia digestiva alta e/ou colonoscopia.

Independentemente dos níveis de hemoglobina, deve-se priorizar, como terapêutica inicial, o uso oral de ferro, em doses diárias de 150 a 200 mg de Fe elementar, divididas em 2 a 4 vezes ao dia, administradas preferencialmente com intervalo de pelo menos 1 hora antes das refeições. É recomendado administrar os comprimidos de ferro com vitamina C, que aumenta a absorção do ferro. Por sua vez, deve-se evitar o uso concomitante de café ou chá, que reduzem a absorção deste íon.

Muitos pacientes podem apresentar intolerância gastrointestinal (pirose, diarreia, constipação, gosto metálico), quando se deve reduzir a dose, alterá-la para logo após as refeições ou mudar para outra preparação de ferro oral.

Com o tratamento, é esperado que haja aumento de reticulócitos em 1 semana e início de aumento de hemoglobina a partir da segunda semana. Se, após esse período, não houver nenhum aumento de hemoglobina, é pouco provável que haverá resposta ao ferro via oral. É de extrema importância orientar o paciente de que o tratamento é prolongado, visando reposição completa de estoques de ferro, que, em geral, ocorre 6 meses após normalização completa do hemograma.

Tabela 1.2: Lista de preparações orais de ferro.

Preparação	Apresentação	Dose equivalente de ferro elementar
Sulfato ferroso	300 mg	60 mg
Fumarato de ferro	200 mg	66 mg
Gluconato de ferro	300 mg	36 mg
Sacarato hidróxido de ferro	330 mg	100 mg
Ferro quelato glicinato	500 mg	100 mg

Fonte: Elaborada pela autoria.

Apesar de amplamente utilizado, o ferro parenteral (EV) deve ser indicado especificamente nos seguintes casos:

- Má absorção (doença celíaca, gastrectomias, outras síndromes disabsortivas).
- Perdas hemorrágicas abundantes que não respondem somente com reposição de ferro via oral.
- Intolerância ao ferro oral ou paciente não colaborativo/baixa adesão.
- IRC em diálise.
- Pacientes com doença intestinal inflamatória, que respondem melhor ao ferro EV do que via oral.
- Necessidade de rápida correção (pré-operatório).

A reposição endovenosa de ferro classicamente é calculada pela fórmula de Ganzoni (*vide* a seguir), com a formulação tradicional de sacarato de hidróxido férrico. Existem apresentações mais recentes de ferro endovenoso, em especial carboximaltose férrica, com maior comodidade posológica e semelhante fármaco-economia. Por sua vez, a formulação intramuscular deve ser proscrita pelos riscos de uso (necrose muscular, absorção variável e hiperpigmentação permanente de pele).

Dose total de ferro EV = [Hb desejada (g/dl) – Hb atual (g/dl) × 2,4 × peso(kg)] + 500 mg

Diante da falha de incremento na hemoglobina a despeito da reposição adequada de ferro, considerar as seguintes possibilidades: deficiências concomitantes (folato ou vitamina B12), sangramentos ocultos, doenças inflamatórias crônicas, outras doenças crônicas (infecções, neoplasias, insuficiência hepática ou renal) ou ainda talassemias.

Anemias megaloblásticas

São causadas principalmente pelas deficiências de Vitamina B12 (cobalamina) ou ácido fólico, levando a prejuízos na síntese de DNA, não atingindo, assim, exclusivamente a série vermelha, mas também quaisquer outras células de alto *turnover* celular. Podem resultar, consequentemente, em anemia ou outras citopenias devido à hematopoiese ineficaz (hiperplasia das células precursoras com aumento da destruição intramedular destas células – "hemólise intramedular").

Como existe alteração na formação do DNA nuclear, estas células mantêm seus núcleos imaturos, com amadurecimento concomitante do citoplasma, levando ao clássico achado microscópico de dissociação núcleo-citoplasmática.

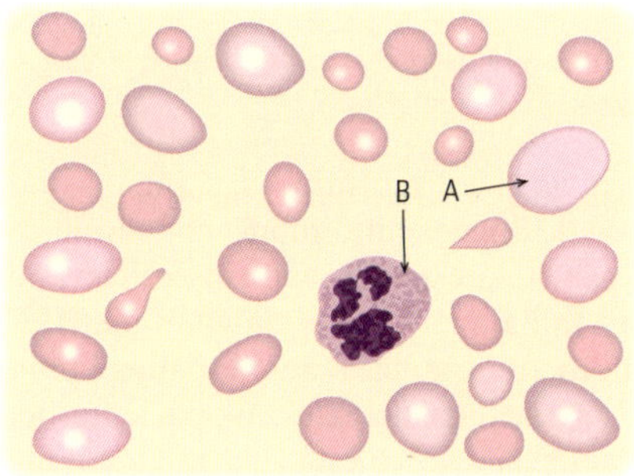

Figura 1.1: **Hemácia macrocítica (A) e neutrófilo hipersegmentado (B).**

Fonte: Acervo autoral.

Deficiência de vitamina B12

A vitamina B12 está biodisponível estritamente em alimentos de origem animal, com necessidades diárias extremamente baixas, tendo um estoque corporal de cerca de 3 a 5 mg.

Esta vitamina é dissociada do alimento no estômago, unindo-se a uma proteína chamada haptocorrina. Nesta mesma topografia é secretado o fator intrínseco pelas células parietais. Posteriormente, a vitamina B12 é liberada da haptocorrina pelas enzimas pancreáticas duodenais em meio alcalino, ligando-se, assim, ao fator intrínseco. O conjunto B12-fator intrínseco será posteriormente absorvido no íleo terminal com passagem da B12 para a circulação.

Qualquer interferência em uma destas fases do metabolismo da vitamina B12 implicará, com o decorrer do tempo, carência desta vitamina.

Quadro 1.4: **Causas de deficiência de vitamina B12.**

Redução de ingestão	• Veganos/vegetarianos • Infantes com aleitamento materno com mães deficientes de B12
Absorção reduzida	• Anemia perniciosa • Gastrectomia parcial ou total/*bypass* gástrico/gastrite atrófica • Ressecção ileal • Uso de metformina • Uso crônico de bloqueadores acidez gástrica (IBP) • Síndrome da alça cega • Insuficiência pancreática • Síndrome de Zollinger-Ellison (hipercloridria) • Infestação da larva de peixe *Diphyllobothrium latum*

Fonte: Elaborado pela autoria.

A anemia perniciosa é o protótipo das anemias por deficiência de cobalamina. Trata-se de doença autoimune, com anticorpos direcionados às células parietais gástricas e ao fator intrínseco, levando à hipocloridria e atrofia gástrica e à falha na absorção da vitamina B12. Não raro, associa-se a outras doenças autoimunes (tireoidopatias imunes, diabetes *mellitus* tipo 1 e vitiligo). Acomete principalmente pacientes mais velhos, com idade superior a 40 anos. A doença está relacionada à incidência aumentada de câncer gástrico, indicando-se, assim, acompanhamento periódico com endoscopia digestiva alta.

Os anticorpos anticélulas parietais podem estar presentes em 90% dos casos, enquanto o anticorpo antifator intrínseco em 70% dos pacientes.

Deficiência de ácido fólico

Em contraste com a vitamina B12, o ácido fólico está amplamente disponível em frutas, vegetais e carnes de origem animal, sendo desnaturadas pelo cozimento excessivo. São absorvidas no jejuno após a quebra enzimática em monopeptídeos de fácil absorção.

Quadro 1.5: **Causas de deficiência de ácido fólico.**

Redução da ingestão	• Idosos/alcoólatras/pobreza extrema • Neonatos prematuros
Absorção reduzida	• Doença celíaca/espru tropical • Drogas (metotrexate, sulfonamidas, pirimetamina) • Ressecção intestinal • Doença de Whipple • Enterite regional

(*Continua*)

(Continuação)
Quadro 1.5: **Causas de deficiência de ácido fólico.**

Aumento da necessidade	• Gravidez • Puberdade • Anemias hemolíticas • Dermatite esfoliativa • Hemodiálise

Fonte: Elaborado pela autoria.

A ingesta alimentar insuficiente é a principal causa de deficiência de folato. Uma vez que as reservas de ácido fólico são pequenas, a anemia tende a se desenvolver precocemente.

Quadro clínico, diagnóstico laboratorial e tratamento das anemias megaloblásticas

Devido aos grandes estoques de vitamina B12 com baixas necessidades diárias, os sintomas costumam apresentar-se de forma insidiosa, em torno de 2 a 6 meses. Já a deficiência de ácido fólico tem instalação mais breve (até 2 meses), pelos estoques rapidamente depletados. Em ambos os casos, estão presentes os sintomas anêmicos clássicos, como fadiga, adinamia, dispneia, palpitações, entre outros.

Em deficiências mais graves, podem ocorrer glossite e atrofia papilar ("língua careca"), resultando em dificuldade de alimentação e consequente perda de peso.

A deficiência de vitamina B12, exclusivamente, pode ocasionar alterações neurológicas e psiquiátricas, como parestesias periféricas, distúrbios atáxicos, alterações comportamentais, demência e até casos graves de psicose. Vale destacar que tais alterações neurológicas podem ocorrer até mesmo antes do surgimento da anemia. Sendo assim, a carência desta vitamina é um diagnóstico diferencial de neuropatias de causas a esclarecer.

Para o diagnóstico laboratorial, observa-se:

- **Níveis séricos baixos de vitamina B12 (< 200 mg/mL) e ácido fólico (< 3 ng/mL):** no entanto, podem estar normais, mesmo na presença de carência destas vitaminas.
- **Elevação dos níveis séricos de homocisteína,** que podem estar aumentados tanto na carência de **vitamina B12** quanto de **ácido fólico**. Níveis séricos normais de homocisteína depõem contra a carência de B12 e ácido fólico.
- **Elevação dos níveis séricos do ácido metilmalônico (MMA):** é um parâmetro mais confiável por estar aumentado exclusivamente na

carência de vitamina B12, porém pode ser pouco útil principalmente em pacientes com insuficiência renal, em que o MMA encontra-se basalmente aumentado. Níveis séricos normais de ácido metilmalônico falam fortemente contra o diagnóstico carencial.

Principais achados laboratoriais da anemia megaloblástica:
- Macrocitose (VCM usualmente > 110 fL);
- Baixa contagem de reticulócitos;
- Citopenias (neutropenia, plaquetopenia);
- Alterações do esfregaço periférico:
- Neutrófilos hipersegmentados;
- Acentuada anisocitose, com presença de macro-ovalócitos;
- DHL sérico aumentado e bilirrubina indireta podem estar elevados (eritropoiese ineficaz/hemólise intramedular).

Quadro 1.6: Tratamento da anemia megaloblástica.

Deficiência de vitamina B12	Deficiência de ácido fólico
Administração parenteral de cianocobalamina: • Vitamina B12 1.000 μg IM 3 vezes por semana por 1 a 2 semanas, seguido por 1.000 μg semanal até normalização da hemoglobina ou por 4 semanas. Manutenção com doses de 1.000 μg mensais. **Administração via oral de cianocobalamina:** • 5.000 mcg 3 vezes ao dia. Se a causa não for reversível (como na anemia perniciosa), a reposição deverá ser permanente.	• Ácido fólico VO, 5 mg/dia até normalização dos níveis de hemoglobina ou até 4 meses. • A reposição de ácido fólico é mandatória em gestantes, mesmo na ausência de anemia. • A reposição **empírica** de ácido fólico isoladamente não é recomendada, pelo risco de piorar sintomas neurológicos associados a uma potencial deficiência associada de vitamina B12. • Se a causa não for reversível (ressecção ileal, hemólise crônica), a reposição deverá ser permanente.

Fonte: Elaborado pela autoria.

Anemia de doença crônica (ADC)

A anemia de doença crônica (ADC) ou anemia inflamatória crônica é considerada a segunda causa mais frequente de anemia no mundo, sendo encontrada principalmente em pacientes que sofrem de ativação crônica do sistema imune, tendo, assim, as mais variadas causas (infecções, neoplasias, doenças autoimunes e insuficiência renal).

Primariamente, a ADC é considerada uma defesa contra infecções e células neoplásicas, pois o ferro é considerado uma ótima reserva para estas células. Assim, o organismo, de maneira geral, tende a reter o ferro em seus depósitos (ferritina normal ou aumentada), tornando menor sua biodisponibilidade (ferro sérico e saturação de transferrina baixos). Esse mesmo mecanismo pode ser um "efeito colateral" da ativação imune descontrolada nas doenças autoimunes.

Fisiopatologia

Na ADC, existe um *status* inflamatório crônico com a liberação de várias citocinas inflamatórias que, de forma geral, resultam em:

- Diminuição da produção e da resposta medular à eritropoietina, além do efeito direto de citocinas na medula óssea, ocasionando, assim, supressão da eritropoiese.
- Ativação do sistema mononuclear fagocitário, levando a uma diminuição da meia-vida das hemácias/aumento da destruição.
- Alterações no metabolismo do ferro, que, apesar de presente no organismo, tem sua utilização inibida por citocinas inflamatórias.

Especialmente no metabolismo do ferro na ADC, destaca-se o papel fundamental da hepcidina, cuja função é inibir o transporte do ferro da mucosa intestinal e dos órgãos de depósito (monócitos, hepatócitos) para o plasma pelo bloqueio da ferroportina. Assim, na ADC, os níveis de hepcidina se encontram elevados, ao passo que, na anemia ferropriva, seus níveis estarão reduzidos.

Quadro clínico e diagnóstico laboratorial da ADC

O quadro clínico é completamente inespecífico, dependendo exclusivamente da doença de base.

A ADC é normalmente uma anemia normocítica e normocrômica, podendo, em cerca de 30% dos casos, ser microcítica. O esfregaço de sangue periférico não apresenta alterações específicas. Na maioria das vezes, é uma anemia leve a moderada com HB em torno de 9 g/dL, podendo, em alguns casos menos comuns, ter menores níveis de hemoglobina.

Como existe um *status* inflamatório crônico, está geralmente associada a alterações dos marcadores de processos inflamatórios, como proteína c reativa, VHS e fibrinogênio.

O perfil do ferro é importante no diagnóstico diferencial com as anemias por carência de ferro. Na anemia de doença crônica, observa-se ferritina normal ou alta, com ferro e índice de saturação da transferrina reduzidos, enquanto na anemia ferropriva todo o *status* do ferro encontra-se reduzido (ferro, ferritina e saturação de transferrina baixa). Contudo, a ADC pode frequentemente estar associada à anemia ferropriva, especialmente por perdas crônicas de sangue, o que dificulta ainda mais o diagnóstico diferencial.

Marcos essenciais do diagnóstico:

- Ferritina elevada;
- TIBC normal ou baixo (< 300 mcg/mL);
- Provas inflamatórias aumentadas;
- Ferro medular presente 2 a 4 +.

Quadro 1.7: Diagnóstico diferencial entre ADC e anemia ferropriva.

Variável	ADC	Ferropriva	Ambos
Ferro	Baixo	Baixo	Baixo
Transferrina	Baixa/normal	Alta	Baixa
Saturação de transferrina	Baixa	Baixa	Baixa
Ferritina	Normal/alta	Baixa	Baixa/normal
Receptor de transferrina solúvel	Normal	Alto	Normal/alto
Citocinas	Alto	Baixo	Alto

Fonte: Elaborado pela autoria.

Tratamento da ADC

A base terapêutica para ADC é a correção da patologia de base, sem necessidade de tratamento específico, uma vez que, em sua grande maioria, a anemia é leve, não configurando prejuízo na qualidade de vida do paciente. Apenas nos casos mais graves e sintomáticos o tratamento deve ser instituído.

A reposição de eritropoetina pode ser uma alternativa nos casos em que sua dosagem sérica esteja inferior a 500 U/L. O esquema mais utilizado é o subcutâneo, na dose de 100 a 150 UI/kg, administrada 3 vezes por semana, que pode ser dobrada caso não haja resposta em 2 a 4 semanas.

Devem-se monitorizar os estoques de ferro quando se utiliza eritropoetina, mantendo-se preferencialmente índice de saturação maior que 20% e ferritina maior que 100 ng/mL. Somente se deve proceder à reposição de ferro caso esses objetivos previamente citados não estejam presentes durante o uso da eritropoetina (o que pode resultar em insucesso terapêutico) ou na associação de anemia ferropriva e ADC.

Por seu caráter de anemia geralmente leve a moderada, a transfusão de concentrado de hemácias raramente é necessária, sendo indicada somente para tratamento de sintomas agudos por anemia grave.

Atualmente o desenvolvimento de outros agentes eritropoiéticos, bem como de agentes anti-hepcidina, podem, em um futuro próximo, auxiliar o tratamento desta entidade.

Referências bibliográficas

1. Tefferi A. Anemia in Adults: A Contemporary Approach to Diagnosis. Mayo Clin Proc. 2003; 78:1274-1280.
2. Tefferi A, Hanson CA, Inwards DJ. How to Interpret and Pursue an Abnormal Complete Blood Cell Count in Adults. Mayo Clin Proc. 2005; 80(7):923-936.
3. Hillman RS. Hematology in Clinical Practice. 5th ed. McGrawHill; 2011.
4. Lichtman MA. Williams Manual of Hematology. 8th ed. McGrawHill; 2011.
5. Theurl I, Aigner E, Theurl M et al. Regulation of iron homeostasis in anemia of chronic disease and iron deficiency anemia: diagnostic and therapeutic implications. Blood. 2009;113:5277-86.
6. Andrews NC, Weinstein DA, Roy CN et al. Anemia: implications for the anemia of chronic disease: inappropriate expression of hepcidin is associated with iron refractory. Blood. 2002;100(10).
7. Abramson SD. 'Common' Uncommon Anemias. Am Fam Physician 1999;59(4):851-8.
8. Weiss G, Goodnough LT. Anemia of chronic disease. N Engl J Med. 2005;352:1011-23.
9. Cascio MJ, DeLoughery TG. Anemia: evaluation and diagnostic tests. Med Clin North Am. 2017 Mar;101(2):263-84.
10. Vieth JT, Lane DR. Anemia. Hematol Oncol Clin North Am. 2017 Dec;31(6): 1045-60.
11. DeLoughery TG. Iron deficiency anemia. Med Clin North Am. 2017 Mar;101(2): 319-32.
12. Joosten E. Iron deficiency anemia in older adults: a review. Geriatr Gerontol Int. 2018 Mar;18(3):373-9.
13. Nairz M, Theurl I, Wolf D, Weiss G. Iron deficiency or anemia of inflammation?: Differential diagnosis and mechanisms of anemia of inflammation. Wien Med Wochenschr. 2016 Oct;166(13-14):411-23.
14. Green R, Datta Mitra A. Megaloblastic anemias: nutritional and other causes. Med Clin North Am. 2017 Mar;101(2):297-317.

15. Green R. Vitamin B12 deficiency from the perspective of a practicing hematologist. Blood. 2017 May 11;129(19):2603-11.
16. Toh BH. Pathophysiology and laboratory diagnosis of pernicious anemia. Immunol Res. 2017 Feb;65(1):326-30.
17. Stabler SP. Anemias due to essential nutrient deficiencies. World Rev Nutr Diet. 2015;111:164-8.
18. Weiss G. Anemia of chronic disorders: new diagnostic tools and new treatment strategies. Semin Hematol. 2015 Oct;52(4):313-20.
19. Nemeth E, Ganz T. Anemia of inflammation. Hematol Oncol Clin North Am. 2014 Aug;28(4):671-81, vi.

Capítulo 2

Anemias hemolíticas hereditárias

Marcos Laércio Pontes Reis

Fisiologicamente, a vida média das hemácias gira em torno de 100 a 120 dias. Dessa forma, qualquer alteração que resulte em destruição precoce das hemácias, reduzindo sua sobrevida, resulta em anemias hemolíticas. As mutações que afetam as hemácias e as hemoglobinas são muito comuns e variadas, podendo algumas ser extremamente incidentes e significativas, enquanto outras podem não apresentar nenhuma relevância clínica.[1-3]

As anemias hemolíticas podem, ainda, ter vários mecanismos fisiopatológicos, como discriminado no Quadro 2.1. Em comum, todos esses quadros podem ser assintomáticos ou compartilhar sinais clínicos e laboratoriais de hemólise, conforme explicitado no Quadro 2.2.[1,2]

Quadro 2.1: Classificação das principais anemias hemolíticas hereditárias.

Alteração eritrocitária hereditária	Principais anemias hemolíticas
Membrana eritrocitária	Esferocitose hereditária, eliptocitose, estomatocitose
Síntese da hemoglobina	Síndromes talassêmicas, síndromes falcêmicas
Deficiências enzimáticas	Deficiência de G6PD, piruvato quinase

Fonte: Vicari, 2014.

Quadro 2.2: **Sinais clínicos e laboratoriais de hemólise hereditária.**

- História familiar positiva
- Palidez cutaneomucosa, icterícia
- Esplenomegalia
- Anemia macrocítica ou normocítica
- Reticulocitose
- Aumento de desidrogenase lática (DHL)
- Hiperbilirrubinemia indireta
- Queda de haptoglobina
- Teste de Coombs direto negativo

Fonte: Haley, 2017.

Defeitos de membrana eritrocitária

Introdução

A membrana eritrocitária é formada por uma bicamada lipídica, por onde se distribui grande quantidade de proteínas, em orientação vertical e horizontal, além de radicais glicano, receptores e canais proteicos, resultando na forma discoide eritrocitária, em sua capacidade elástica e deformabilidade adequada na circulação tecidual. Esta membrana é responsável, ainda, pelo isolamento iônico do meio intracelular para o extracelular. Uma vez que há alteração de membrana, as hemácias adquirem formas variáveis (esférica, elíptica), além de serem reduzidos à capacidade de transporte de oxigênio e o grau de deformabilidade, resultando, consequentemente, em hemólise.[2,3]

Quadro clínico e tratamento

Esferocitose hereditária

Como o próprio nome sugere, caracteriza-se por numerosos esferócitos circulantes, sendo a alteração de membrana mais comum, resultado de alterações nas proteínas verticais, em especial anquirina. Em 75% dos casos, tem herança autossômica dominante, enquanto o restante (que corresponde às formas mais graves) é recessiva. A frequência é estimada em 1/2.000 a 5.000 nascimentos, sendo mais comum em indivíduos de origem europeia.[3,4]

É bastante variável clinicamente, podendo ser classificada em leve, moderada, moderadamente grave e grave, com base nos níveis de hemoglobina (Hb) e reticulócitos. Nas formas leves (20% dos casos), existe uma anemia hemolítica compensada com Hb discretamente diminuída, leve reticulocitose (< 6%) e discreta esplenomegalia, além de mínimos esferócitos em sangue periférico. De fato, muitos pacientes somente serão diagnosticados na fase adulta, pelo aparecimento precoce de colelitíase, resultado direto da hemólise crônica.[3]

Por sua vez, a grande maioria dos casos, cerca de 60%, corresponde à forma moderada, na qual se tem Hb em torno de 8 a 11 g/dL, reticulocitose (> 8%) e, em até 50% das crianças e 95% dos adultos, esplenomegalia palpável.[3]

Finalmente, os demais podem ter as formas moderadamente graves ou graves, em que se tem Hb entre 6 e 8 g/dL, reticulocitose importante acima de 15% e esplenomegalia de grande monta, além da possibilidade de necessidade transfusional.[3,4]

Apesar de a grande característica desta entidade ser os esferócitos em sangue periférico, sua quantidade é variável, podendo estar ausente em até 30% dos pacientes. Para o diagnóstico final, deve-se realizar o teste de fragilidade osmótica, que revelará um aumento característico da lise eritrocitária. Entretanto, um exame normal não exclui a patologia, podendo estar negativo em até 20% dos casos. Nesses casos de difícil elucidação, deve-se solicitar a análise eletroforética das proteínas de membrana eritrocitária.[3,4]

Como tratamento da esferocitose hereditária, mantém-se reposição crônica e continuada de ácido fólico e, nas formas graves e com alta dependência transfusional, proceder à esplenectomia.

Eliptocitose hereditária

Incluem-se aqui as alterações de membrana caracterizadas por hemácias elípticas ou ovais circulantes, resultado de um defeito nas proteínas horizontais (principalmente espectrina), afetando cerca de 1/3.000 nascidos. É a segunda alteração de membrana mais comum, sendo usual em regiões endêmicas de malária na África.[1,4]

Tem herança autossômica dominante, com pacientes com herança heterozigótica geralmente assintomáticos, o que corresponde à grande maioria dos casos. Por outro lado, as formas homozigóticas têm sintomas mais proeminentes, incluindo anemia leve a moderada.[3,4]

Uma forma variante da eliptocitose hereditária, antigamente considerada uma entidade à parte, é a piropoiquilocitose hereditária, caracterizada por eliptócitos, esquizocitose e anisocitose importantes, além de micropoiquilocitose. Nesses casos, o quadro clínico é mais proeminente, com dependência transfusional frequente.[2-4]

Tanto a eliptocitose quanto a piropoiquilocitose hereditária podem ser submetidas à esplenectomia, todavia, com resposta incompleta, persistindo, ainda, algum grau de hemólise.[2-4]

Estomatocitose hereditária

Aqui estão incluídas alterações de membrana eritrocitária que afetam a permeabilidade catiônica da membrana, com consequente alteração do meio intracelular/hidratação eritrocitária. É uma anemia hemolítica hereditária grave, heterogênea, autossômica dominante, com dois subtipos principais: a hidrocitose (por aumento da entrada de água no eritrócito) e a xerocitose (por desidratação eritrocitária).[3,4]

Nesses casos graves, especificamente, a dependência transfusional é extremamente elevada, e, infelizmente, a esplenectomia é contraindicada, pela alta incidência de eventos tromboembólicos pós-cirúrgicos, cuja fisiopatologia não se encontra ainda totalmente compreendida.[3,4]

Distúrbios da hemoglobina

Talassemias

Introdução

As talassemias são um grupo bastante heterogêneo de doenças genéticas, caracterizadas pela redução ou ausência da síntese de um dos tipos de cadeias de globina que formam a Hb. De acordo com a cadeia afetada, pode-se ter a α-talassemia ou β-talassemia. Tais alterações são mais frequentes em indivíduos provenientes de populações de origem mediterrânea, do Oriente Médio, extremo Oriente e Índia.[4,5]

Fisiologicamente, durante a vida fetal, tem-se a predominância de Hb Fetal (Hb F – $\alpha_2\gamma_2$), após o nascimento até 6 meses, gradualmente a HbF vai sendo substituída pela HbA ($\alpha_2\beta_2$) e pela HbA_2 ($\alpha_2\delta_2$). Na vida adulta, 95% da Hb corresponde à HbA, com a HbA_2 e fetal perfazendo pequenas porcentagens.[6]

Um desequilíbrio na síntese de cadeias alfa ou beta acarreta redução de sobrevida eritrocitária por deposição do excesso da cadeia globínica restante (por exemplo, nas β-talassemias, existe precipitação de cadeias α tanto a nível medular quanto em hemácias maduras), ocasionando, assim, hipocromia, microcitose, apoptose intramedular (eritropoiese ineficaz com hiperplasia compensatória de medula óssea) e anemia hemolítica, pela destruição precoce das hemácias pelo baço. A hiperplasia de medula óssea resulta, ainda, numa maior absorção de ferro, o que, associado ao regime crônico de transfusão, ocasiona invariavelmente hemocromatose secundária.[4,5]

O gene responsável pela produção de cadeias β se localiza no cromossomo 11 (chamado β^w ou *wild*/selvagem), podendo haver várias mutações, em geral, deleções ou inserções, que resultam em ausência total de produção de cadeias beta (gene β^0-talassemia) ou redução de produção que varia de menos de 5 a quase 90% em relação ao normal (gene β^+-talassemia). Por sua vez, os genes responsáveis pela produção de cadeias α estão localizados no cromossomo 16 e são quatro. Geralmente, deleções em um ou em todos estes genes trarão os vários tipos de α-talassemia, além da possibilidade de genes α^+ e α^0, à semelhança da β-talassemia. A correlação genotípica e fenotípica nas talassemias encontra-se detalhada no Quadro 2.3.[5,6]

Quadro 2.3: **Classificação das síndromes talassêmicas.**

Genótipo	Heterozigoto	Homozigoto
	α-talassemias	
α^0(--/)	Talassemia menor	Hidropsia fetal/Hb Barts
Composto (α-/--)	Doença de HbH	–
α^+(α-/)	Talassemia menor	Talassemia menor
	β-talassemia	
β^0	Talassemia menor	Talassemia maior
β^+	Talassemia menor	Talassemia maior ou intermédia

Fonte: Vicari, 2014.

Definição e quadro clínico

O diagnóstico dos vários tipos de talassemia deve ser feito a partir do quadro clínico e laboratorial e, por vezes, faz-se necessária a complementação molecular, em especial nas α-talassemias. A investigação deve sempre incluir hemograma, esfregaço de sangue periférico e eletroforese de Hb, além de um ótimo exame físico e avaliação constante de níveis de Hb para definição do tipo de talassemia e conduta terapêutica adequada. Vale ressaltar que outras variantes estruturais de Hb podem coexistir com talassemias, dando origem a uma grande variedade de desordens clínicas, como a associação com a HbS (S/β-talassemias).[4,5]

β-talassemias

β-talassemia maior

Nesta forma clínica, antigamente chamada anemia de Coley, a anemia é grave (Hb < 7 g/dL), resultante da pouca quantidade de cadeias β produzidas, tornando-se, dessa forma, aparente precocemente em torno dos primeiros 3 a 6 meses de vida, quando a produção de HbF diminui. A criança apresenta retardo do crescimento e hepatoesplenomegalia. A expansão compensatória do espaço medular ocasiona a fácies típica do talassêmico, com proeminência craniofrontal, hipertrofia maxilar com tendência à exposição de dentes e gengivas superiores, depressão da ponta do nariz e horizontalização dos orifícios nasais. Se não tratada precocemente, a talassemia maior cursa com complicações graves, que incluem infecções de repetição, fraturas ósseas, hipodesenvolvimento somático e sexual e úlceras de perna.[4,5]

Laboratorialmente, observam-se anemia acentuada, hipocrômica e microcítica, com RDW normal e tendência à quantidade de hemácias normal ou aumentada, com o principal diagnóstico diferencial sendo anemia ferropriva (*vide* Quadro 2.4). A eletroforese de Hb mostra ausência ou redução importante de HbA, com variável aumento de HbA2 e grandes aumentos de HbF.[4,5]

β-talassemia intermédia

Nesta entidade, as características clínicas são menos acentuadas do que na β-talassemia maior. Os pacientes costumam apresentar quadro clínico mais tardio, por volta dos 2 a 4 anos de vida, apresentando níveis relativamente mais elevados de Hb (8 a 10 g/dL), alterações ósseas moderadas e crescimento normal. Pode haver eventualmente necessidades transfusionais, como em quadros infecciosos.[4,6]

β-talassemia menor/traço β-talassêmico

Geralmente são assintomáticos, podendo haver somente hipocromia e microcitose ou discretas reduções de Hb. Pode haver piora dos níveis de Hb na gravidez, em infecções e durante a infância. Nestes casos, há *status* de ferro normal, com aumentos variáveis de HbA_2 e HbF, o que sela o diagnóstico dessa forma de talassemia.[5,7]

α-talassemias

Hb Barts-Hidropisia fetal (--/--)

Como não há qualquer produção de cadeia alfa, esta patologia é incompatível com a vida, ocorrendo óbito intrauterino ou poucas horas após o nascimento, com o RN apresentando grave hepatoesplenomegalia e edema semelhante à doença hemolítica do RN.[4,5]

Doença de HbH (α-/--)

Apresenta quadro clínico semelhante a uma β-talassemia maior ou intermédia: graus variados de anemia hemolítica (Hb 7 a 10 g/dL), hepatoesplenomegalia e alterações ósseas, associado à hipocromia e microcitose. A HbH é formada por tetrâmeros instáveis de cadeias β desemparelhados (β4), podendo ser detectada por eletroforese de Hb ou por coloração de azul brilhante de cresil, onde aparecem como corpos de inclusões intraeritrocitários.[4,5]

Traço α-talassêmico

Corresponde aos heterozigotos de α^0-talassemia ou homozigotos α^+-talassemia, sendo completamente assintomáticos, apresentando somente hipocromia e microcitose. Como não há alteração na eletroforese de Hb, este diagnóstico somente é dado por pesquisa molecular para o gene da α-talassemia.[5]

Quadro 2.4: **Diagnóstico diferencial entre anemia ferropriva e talassemia.**

Exame	Talassemia	Anemia ferropriva
Hb	Normal/baixa	Baixa
Eritrócitos	Normal/discretamente aumentado	Baixo
Sangue periférico	Hipocromia e microcitose	Hipocromia e microcitose
Ferro sérico	Normal ou aumentado	Baixo
Ferritina	Normal ou aumentada	Baixa
Saturação de transferrina	Normal ou aumentada	Baixa
HbA_2/HbF	Aumentado (β-talassemia) Normal (α-talassemia)	Normal

Fonte: Choudhry, 2017.

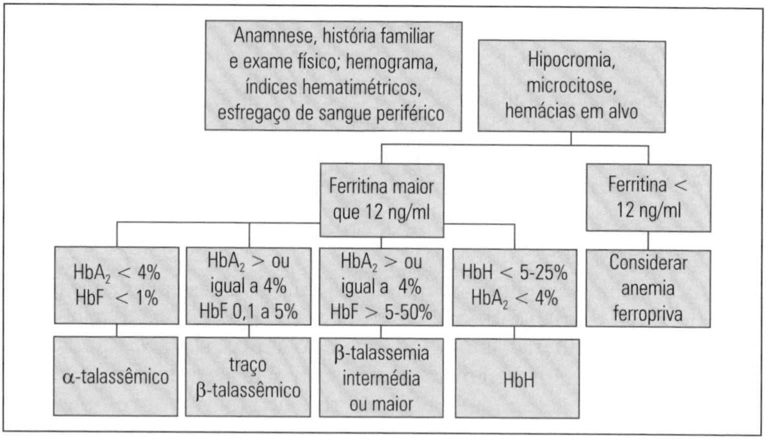

Fluxograma 2.1: **Fluxograma do diagnóstico de talassemia.**

Fonte: Brancaleoni; Di Pierro; Motta; Capellini, 2016.

Tratamento

O tratamento da talassemia se baseia em:

Transfusões

Um regime crônico de transfusões de forma a manter Hb acima de 9 a 10 g/dL resulta em efeitos favoráveis sobre o crescimento, redução da hiperplasia de medula óssea, com consequente redução ou ausência de deformidade óssea e de esplenomegalia. Quanto mais precoce a introdução de transfusão, maior o benefício. Este tratamento deve ser iniciado assim que for definido o diagnóstico de talassemia em suas formas graves homozigóticas, com níveis de Hb abaixo de 7 g/dL por mais de duas semanas, na ausência de qualquer fator interveniente, como infecções.[5,6]

Terapêutica quelante

Ocorre acúmulo de ferro tanto pelo regime transfusional quanto por maior absorção de ferro pela medula óssea hiperplasiada, devendo-se iniciar quelação de ferro quando ferritina acima de 1.000 ng/mL ou cerca de um ano após início de terapia transfusional. A quelação de ferro pode ser tanto via oral quanto parenteral, ou ainda associação de ambas.[6]

Esplenectomia

As indicações atuais de esplenectomia em talassêmicos têm se tornado cada vez mais restritas, especialmente pela chance de infecções e *status* pró-trombótico pós-esplenectomia, que causam importante morbidade neste grupo de pacientes. Assim, as indicações atuais para este procedimento são, basicamente, dificuldade em receber transfusões sanguíneas (tendo em vista que a esplenectomia pode reduzir a necessidade transfusional) ou em pacientes com hiperesplenismo ou esplenomegalia sintomática.[5,6]

Transplante de células-tronco hematopoiéticas alogênico

Ainda se constitui na única modalidade terapêutica curativa nos talassêmicos, tendo melhores resultados quanto mais precoce for realizado e com menor número de consequências deletérias do tratamento, em especial sobrecarga de ferro. Em casos selecionados, a taxa de sucesso do procedimento pode chegar a 80%.[6]

Deve-se ter em mente que as síndromes talassêmicas são doenças complexas e multissistêmicas, e, por isso, devem sempre implicar terapia individualizada, em especial em um país de dimensões continentais e realidades tão díspares como o Brasil. Com tais modalidades terapêuticas, porém, as talassemias já têm se tornado uma doença crônica, com desenvolvimento próximo do normal e vida mediana superior a 25 anos.[6]

Síndromes falcêmicas

Introdução

As síndromes falcêmicas são doenças autossômicas recessivas que resultam em defeitos na estrutura da Hb, associados ou não a defeitos em sua síntese (talassemias). Nessas patologias, existe uma alteração molecular primária representada pela substituição de uma única base do códon 6 do gene da globina β, em que uma adenina (A) é substituída por uma timina (T) (GAG-GTC), resultando, assim, na Hb S. Esta Hb, quando desoxigenada *in vitro*, torna-se insolúvel e agrega-se em torno de polímeros, que alteram permanentemente a forma da hemácia, que se torna rígida e adquire um aspecto de foice mesmo após reoxigenação.[9,10]

Tais hemácias falcizadas têm vida média reduzida, resultando na anemia hemolítica típica dos pacientes com síndrome falcêmica. É interessante observar que os sintomas dessas síndromes não se relacionam somente aos causados pela anemia *per se*, mas também à ocorrência de lesões orgânicas causadas pelo *status* crônico inflamatório e por obstrução vascular pelas hemácias rígidas e defeituosas, nas chamadas crises de falcização.[9]

As síndromes falcêmicas são as condições nas quais o eritrócito sofre falcização, enquanto a designação doença falciforme (DF) é a condição em que a falcização das hemácias traz manifestações clínicas evidentes. Entre as doenças falciformes, inclui-se a anemia falciforme (estado homozigoto da Hb S – SS), bem como as interações Hb S-β-talassemia, hemoglobinopatia SC, hemoglobinopatia SD e Hb S-persistência da Hb fetal (*vide* Quadro 2.5). Com esse raciocínio, o traço falciforme (Hb AS), apesar de sua pouca repercussão clínica, também faz parte das síndromes falcêmicas.[9,10]

A DF atinge principalmente países africanos, porém pode ser encontrada em qualquer continente no Mundo. No Brasil, a DF atinge cerca de 1:1.000 nascidos vivos, com maior prevalência nas regiões Norte e Nordeste.

Quadro 2.5: **Diagnóstico diferencial na DF.**

Genótipo	Eletroforese de Hb	HbA2	VCM	Hemólise
HbSS	S, F, A_2	Normal	Normal	+
HbS/β0 tal	S, F, A_2	Aumentada	Diminuído	+
HbS/β+tal	A (10 a 30%), S, F, A_2	Aumentada	Diminuído	+
HbSS/A tal	S, F, A_2	Normal	Normal ou diminuído	+
HbSC	S, F, C, A_2	Normal	Normal	+
HbS/PPHF	S, F, A_2	Normal	Normal	(-)
HbAS	A (> 60%) S, F, A_2	Normal	Normal	(-)

Legenda: PPHF = persistência da Hb fetal.

Fonte: Vicari, 2014.

O diagnóstico de DF é dado pela comprovaçao da Hb S pela eletroforese de Hb associada aos clássicos sinais de hemólise e à presença de hemácias em foice em sangue periférico. Ressalta-se, como ilustrado no Quadro 2.5, que as dosagens das demais hemoglobinas também são importantes para o diagnóstico diferencial das síndromes falcêmicas.[9]

Os níveis de hemoglobina variam entre 6 e 10 g/dL, podendo ser muito diferentes em cada indivíduo. A exceção é a Hb SC, em que geralmente existe Hb acima de 10 g/dL, ocasionando maior viscosidade sanguínea, motivo pelo qual nesta DF existe maior incidência de complicações oftalmológicas e osteonecrose de cabeça de fêmur. A anemia é, em geral, normocítica, normocrômica, podendo ser hipocrômica e microcítica quando em associação com talassemia. Há ainda leucocitose e plaquetose, ambas provavelmente derivadas da hiperplasia da medula óssea.[4,9]

Quadro clínico

Dentre as complicações possíveis de acontecer nas síndromes falcêmicas, destacam-se as três principais:

Crises vaso-oclusivas (CVO)

São as complicações mais frequentes da DF e geralmente são sua primeira manifestação. Infecção, desidratação e tensão emocional são os principais fatores desencadeantes. A oclusão microvascular pela falcização das hemácias é o fator inicial do episódio doloroso, resultando em isquemia de tecidos com resposta inflamatória aguda. Desta forma, os pilares fisiopatogênicos da CVO são o fenômeno de eritrofalcização, a maior interação entre as células endoteliais, leucócitos e plaquetas, a vasculopatia proliferativa, o estado inflamatório crônico e a hipercoagulabilidade.[10]

As crises dolorosas atingem principalmente ossos longos, articulações e região lombar, podendo ainda ser afetados couro cabeludo, face, tórax e pelve. São mais comuns na idade adulta (3ª e 4ª décadas de vida), entretanto também podem acometer crianças entre seis meses e seis anos, na forma de dactilite (síndrome mão-pé).[4,10]

O tratamento da CVO inclui: 1) analgesia precoce e progressivamente mais potente; 2) retirada da causa desencadeante; 3) estimular aporte hídrico, seja via oral ou endovenosa; 4) evitar mudanças bruscas de temperatura; 5) repouso relativo; 6) aquecimentos das articulações acometidas; 7) narcóticos e anti-inflamatórios; 8) redução da ansiedade com suporte psicológico.[4,10]

Infecções

Infecções são a principal causa de morbimortalidade na DF. Asplenia funcional (autoesplenectomia), opsonização deficitária, alterações do complemento, imunomodulação secundária a transfusões e sobrecarga de ferro são alguns dos fatores relacionados à maior suscetibilidade infecciosa destes pacientes. As bactérias envolvidas são mais comumente as bactérias encapsuladas, em especial *Streptococcus pneumoniae, Haemophilus influenzae* tipo b e *Neisseria meningitidis.*[4,9,10]

O risco de septicemia e/ou meningite por *Streptococcus* ou *Haemophilus influenzae* chega a ser 600 vezes maior que nas outras crianças, motivo pelo qual se faz necessária a eficiente profilaxia antibiótica com penicilina oral ou eritromicina dos quatro meses aos cinco anos de idade. Nos adultos, deve-se obedecer rigorosamente ao calendário vacinal, além da vacinação específica antipneumocócica e anti-*Haemophilus*.[4,10]

Uma vez diagnosticado um quadro infeccioso, deve-se introduzir antibioticoterapia de amplo espectro, com drogas com atividade tanto para Gram-negativos e positivos, como quinolonas, penicilinas com macrolídeos, além das cefalosporinas de 4ª geração. Nunca se deve presumir que um paciente falcêmico com febre tem uma doença viral.[4,9]

Vale destacar ainda que esse grupo de pacientes pode desenvolver osteomielite secundária à *Salmonella typhimurium*, embora este tipo de infecção também possa ser causado por *Staphylococcus aureus*. Por sua vez, infecções urinárias são causadas por bactérias Gram-negativas, como *Escherichia coli.*[4,9]

Síndrome torácica aguda (STA)

É caracterizada por febre e sintomas respiratórios (dor torácica, dispneia) com imagem radiológica sugestiva de infiltrado pulmonar e queda de hemoglobina. A STA é uma das principais causas de óbito nos pacientes falcêmicos, sendo três vezes mais incidente em crianças do que em adultos, podendo atingir mortalidade de aproximadamente 4% em adultos.[4,9]

Tal quadro pode ser causado por infarto de costela ou esterno, pneumonia, embolia gordurosa após necrose de medula óssea ou infarto pulmonar secundário à falcização. A investigação diagnóstica deve incluir raios X de tórax seriados, culturas (sangue, urina e secreção pulmonar), acompanhamento dos níveis de hemoglobina e estudo de ventilação-perfusão e/ou angiotomografia de tórax para a pesquisa de tromboembolismo.[4,9]

Para o tratamento dessa grave complicação, deve-se realizar internação hospitalar com suporte de hidratação parenteral, oxigenoterapia suplementar se hipóxia (PaO_2 menor que 70 mmHg) e antibióticos intravenosos (cefalosporinas de 4ª geração, quinolonas e/ou penicilinas com macrolídeos).[4,9]

As demais complicações encontram-se resumidas no Quadro 2.6.

Quadro 2.6: **Complicações das síndromes falcêmicas.**

Complicação	Faixa etária	Fator desencadeante	Quadro clínico	Tratamento
Crise aplásica	Crianças	Parvovírus B19, drogas, deficiência de ácido fólico	Queda de hemoglobina e redução de reticulócitos	Transfusão sanguínea para alcançar Hb basal do paciente
Sequestro esplênico	6 meses a 6 anos	Sequestro maciço de hemácias pelo baço	HB $<$ 6 g/dL ou queda de 2 g/dL da Hb basal, choque hipovolêmico, insuficiência cardíaca	Hidratação, transfusão sanguínea, exsanguineotransfusão, eritrocitaférese; se recorrente, esplenectomia em maiores de 4 anos
AVC	Crianças (isquêmicos), adultos (hemorrágicos)	Falcização local, principalmente em carótida interna, cerebral média e anterior	Quadro neurológico depende do sítio; confirmar com TC ou RNM; USG *Doppler* transcraniano no seguimento preventivo	Fase aguda: exsanguineotransfusão, eritrocitaférese. Prevenção da recorrência: transfusões crônicas mantendo Hb entre 8 e 9 d/dL.
Priapismo	5 a 13 anos; 21 a 29 anos	CVO de corpos cavernosos e esponjosos	Agudo: ereção prolongada, duradoura e dolorosa Recorrente: episódios múltiplos e reversíveis de ereção de tempo variável	Hidratação, eritrocitaférese, abordagem urológica precoce
Crise hemolítica	Crianças e adultos	Associação com *Mycoplasma* sp., deficiência de G6PD ou esferocitose hereditária	Piora transitória de icterícia com queda de Hb e aumento de reticulócitos	Transfusão sanguínea

(Continua)

(Continuação)

Quadro 2.6: Complicações das síndromes falcêmicas.

Complicação	Faixa etária	Fator desencadeante	Quadro clínico	Tratamento
Necrose asséptica	Crianças e adultos	CVO da artéria que nutre as seguintes regiões: cabeça do fêmur, corpos vertebrais, cabeça do úmero	Assintomático ou dor articular com piora na movimentação, deformidade, incapacidade articular Confirmar por RNM	Repouso do membro, redução da carga, analgesia, fisioterapia, colocação de órteses
Úlceras de perna	Adultos	CVO de vasos cutâneos	Úlceras em região maleolar, múltiplas ou isoladas, dolorosas e indolentes	Higiene local, repouso do membro, antibioticoterapia SN; em casos crônicos, difícil tratamento: sulfato de zinco oral, bota de Unna, transfusões sanguíneas, enxertos locais
Retinopatia	Adultos (principalmente com Hb SC)	Obstrução de vasos retinianos, neovascularização, aneurismas arteriovenosos	Hemorragia, descolamento de retina, cegueira	Fotocoagulação tanto terapêutica quanto para prevenção de progressão
Litíase biliar	Adultos	Hemólise crônica	Icterícia, dor local, exames de imagem com colelitíase	Colecistectomia, mesmo nos assintomáticos
Hipertensão pulmonar	Adultos	Vasculopatia, hipoxemia crônica, STA de repetição, alto fluxo pulmonar compensatório da anemia	PAP > 35 mmHg, hiperfonese de 2ª bulha em FP, aumento de VD, hipoxemia	Bloqueadores dos canais de cálcio, oxigenoterapia, anticoagulação; uso de sildenafila não mais indicado, por aumento de crises dolorosas

Fonte: Vicari, 2014.

Tratamento

Pacientes com DF devem sempre ser acompanhados em serviços especializados por equipe multidisciplinar. A terapêutica deve visar ao tratamento das complicações específicas, como já relatado no Quadro 2.6, além do tratamento a longo prazo, que inclui: reposição prolongada de ácido fólico 5 mg ao dia; uso de medicamentos que promovem o aumento de Hb fetal, como a hidroxiureia (Quadro 2.7); tratamento precoce de infecções e transfusões sanguíneas.[10]

As transfusões sanguíneas não devem objetivar a restauração de níveis normais de hemoglobina, mas devem ser indicadas somente em situações especiais, tendo em vista que pacientes com DF toleram bem a anemia crônica. Nas transfusões simples, procede-se somente à transfusão usual de hemácias, que devem sempre ser filtradas e fenotipadas. Por sua vez, a transfusão de substituição objetiva manter a HbS abaixo de 30% preventivamente, como detalhado no Quadro 2.8.[10,11]

Destaca-se ainda que, invariavelmente, estes pacientes evoluem com acúmulo de ferro secundário a transfusões crônicas, devendo ser tratados com quelantes de ferro, especialmente via oral (desferoxamina, já liberada pelo SUS).

Quadro 2.7: **Critérios de inclusão ao uso de hidroxiureia.**

- Eletroforese de Hb compatível com DF: SS, SC, SD, SBetatal.
- Idade maior ou igual a 2 anos (em casos especiais, acima de 9 meses).
- Possibilidade de comparecer em consultas periódicas.
- Beta HCG sérico negativo em mulheres em idade reprodutiva.
- Pelo menos uma das complicações a seguir:
  - três ou mais CVO com necessidade de atendimento médico;
  - dois episódios de STA;
  - um episódio de priapismo grave ou recorrente;
  - necrose isquêmica óssea;
  - insuficiência renal;
  - proteinúria de 24 horas maior ou igual a 1 g;
  - anemia grave e sintomática (Hb menor que 6 g/dL em três dosagens no período de 3 meses);
  - DHL elevado 2 vezes acima do normal (crianças) e 3 vezes acima do normal (adultos);
  - alteração no USG *Doppler* transcraniano acima de 160 até 200 cm/s;
  - retinopatia proliferativa;
  - qualquer outra lesão crônica comprovada em órgão(s).

Fonte: Ministério da Saúde, 2016.

Quadro 2.8: Indicação de transfusão em DF.

Transfusão simples	Transfusão de substituição	Indicações controversas
Hb < 5 g/dL e sinais e sintomas de anemia	AVC	Úlceras de perna
Angina ou insuficiência cardíaca	STA	Gravidez
Hemorragia aguda	Insuficiência de múltiplos órgãos, incluindo embolia gordurosa	Episódio doloroso que não responde ao tratamento
Sequestro esplênico	Priapismo agudo	Adultos com história prévia de AVC
Crise aplásica	Cirurgia SNC	Antes de injeção de meio de contraste hipertônico
Preparação para cirurgia	Prevenção secundária de AVC recorrente em crianças	

Fonte: Costa; Conran; Fertrin, 2013.

Por fim, o único tratamento curativo para a DF é o transplante de células-tronco hematopoiéticas alogênico, indicado para pacientes até 16 anos com formas graves da doença e que tenham doador compatível na família. Tal procedimento já é realizado no sistema único de saúde no País.[10,11]

Apesar de todo o arsenal terapêutico disponível, como a DF é multissistêmica, em que virtualmente todos os órgãos podem ser afetados, sabe-se que, mesmo em países desenvolvidos, a expectativa de vida do paciente falcêmico é reduzida em cerca de 30 anos, com uma pobre qualidade de vida em muitos casos, o que deve levar a equipe de saúde a maximizar os cuidados a esta frágil classe de pacientes.[11]

Traço falciforme

Os heterozigotos AS não apresentam qualquer alteração hematológica digna de nota, salvo a presença de Hb S na eletroforese, que sempre estará em uma taxa menor que 50%. As complicações clínicas nesta condição são extremamente raras e, por vezes, anedóticas. Hematúria, hipostenúria (redução na capacidade de concentração da urina) e aumento de frequência de ITU na gravidez são as principais complicações comprovadas.[10,11]

É importante ressaltar que não há qualquer necessidade de atendimento médico especial, não havendo alteração na expectativa de vida. A principal medida no traço falciforme é o aconselhamento genético, uma vez que há possibilidade de filhos com formas graves de síndromes falcêmicas.[9,11]

Deficiências enzimáticas

Introdução

Hemácias são dependentes da produção de ATP através da glicólise, que pode ser feita majoritariamente por via anaeróbica (via de Embden-Meyerhof) e aeróbica (via das pentoses). Assim, o grupo das enzimopatias ou deficiências enzimáticas da via glicolítica são cunhadas atualmente com o termo anemia hemolítica não esferocítica congênita, tendo em vista que estas anemias não têm uma característica morfológica específica em sangue periférico. As duas mais comuns são deficiência de G6PD e de piruvato quinase (PK).[1,4]

Quadro clínico e tratamento

Deficiência de G6PD

É a deficiência enzimática mais comum, sendo uma herança ligada ao cromossomo X. Fisiologicamente, a G6PD (glicose 6 fosfato desidrogenase) é uma enzima que forma NADPH, que, por sua vez, é extremamente importante para a proteção do eritrócito contra danos oxidativos. Uma vez que as células são deficientes desta enzima, ocorrerá hemólise em situações de *stress* oxidativo, como exposição medicamentosa (sulfas, antimaláricos, analgésicos), ingestão de feijão de fava ou infecções.[1,4,12]

Os pacientes são, em geral, assintomáticos, apresentando crises hemolíticas de severidade variável nas situações supracitadas. Geralmente, a hemólise ocorre de dois a três dias após a exposição, sendo a hemoglobinúria um dos primeiros sinais. Ocorre gradativa piora da anemia até 7º ou 8º dia com a observação de corpúsculos de Heinz. O episódio normalmente é autolimitado.[4,12]

Em recém-nascidos, tem-se um aumento no risco de icterícia neonatal, com pico de icterícia somente em torno do terceiro dia, devendo a equipe médica estar atenta para esse período, evitando liberações hospitalares precoces.[12]

O diagnóstico se faz pelo quadro clínico com presença de súbita icterícia e demais comemorativos de anemia hemolítica. Laboratorialmente, podem-se observar quedas variáveis de Hb, microesferócitos, hemácias mordidas e reticulocitose, em geral 7 dias após a hemólise. O diagnóstico confirmatório se faz por ensaios quantitativos da atividade enzimática, sempre após a resolução do quadro hemolítico.[4,12]

O tratamento consiste em retirar a causa desencadeante e medidas de suporte. Caso haja hemólise importante, devem-se tomar medidas clínicas para evitar IRA por deposição de Hb livre, além de lançar mão de transfusões, se necessárias. Vale destacar que, sem a exposição a fatores desencadeantes, o paciente geralmente não apresenta qualquer sinal hemolítico, não devendo ter, dessa forma, quaisquer cuidados extras.[1,4,12]

Deficiência de PK

É uma doença autossômica recessiva, rara, com uma prevalência na população caucasiana de cerca de 51/1.000.000, já tendo sido descritas mais de 200 mutações relacionadas a esta deficiência. O quadro clínico é extremamente variável, podendo ter quadros graves de hemólise, hemólise compensada ou até indivíduos assintomáticos.[13]

O diagnóstico baseia-se em um alto grau de suspeição (*vide* Quadro 2.9), além da dosagem quantitativa e qualitativa de PK. Em casos duvidosos, podem-se realizar pesquisas moleculares das mutações genéticas para PK.[4,13]

Quadro 2.9: **Situações em que se deve considerar deficiência de PK.**

- Anemia hemolítica crônica, não esferocítica, congênita, sem evidência de hemólise autoimune, alteração de membrana, hemoglobinopatia ou deficiência de G6PD.
- Dependência transfusional desde o nascimento sem causa definida.
- Icterícia neonatal severa inexplicada.
- Reticulocitose que aumenta após esplenectomia.
- História familiar de deficiência de PK.

Fonte: Grace; Zanella; Morton; Eber; Yaish et al., 2015.

O tratamento se faz com suporte transfusional, exsanguineotransfusão em neonatos e esplenectomia para os casos com alta necessidade transfusional.[4,13]

Anemias por falência de medula óssea

As falências de medula óssea congênitas são um grupo de desordens bastante heterogêneas caracterizadas por citopenias significantes (incluindo anemia), podendo atingir qualquer uma das linhagens hematopoiéticas. Tais citopenias podem se manifestar ainda no período neonatal, como aplasia pura de série vermelha, como na Anemia de Diamond-Blackfan. Entretanto, nas outras desordens, como na anemia de Fanconi e disceratose congênita, estas alterações hematológicas podem aparecer somente tardiamente na infância ou mesmo na idade adulta. Invariavelmente, todas essas condições clínicas se correlacionam com risco aumentado de malignidades hematológicas e/ou sólidas.[14,15]

Classicamente, essas alterações podem estar associadas ainda com características clínicas marcantes, conforme detalhado no Quadro 2.10; todavia, vale destacar que há pacientes adultos que podem apresentar citopenias sem qualquer evidência ao exame físico de alterações congênitas, devendo, dessa forma, a equipe médica estar atenta para esta possibilidade diagnóstica diante de uma anemia inexplicada, especialmente se acompanhada de citopenias sem causa definida, ou ainda, em casos precoces de neoplasias malignas.[14,15]

Dentre estas entidades, as que mais causam anemia e demais citopenias (em especial anemia aplásica) são anemia de Fanconi, disceratose congênita e anemia de Diamond-Blackfan. Suas principais características, diagnóstico e tratamento estão descritos no Quadro 2.10.[14,15]

Quadro 2.10: **Resumo das anemias hereditárias por falência medular.**

Tipos de anemia	Anemia de Fanconi	Disceratose congênita	Anemia de Diamond-Blackfan
Achados clínicos	Anomalias do rádio, baixa estatura, microcefalia, manchas café com leite	Hiperpigmentação de pele, displasia ungueal, leucoplasia oral, fibrose pulmonar, estenose de esôfago, doença hepática	Baixa estatura, má-formação: craniofacial e demais ossos do esqueleto, olhos, coração; polegar bífido
Achados laboratoriais	Pancitopenia, macrocitose, aumento de HbF	Pancitopenia, macrocitose	Anemia/aplasia pura de série vermelha no 1º ano de vida, macrocitose, aumento de HbF
Distúrbio fisiopatológico	Reparo de DNA	Manutenção do telômero	Processamento e biogênese de RNA
Malignidades associadas	SMD, LMA, neoplasia de células escamosas de cabeça e pescoço, anogenitais	SMD, LMA, neoplasia de células escamosas de pele, cabeça e pescoço, anogenitais	SMD, LMA, LLA, osteossarcoma, neoplasia de cólon
Diagnóstico	Teste do Diepoxibutano (DEB test) ou mitomicina C	Detecção de redução do tamanho de telômeros em leucócitos via citometria de fluxo e FISH	Aumento de adenosina deaminase em células vermelhas
Tratamento	Transfusão sanguínea, androgênios, TCTH alogênico	Transfusão sanguínea, androgênios, TCTH alogênico; não utilizar GCSF pelo risco de peliose sistêmica e ruptura esplênica	Transfusões sanguíneas até 1 ano de idade; corticoterapia por 4 semanas (resposta em 80%); TCTH alogênico aos refratários ao corticoide

Legenda: TCTH = Transplante de células-tronco hematopoiéticas; GCSF = fator estimulador de colônia de granulócitos.

Fonte: Wilson; Link; Mason; Bessler, 2014; Ostrosky; Savage, 2017; Alter, 2017; Bonfim; Pasquini, 2013.

Referências bibliográficas

1. Haley K. Congenital hemolytic anemia. Med Clin North Am. 2017 Mar;101(2):361-374.
2. Saad STO. Aspectos diagnósticos e terapêuticos das anemias por defeitos de membrana. In: Zago MA, Falcão RP, Pasquini R. Tratado de hematologia. 2. ed. São Paulo: Atheneu; 2013. 169-83.
3. Narla J, Mohandas N. Red cell membrane disorders. Int J Lab Hematol. 2017 May;39 (Suppl 1):47-52.
4. Vicari, P. Anemias hereditárias. In: Baiocchi OCCG, Penna AMD. Guia de bolso de hematologia. 1. ed. São Paulo: Atheneu; 2014.13-29.
5. Zago MA. Talassemias. In: Zago MA, Falcão RP, Pasquini R. Tratado de hematologia. 2. ed. São Paulo: Atheneu; 2013. 225-38.
6. Taher AT, Weatherall DJ, Cappellini MD, Thalassaemia. Lancet. 2017 Jul 31; S0140-6736(17):31822-6. doi: 10.1016/S0140-6736(17)31822-6.
7. Choudhry VP. Thalassemia minor and major: current management. Indian J Pediatr. 2017 Aug;84(8):607-611.
8. Brancaleoni V, Di Pierro E, Motta I, Cappellini MD. Laboratory diagnosis of thalassemia. Int J Lab Hematol. 2016 May;38 (Suppl 1):32-40.
9. Costa FF, Conran N, Fertrin KY. Anemia falciforme. In: Zago MA, Falcão RP, Pasquini R. Tratado de hematologia. 2. ed. São Paulo: Atheneu; 2013. 205-23.
10. Ministério da Saúde. Secretaria de Ciência, Tecnologia e Insumos Estratégicos. Protocolo clínico e diretrizes terapêuticas doença falciforme. Brasília (DF); 2016.
11. Piel FB, Steinberg MH, Rees DC. Sickle cell disease. N Engl J Med. 2017 Apr 20;376(16):1561-1573.
12. Luzzatto L, Nannelli C, Notaro R. Glucose-6-phosphate dehydrogenase deficiency. Hematol Oncol Clin North Am. 2016 Apr;30(2):373-93.
13. Grace RF, Zanella A, Neufeld EJ, Morton DH, Eber S, Yaish H, et al. Erythrocyte pyruvate kinase deficiency: 2015 status report. Am J Hematol. 2015 Sep;90(9):825-30.
14. Wilson DB, Link DC, Mason PJ, Bessler M. Inherited bone marrow failure syndromes in adolescents and young adults. Ann Med. 2014 Sep;46(6):353-63.
15. Ostrosky TW, Savage SA. The genomics of inherited bone marrow failure: from mechanism to the clinic. Br J Haematol. 2017 May;177(4):526-542.
16. Alter BP. Inherited bone marrow failure syndromes: considerations pre and post-transplant. Blood. 2017 Nov 23;130(21):2257-2264.
17. Bonfim CMS, Pasquini R. Anemia de Fanconi. In: Zago MA, Falcão RP, Pasquini R. Tratado de hematologia. 2. ed. São Paulo: Atheneu; 2013. 109-14.
18. Bonfim CMS, Pasquini R. Outras anemias hipoplásticas hereditárias. In: Zago MA, Falcão RP, Pasquini R. Tratado de hematologia. 2. ed. São Paulo: Atheneu; 2013. 109-14.

Capítulo 3

Anemias hemolíticas adquiridas

Égyla Moreira Cavalcante ❍ Marcos Laércio Pontes Reis

Caracterizam-se pela destruição precoce das células eritroides, predominantemente no baço. A vida média das hemácias, que é em torno de 120 dias, está, nesses casos, geralmente reduzida para menos de 100 dias.

Classificação das anemias hemolíticas

Para entender as causas da hemólise, caracterizam-se as síndromes hemolíticas de acordo com os seguintes aspectos:

1) Extravascular *versus* intravascular.
2) Extracorpuscular *versus* corpuscular.
3) Hereditárias *versus* adquiridas.
4) Imunes *versus* não imunes.

As hemólises intravasculares acontecem na circulação periférica, e as extravasculares no sistema reticuloendotelial (macrófagos principalmente do baço e fígado).

As anemias hemolíticas ocasionadas por defeitos em algum componente da hemácia, seja por alteração na membrana, por um defeito enzimático, ou ainda por uma alteração na própria hemoglobina, são classificadas como hemólises corpusculares. Já as extracorpusculares são consequência de alguma agressão externa à membrana eritrocitária (auto- ou aloanticorpos, toxinas, infecção). As causas desses dois tipos de hemólise são descritas no Quadro 3.1.

Dentre as causas adquiridas, podemos classificá-las em imunes e não imunes, conforme indicado no Quadro 3.2.

Ressalta-se que estas classificações servem para raciocínio diagnóstico e não são excludentes: por exemplo, as anemias extracorpusculares são sempre adquiridas e, em sua grande maioria, extravasculares; já as hemólises intracorpusculares são todas hereditárias, exceto hemoglobinúria paroxística noturna (HPN).

Quadro 3.1: Anemias corpusculares e extracorpusculares.

Causas corpusculares	Causas extracorpusculares
• Desordem da membrana eritrocitária a) Hereditárias ▪ Esferocitose ▪ Eliptocitose ▪ Estomatocitose, ovalocitose b) Adquiridas ▪ HPN ▪ Acantocitose • Hemoglobinopatias a) Defeitos qualitativos da HB ▪ Doenças falciformes ▪ Hemoglobinas instáveis b) Defeitos quantitativos da HB ▪ α e β-talassemia • Anormalidades enzimáticas ▪ Deficiência de G6PD ▪ Deficiência de piruvato-quinase	• Imunológicas ▪ Autoimune ▪ Aloimunização ▪ Induzida por droga • Mecânicas ▪ PTT ▪ SHU ▪ Síndrome HELLP ▪ Válvula cardíaca • Infecciosas ▪ Malária ▪ Babesiose • Tóxicas ▪ Exógena: queimaduras, intoxicação por cobre, arsênico ou envenenamento; acidentes com animais peçonhentos ▪ Endógeno: doença de Wilson

Fonte: Elaborado pela autoria.

Quadro 3.2: Anemias hemolíticas adquiridas.

Causas imunes	Causas não imunes
• Anemia hemolítica autoimune (AHAI) ▪ AHAI por anticorpos a quente: idiopáticas, secundárias a doenças linfoproliferativas (linfomas, LLC) e secundárias a outras doenças autoimunes (LES) ▪ AHAI por anticorpos a frio: idiopáticas, infecções (Mycoplasma, EBV) ▪ Hemoglobinúria paroxística a frio	• Anemias hemolíticas microangiopáticas ▪ Síndrome Hemolítico Urêmica (SHU) ▪ Púrpura Trombocitopênica Trombótica (PTT) ▪ Síndrome HELLP ▪ Hipertensão maligna ▪ Drogas – principalmente antineoplásicos ▪ Vasculites • Coagulação Intravascular Disseminada (CIVD)

(*Continua*)

(*Continuação*)
Quadro 3.2: Anemias hemolíticas adquiridas.

Causas imunes	Causas não imunes
▪ Induzida por drogas • Incompatibilidades transfusionais • Doença Hemolítica do Recém-Nascido (DHRN)	• Hemólises mecânicas ou "traumáticas" ▪ Anemia da marcha ▪ Hemoglobinúria relacionada ao esporte ▪ Anemias hemolíticas relacionadas a próteses cardíacas) • Hemoglobinúria Paroxística Noturna (HPN) • Malária • Sepse

Fonte: Elaborado pela autoria.

Quadro clínico e diagnóstico

Existe a possibilidade de quadros estáveis com hemólise crônica compensada e poucos sintomas; entretanto, geralmente, a secreção de eritropoietina e o aumento medular de produção de hemácias não são suficientes para compensar o grau de destruição celular, podendo ocorrer:

- Sinais e sintomas clássicos de anemia (fadiga, dispneia, astenia, palidez cutaneomucosa).
- Sinais de hemólise (icterícia, urina avermelhada/hemoglobinúria, febre).
- Outros sintomas possíveis, dependendo da causa da hemólise: insuficiência renal aguda e alterações neurológicas.

Deve-se suspeitar de um quadro hemolítico sempre que houver qualquer anemia, principalmente aquelas em que a instalação aguda ou subaguda resulta em sintomas anêmicos importantes. A presença de colelitíase (especialmente em pacientes jovens), esplenomegalia e úlceras de membros inferiores também deve remeter ao diagnóstico de hemólise crônica.

Quadro 3.3: Quadro clínico das hemólises intravasculares e extravasculares.

Intravascular	Extravascular
• Início rápido e agudo • Anemia severa e muito sintomática • Dor lombar • Febre, calafrios • Choque, hipotensão	• Quadro insidioso, progressivo • Anemia leve a moderada • Esplenomegalia • Antecedente de litíase biliar • Urina escurecida

(*Continua*)

(*Continuação*)

Quadro 3.3: **Quadro clínico das hemólises intravasculares e extravasculares.**

Intravascular	Extravascular
• Urina avermelhada/escurecida (hemoglobinúria) • Trombocitose, leucocitose • Insuficiência renal aguda • Hemólise pós-transfusional (incompatibilidade ABO), hemólise por válvula prostética cardíaca, anemia hemolítica induzida por drogas	• Úlceras de membros inferiores • Apesar de o VCM ser classicamente aumentado na hemólise, este parâmetro pode ser variável de acordo com a causa (microcítico na talassemia e esferocitose) • Alterações de membrana, anemia hemolítica autoimune

Fonte: Elaborado pela autoria.

Pela imensa variedade de causas, deve-se ter bastante atenção na investigação de antecedentes mórbido-pessoais, que podem, em muitos casos, auxiliar na conclusão diagnóstica.

Dados importantes na investigação de hemólise:

- Origem geográfica pessoal e familiar (há anemias mais incidentes em algumas regiões do mundo, como as talassemias em descendentes europeus ou do mediterrâneo).
- Viagens recentes (por exemplo, para áreas endêmicas de malária).
- História pessoal ou familiar de anemia, esplenectomia ou cálculos biliares.
- Urina avermelhada ou escurecida.
- Transfusão prévia.
- Gravidez (atual ou pregressa).
- Uso de drogas ou medicamentos.
- Válvula cardíaca (tanto válvulas mecânicas quanto biológicas podem ocasionar hemólise).
- Ingestão de feijão de fava (fenômeno chamado favismo, típico de graves deficiências de G6PD).
- *Hobbies*: percussionistas ou maratonistas (hemólises ocasionadas pelo trauma durante o uso da percussão ou corridas).

A hemólise deve ser confirmada laboratorialmente, conforme os critérios a seguir:

- Anemia normocítica ou macrocítica.
- Reticulocitose.
- DHL elevado.
- Bilirrubina Indireta elevada.
- Haptoglobina baixa ou ausente.

O diagnóstico pode ser difícil, pois, frequentemente, uma ou mais "provas hemolíticas" podem estar ausentes. Como forma de rastreamento, deve-se ainda solicitar o teste da antiglobulina direta (teste de Coombs direto – TCD), classicamente positivo nas anemias hemolíticas autoimunes. Uma vez diagnosticada esta entidade, devem-se sempre investigar causas secundárias, como doenças linfoproliferativas ou outras neoplasias, bem como colagenoses.

Atenção: A presença isoladamente de um TCD positivo **não** denota imediatamente o diagnóstico de AHAI, tendo em vista tal exame somente detectar anticorpos voltados para a hemácia. Para tal, deve-se ter TCD positivo **E** provas de hemólise positivas.

Recomenda-se em todos os casos a avaliação do esfregaço de sangue periférico. Achados como policromasia, anisocitose, esferocitose e a presença de esquizócitos (hemácias fragmentadas, denotando hemólise intravascular) devem ser pesquisados.

Atenção: A presença de esquizócitos com plaquetopenia deve alertar para o diagnóstico de microangiopatia trombótica, especialmente púrpura trombocitopênica trombótica (PTT).

Tratamento das anemias hemolíticas autoimunes (AHAIs)

O tratamento da AHAI se baseia eminentemente na imunossupressão, inicialmente com corticoterapia, em especial com prednisona na dose de 1 mg/kg/dia. Tal dose deve ser mantida por pelo menos 2 a 4 semanas, com redução posterior. Alguns trabalhos mostram que o uso de prednisona em baixas doses (5 mg) por 3 a 6 meses resulta em maiores remissões, porém tais dados não são unânimes e variam entre os autores.

Pode-se ainda lançar mão de pulso de corticoterapia endovenosa (metilprednisolona 1 g EV ao dia por 3 dias), com posterior prolongamento com dose oral, conforme citado previamente.

Caso haja refratariedade à terapia inicial ou corticorresistência, podem-se utilizar como esquemas de segunda linha:

- Imunoglobulina endovenosa, na dose de 1 g/kg/dia por 2 dias ou 0,4 g/kg/dia por 5 dias (atentar que a imunoglobulina endovenosa terá uma resposta breve e fugaz, devendo ser utilizada como terapia de resgate ou na necessidade de incrementos rápidos nos níveis de hemoglobina).

- Rituximab 375 mg/m^2 EV semanal por 4 semanas.
- Azatioprina 1 a 2 mg/kg/dia (relembrar que este medicamento demora cerca de 2 a 3 meses para ter seu efeito imunossupressor pleno, devendo ser usado em concomitância com corticoterapia e preferencialmente **não** como terapia rápida de resgate).

Esplenectomia:

- Ciclofosfamida, em doses que variam desde baixas doses, de 50 a 100 mg ao dia, até doses endovenosas de 50 mg/kg/dia por 4 dias.
- Outros imunossupressores, como ciclosporina e micofenolato mofetil.
- Como toda anemia cujo mecanismo fisiopatológico é a hemólise, deve-se sempre manter uso de ácido fólico concomitantemente ao tratamento imunossupressor, na dose de 5 mg ao dia.

Referências bibliográficas

1. Gehrs BC, Friedberg RC. Autoimmune hemolytic anemia. Am J Hematol 2002; 69: 258-271.
2. Hillman RS. Hematology in Clinical Practice. 5th ed. McGrawHill; 2011.
3. Lichtman MA. Williams Manual of Hematology. 8th ed. McGrawHill; 2011.
4. Moake JL. Thrombotic microangiopaties. N Eng J Med. 2002; 347: 589-600.
5. Guillaud C, Loustau V, Michel M. Hemolytic anemia in adults: main causes and diagnostic procedures. Expert Rev Hematol. 2012 Apr;5(2):229-41.
6. Robertson JJ, Brem E, Koyfman A. The acute hemolytic anemias: the importance of emergency diagnosis and management. J Emerg Med. 2017 Aug;53(2):202-211.
7. Liebman HA, Weitz IC. Autoimmune hemolytic anemia. Med Clin North Am. 2017 Mar;101(2):351-359.

Capítulo 4

Policitemias secundárias

Marcos Laércio Pontes Reis

Introdução

A eritropoiese é um processo rigorosamente controlado no qual a medula óssea produz e mantém a massa eritrocitária em uma quantidade adequada para a oxigenação tecidual. O termo eritrocitose se refere a um aumento desta massa eritrocitária (aumento de 25% do previsto para o sexo e IMC), frequentemente manifestada pelo aumento da hemoglobina (Hb) e hematócrito (HT), por pelo menos 2 meses. Os termos "eritrocitose" e "policitemia" eram definidos separadamente, porém atualmente são usados de forma intercambiável.[1]

Sabe-se, ainda, que aumentos da massa eritrocitária não necessariamente se correlacionam com aumentos de HT e Hb. Por conseguinte, o método diagnóstico ideal de policitemia é a própria dosagem da massa eritrocitária. Todavia, tal dosagem é realizada em poucos centros de pesquisa. Assim, de uma maneira geral, um HT acima de 60% em homens e acima de 56% em mulheres é quase sempre correlacionado a um aumento da massa eritrocitária.[1,2]

As policitemias podem ser classificadas em primárias e secundárias. Nas primárias, existe uma proliferação autônoma da medula óssea causada por mutações adquiridas ou hereditárias nos genes que regulam esta produção, como ocorre nas doenças mieloproliferativas crônicas, especialmente policitemia vera (PV). Nas secundárias, por sua vez, há um estímulo externo à medula óssea para a produção excessiva de células vermelhas, por exemplo, em um aumento de secreção de eritropoietina (EPO). Tanto as policitemias primárias quanto as secundárias podem ainda ser subdivididas em congênitas ou adquiridas.[1,3]

Neste capítulo, serão estudadas apenas as causas secundárias de policitemia e seu diagnóstico e manejo terapêutico adequados.

Definição e quadro clínico

Diante de um paciente com policitemia, deve-se sempre inicialmente confirmar que os níveis de Hb e HT estejam aumentados, devendo-se repetir tais exames em um razoável intervalo de tempo ou solicitar que o paciente traga exames anteriores que ratifiquem tal achado.[3]

Uma vez confirmado o aumento permanente de Hb e HT, devem-se excluir as causas primárias e secundárias. As principais causas secundárias estão relacionadas nos Quadros 4.1 e 4.2.

> **Lembre-se:** Para iniciar a investigação das policitemias:
> - Hb > 16,5 g/dL e HT > 49% para homens.
> - Hb > 16 g/dL e HT > 48% para mulheres.

Quadro 4.1: **Principais causas de policitemia secundária adquirida.**

Hipóxia
• DPOC • *Shunts* cardiopulmonares • Tabagistas • Intoxicação por monóxido de carbono (trabalhadores de minas, oficinas) • Apneia do sono/obesidade • Altas altitudes
Renais
• Estenose de artérias renais • Doença renal terminal • Hidronefrose • Doença renal policística • Pós-transplante renal
Produção patológica de EPO
• Meningioma • Hemangioblastoma cerebelar • Adenomas/carcinomas paratireoideos • Hepatocarcinoma • Carcinoma de células renais • Feocromocitoma • Leiomiomas uterinos

(*Continua*)

(Continuação)
Quadro 4.1: **Principais causas de policitemia secundária adquirida.**

Uso de EPO exógena
• Reposição de EPO • Uso de andrógenos
Policitemia idiopática

Fonte: Bennett; Catovsky; Daniel et al., 1976; Campana, 2010.

Quadro 4.2: **Causas raras de policitemia secundária.**

Congênitas
• Hemoglobina de alta afinidade • Metemoglobina
Defeitos na sensibilidade da oxigenação (raros)
• Eritrocitose de Chuvash (defeitos no fator de Von Hippel Lindau) • Mutações na via PHD2 e HIF2A

Fonte: Bennett; Catovsky; Daniel et al., 1976; Campana, 2010.

Como existe uma grande variedade de causas, a avaliação do paciente com policitemia deve ser a mais detalhada possível, iniciando por uma excelente história clínica e exame físico, com especial atenção para:

- **Hábitos de vida e ocupacionais podem se correlacionar com eritrocitose:** tabagismo, atletas com possível uso de reposição exógena de EPO/androgênios, sonolência durante o dia (apneia do sono), problemas cardíacos e/ou pulmonares já diagnosticados, antecedentes familiares de eritrocitose.[3,4]
- **Visceromegalia:** que pode alertar para o diagnóstico de policitemia primária (PV).[3,4]
- **Saturação de oxigênio por oxímetro de pulso:** $SatO_2$ menor que 92% desperta possibilidade de hipoxemia crônica. Ressalta-se que alguns pacientes somente apresentarão hipóxia em determinados horários do dia ou após exercícios físicos, devendo, se possível, fazer oximetria em repouso e após pequeno esforço físico.[3,4]

O quadro clínico de pacientes com policitemia tem correlação direta com o grau de viscosidade sanguínea, apresentando uma ampla variedade de sinais e sintomas: dores torácica e abdominal, cefaleia, fácies pletórica, turvação visual, amaurose fugaz e parestesias, além de sintomas mais subjetivos, como lentificação de raciocínio e sensação de "despersonalização".[4] Deve-se ainda estar atento a sintomas de possíveis patologias de base, como cardio e pneumopatias. A presença de episódios trombóticos prévios alerta também para o diagnóstico de PV.[2,4]

Para fins de diagnóstico e diferenciação entre as policitemias, admite-se que Hb acima de 16,5 g/dL e HT acima de 49% para homens e Hb acima de 16 g/dL e HT de 48% para mulheres é o melhor *cutoff* atual para iniciar investigação para eritrocitose. Ratifica-se que tais níveis não necessariamente se correlacionam com aumento real de massa eritrocitária, todavia, tais valores fazem parte dos critérios diagnósticos atuais para PV pela OMS, devendo, assim, ser adotados como ponto de corte também para policitemia secundária.[3,5]

A princípio, a investigação laboratorial pode ser feita conforme exposto nos Quadros 4.3 e 4.4.

Quadro 4.3: **Investigação inicial de pacientes com policitemia.**

- Hemograma
- Saturação de oxigênio (arterial, oxímetro)
- Status do ferro
- Funções renal e hepática
- Urinálise
- Dosagem de EPO sérica
- Raio X de tórax, TC de abdômen total
- Pesquisa de mutação JAK-2

Fonte: Bennett; Catovsky; Daniel et al., 1976.

Quadro 4.4: **Investigação secundária de pacientes com policitemia.**

- Biópsia de medula óssea
- Citogenética
- Testes de função pulmonar
- Polissonografia
- Dosagem de carboxi-hemoglobina
- Pesquisa genética para mutações EPOR, VHL, PHD2, HIF2A
- Sequenciamento genético da globina

Fonte: Campana, 2010.

A dosagem de eritropoietina sérica é um dos principais exames diagnósticos para diferenciação entre causas primárias e secundárias, conforme detalhado no Algoritmo 4.1. Caso não se encontre nenhuma causa para o aumento de Hb/HT após ampla investigação, deve-se pensar em eritrocitose idiopática; contudo, com o avanço no conhecimento das causas genéticas raras de policitemia, encontram-se cada vez menos evidências que corroborem essa entidade.[2-4]

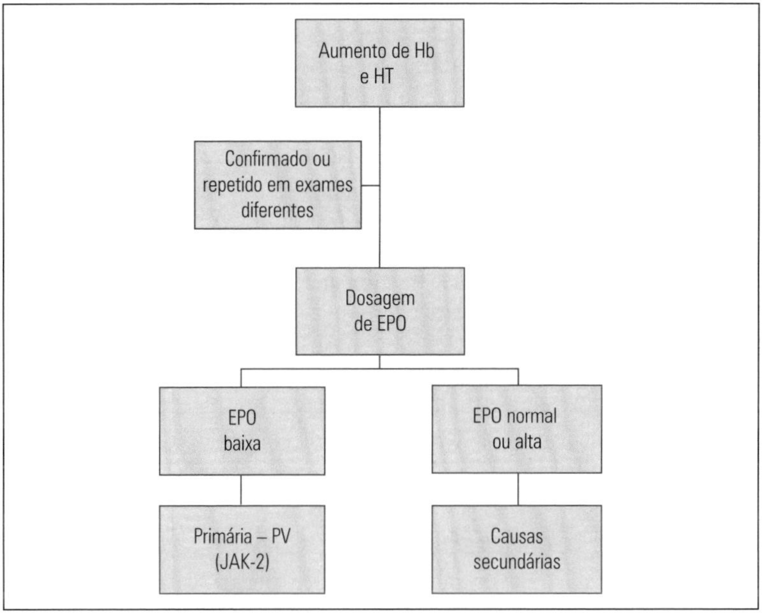

Algoritmo 4.1: **Algoritmo para abordagem de policitemias.**

Fonte: Bennett; Catovsky; Daniel et al., 1976.

Por fim, ressalta-se que a biópsia de medula óssea não é obrigatória inicialmente para policitemias secundárias e atualmente nem para o diagnóstico de PV.[3-5]

Em resumo, nas policitemias secundárias, um julgamento clínico criterioso é necessário ao longo do processo diagnóstico, tendo-se em mente as diversas causas de eritrocitose.[6]

Tratamento

Para as policitemias secundárias, é importante, sempre que possível, tratar a causa base que leva à eritrocitose. De uma forma geral, somente se aconselha a sangria terapêutica em pacientes que apresentem sintomas de hiperviscosidade, conforme detalhado no quadro clínico. Vale ressaltar que a policitemia nesses casos é um mecanismo fisiológico para manutenção de oxigenação tecidual, não devendo, por conseguinte, ser realizadas sangrias terapêuticas visando normalização completa de HB/HT, sob risco de piora do quadro da patologia de base. Assim, de uma forma geral, nas policitemias secundárias, deve-se realizar sangria visando HT em torno de 50 a 55%, limitando-a inicialmente a 250 mL, se possível de forma isovolêmica (ou seja, com reposição de mesma quantidade de cristaloides).[3,4]

Especificamente no caso das policitemias em pós-transplantados renais, devem-se evitar desidratação e o uso de iECA ou antagonistas de angiotensina II. Caso tais medidas não sejam efetivas, deve-se realizar sangria terapêutica visando HT menor que 45%. Destaca-se, entretanto, que tal entidade tende a ser autolimitada e sem maior necessidade de intervenção terapêutica.[3]

Por sua vez, com sangrias terapêuticas de repetição, pode-se evoluir com ferropenia. A reposição de ferro, nestes casos, deve ser feita judiciosamente, pois a correção de ferropenia pode contribuir para um novo incremento de Hb/HT.[1,3,4]

Referências bibliográficas

1. Arber DA, Orazi A, Hasserjian R, Thiele J, Borowitz MJ et al. The 2016 revision to the World Health Organization classification of myeloid neoplasms and acute leukemia. Blood. 2016 May 19;127(20):2391-405.
2. Bene MC, Castoldi G, Knapp W, Ludwig WD, Matutes E, Orfao A, vant Veer MB. Proposals for the immunological classification of acute leukemias. European Group for the Immunological Characterization of Leukemias (EGIL). Leukemia. 1995 Oct; 9(10):1783-6.
3. Bennett JM, Catovsky D, Daniel MT, Flandrin G, Galton DA, Gralnick HR, Sultan C. Proposals for the classification of the acute leukaemias. French-American-British (FAB) cooperative group. Br J Haematol. 1976 Aug;33(4):451-8.
4. Campana D. Minimal residual disease in acute lymphoblastic leukemia. Hematology Am Soc Hematol Educ Program. 2010;2010:7-12.

5. Esparza SD, Sakamoto KM. Topics in pediatric leukemia-acute lymphoblastic leukemia. MedGenMed. 2005 Mar 7;7(1):23.
6. Faderl S, O'Brien S, Pui CH, Stock W, Wetzler M, Hoelzer D, Kantarjian HM. Adult acute lymphoblastic leukemia: concepts and strategies. Cancer. 2010 Mar 1;116(5):1165-76.
7. Jabbour EJ, Faderl S, Kantarjian HM. Adult acute lymphoblastic leukemia. Mayo Clin Proc. 2005 Nov;80(11):1517-27.

Parte 2

Série branca

Capítulo 5

Leucocitose

Mariane Cristina Gennari de Assis

Introdução

A leucocitose é definida como o aumento dos leucócitos circulantes no sangue periférico. O valor de normalidade dos leucócitos é de 4.400 a 11.000/mL. Neutrofilia é o tipo mais comum de leucocitose, mas podemos ter leucocitose em decorrência do aumento das outras células leucocitárias, como monocitose, basofilia, eosinofilia e linfocitose. Considera-se neutrofilia quando a contagem de neutrófilos é superior a 7.700/mL para adultos.

O termo leucocitose com desvio à esquerda é utilizado quando temos aumento de mais de 10% dos bastões em relação aos segmentados e ou presença de metamielócitos e mielócitos.

O termo reação leucemoide é utilizado quando os níveis de leucócitos são superiores a 50.000/mL decorrentes de outras causas que não leucemia, sendo a maioria de neutrófilos segmentados, mas também com a presença de bastões, metamielócitos e mielócitos.

Etiologia

Pode ocorrer leucocitose/neutrofilia quando há:

- Produção aumentada de neutrófilos maduros.
- Por desmarginação aumentada (processo em que os neutrófilos entram na circulação periférica oriundos de áreas de reservatórios intravasculares de células polimorfonucleares marginadas).

- Pela saída reduzida de neutrófilos (migração para fora) da circulação periférica para os tecidos.

Quadro 5.1: Diagnósticos diferenciais das neutrofilias.

Produção aumentada Neutrofilia primária	Produção aumentada Neutrofilia secundária	Desmarginação aumentada
Neoplasias mieloproliferativas crônicas: leucemia mieloide crônica, trombocitemia essencial, mielofibrose, policitemia vera	Infecção	Estresse
Neoplasias mieloproliferativas/ mielodisplásicas (leucemia mielomonocítica crônica)	Inflamação	Infarto agudo do miocárdio
Leucemias agudas	Anemia	Exercício físico
Neutrofilia hereditária	Neoplasia de tumor sólido	Convulsões
Anomalia de Pelger Huet	Infiltração da medula óssea	Êmese
Trissomia do 21 (Síndrome de Down)	Hipertermia	Ovulação
Deficiência de adesão leucocitária	Asplenia	Intoxicação de monóxido de carbono
Urticária familiar ao frio	Tabagismo	Pré-eclâmpsia
	Drogas: filgrastim, lítio, ácido transretinoico	Tempestade tireoidiana
	Estímulo da medula: anemia hemolítica, púrpura trombocitopênica imunológica	Trauma (queimaduras, choque elétrico, cirurgia, picada de cobra)
		Induzida por medicamentos: adrenalina, corticoides, antidepressivos

Leucocitose em decorrência do aumento de outras linhagens celulares:

A monocitose é definida como contagem absoluta de monócitos acima de 500/mL.

Quadro 5.2: **Causas de monocitose.**

Infecciosas: • Doença granulomatosa (tuberculose, doença fúngica) • Endocardite • Sífilis
Doenças autoimunes: • Artrite reumatoide • Lúpus • Vasculites • Arterite de células gigantes
Doença inflamatória intestinal
Sarcoidose
Neoplasias: • Leucemia mielomonocítica crônica • Leucemia mielomonocítica aguda • Linfomas • Tumores sólidos
Associada à neutropenia crônica
Recuperação da supressão da medula óssea
Pós-esplenectomia

A linfocitose é definida como o aumento da contagem de linfócitos absoluta acima de 5.000/mL. As causas mais frequentes de linfocitose são as infecções virais. Dentre os distúrbios primários mais comuns que causam linfocitose, está a leucemia linfocítica crônica.

Quadro 5.3: **Causas de linfocitose.**

Infecções: • Viral (EBV, hepatites, citomegalovírus) • Bacteriana (coqueluche, tuberculose, bartonela, sífilis, riquétsia, babésia)
Reações de hipersensibilidade: • Doença sérica • Hipersensibilidade a fármacos

(*Continua*)

(*Continuação*)

Quadro 5.3: **Causas de linfocitose.**

Doença inflamatória intestinal
Sarcoidose
Doenças hematológicas primárias: • Leucemia linfocítica crônica • Linfocitose de células B clonais • Linfoma não Hodgkin

A eosinofilia é definida como o aumento da contagem de linfócitos acima de 400/mL.

Quadro 5.4: **Causas de eosinofilia.**

Eosinofilia reativa: Doenças alérgicas: • Asma, dermatite atópica, rinite alérgica Reações a fármacos: • Incluindo infusões de citocinas; síndrome de reação medicamentosa (erupção cutânea) com eosinofilia e sintomas sistêmicos (síndrome DRESS) Infecção: • Viral: (HIV) ou fúngica (aspergilose broncopulmonar alérgica, coccidioidomicose) Infecção parasitária: • Principalmente helmintos
Eosinofilia associada a outras doenças: • Doenças gastrointestinais associadas a eosinófilos: esofagite e gastroenterite eosinofílica • Pele: pênfigo bolhoso, urticária, celulite eosinofílica, angioedema episódico • Pulmonar: pneumonia eosinofílica, aspergilose broncopulmonar alérgica • Neurológica: meningite eosinofílica • Autoimune: síndrome de Churg-Strauss, fasciite eosinofílica • Imunodeficiência primária: síndrome de hiperIgE, síndrome de Omenn • Estado pós-transplante: fígado (em associação de imunossupressão) • Rejeição de transplantes: pulmão, rim, fígado • Câncer: doença de Hodgkin, tumores sólidos • Hipoadrenalismo: doença de Addison, hemorragia adrenal • Renal: nefrite intersticial induzida por fármacos, cistite eosinofílica, diálise
Eosinofilias clonais e primárias: • Neoplasias mieloides e linfoides com rearranjo PDGFRA • Neoplasias mieloides com rearranjo PDGFRB • Neoplasias mieloides e linfoides com anomalias de FGFR1 • Leucemia eosinofílica crônica sem outra especificação • Síndrome hipereosinofílica idiopática • Hipereosinofilia idiopática

Exames investigatórios

- História completa (atentar para temporalidade – instalação aguda ou crônica).
- Exame físico completo (observar sinais de infecção e ou inflamação).
- Hemograma completo com esfregaço de sangue periférico (atentar para valores muito elevados e presença de formas jovens/imaturas no sangue periférico).

Exames específicos

- Suspeita de infecção: culturas, exames de imagem de acordo com história clínica e exame físico.
- Avaliação da medula óssea: mielograma e biópsia de medula óssea quando indicados e após exclusão das causas infecciosas/inflamatórias/medicamentosas.

Tratamento

O tratamento da leucocitose secundária consiste na resolução da infecção/inflamação.

Nos casos de leucocitose em decorrência de neoplasias hematológicas, deve-se instituir tratamento específico.

Referências bibliográficas

1. Chabot-Richards DS, George TI. Leukocytosis. Int J Lab Hematol. 2014;36:279-288.
2. Goldman-Cecil. Medicina. 25. ed: Lee Goldman and Andrew I. Schafer, cap. 167 e 170.
3. Hoffman R, Furie B, McGlave P et al. Hematology basic principles and practice. Philadelphia, PA: Elsevier Churchill Livingston; 2009.
4. BMJ – Avaliação de Neutrofilia.

Capítulo 6

Leucopenia

Mariane Cristina Gennari de Assis

Introdução

A leucopenia é definida como uma diminuição dos leucócitos circulantes no sangue periférico. O valor de normalidade dos leucócitos é de 4.400 a 11.000/mL. Os neutrófilos são os leucócitos circulantes mais abundantes, e a sua diminuição chamamos de neutropenia. Considera-se necessária a investigação de leucopenia quando a contagem de leucócitos for inferior a 3.500/mL e de neutropenia quando a contagem é inferior a 1.500/mL para adultos.

Etiologia

Pode ocorrer leucopenia/neutropenia quando há:

- Produção reduzida ou ineficaz dos leucócitos/neutrófilos.
- Redução acelerada dos neutrófilos da circulação sanguínea.

Quadro 6.1: Diagnóstico diferencial das leucopenias.

Granulopoiese ineficaz	Destruição periférica	Destruição imune
Anemia aplásica	Hiperesplenismo	Imunológicas: primárias (neutropenia autoimune da primeira infância) e secundárias (neutropenia autoimune em adultos)

(*Continua*)

(*Continuação*)
Quadro 6.1: Diagnóstico diferencial das leucopenias.

Granulopoiese ineficaz	Destruição periférica	Destruição imune
Aplasia pura de glóbulos brancos	Sepse	Reação imunológica a drogas
Neutropenia congênita	Infecções virais: HIV, hepatites, citomegalovírus, mononucleose, *influenza*, rubéola, sarampo, varicela	Doenças reumatológicas: artrite reumatoide, lúpus eritematoso sistêmico, Síndrome de Sjögren, Síndrome de Felty
Associada a drogas	Infecções bacterianas: salmonela, brucella	
Deficiência de vitamina B12 e ácido fólico		
Neoplasias hematológicas: leucemias, síndromes mielodisplásicas, mielofibrose, linfomas		
Metástases de tumores sólidos na medula óssea		

Classificação

A neutropenia pode ser classificada em:

- **Leve:** neutrófilos entre 1.000 e 1.500/mL.
- **Moderada:** entre 500 e 1.000/mL.
- **Severa:** menor que 500/mL.

A finalidade dessa classificação é definir os pacientes com maior risco de infecção, e há risco de infecções graves somente com valores abaixo de 500/mL, e esse risco aumenta rapidamente com valores abaixo de 200/mL. Os agentes etiológicos são os *Staphylococcus*, e os Gram negativos e os sítios mais comuns de infecção são a pele, mucosas e pulmões.

Pode ser classificada também como congênita ou adquirida. As causas de neutropenia adquirida são: drogas, infecções, doenças neoplásicas e hiperesplenismo (Quadros 6.2, 6.3 e 6.4). Vale ressaltar que existem a neutropenia étnica benigna (mais prevalente na raça negra) e a neutropenia familiar; estas, na maioria das vezes, não têm significado clínico.

Exames investigatórios

- História completa (atentar para uso de medicamentos e antecedentes pessoais e familiares).
- Exame físico completo.
- Hemograma completo.
- Provas reumatológicas.
- Sorologias: HIV, HCV, hepatite B, CMV, EBV, toxoplasmose.
- Dosagem de vitamina B12 e ácido fólico.
- TSH, T4 livre.
- Ultrassom de abdômen com *Doppler* de veia porta e EDA (na suspeita de hiperesplenismo).
- Mielograma e biópsia de medula óssea (em casos selecionados).

Quadro 6.2: **Causas de neutropenia congênita.**

- Neutropenia cíclica
- Neutropenia congênita severa
- Síndrome de Shwachman-Diamond
- Imunodeficiência congênita
- Mielocatexia
- Síndrome de Pearson
- Síndrome de Barth
- Doença de armazenamento de glicogênio tipo 1

Quadro 6.3: **Principais fármacos associados à neutropenia adquirida.**

- Indometacina, acetaminofeno, dipirona
- Cloranfenicol, penicilinas, cefalosporinas
- Clozapina
- Propiltiouracil, metimazol
- Carbamazepina, ácido valproico, fenitoína
- Amitriptilina
- Procainamida
- Hidroclorotiazida, clortalidona
- Quimioterápicos
- Rituximabe

Quadro 6.4: **Causas de neutropenia adquirida.**

- Infecções bacterianas: febre tifoide, shiguelose, brucelose, tuberculose
- Infecções por parasitas: calazar, malária
- Infecções virais: HIV, EBV, CMV, varicela, rubéola, hepatites
- Sepse
- Doenças neoplásicas: leucemias, linfomas, mielofibrose

Tratamento

Consiste em tratar a doença de base, e, em caso de deficiência nutricional, suplementação pode resolver a leucopenia. Nos casos que cursam com infecção, antibioticoterapia de amplo espectro está indicada.

Referências bibliográficas

1. Berliner N, Horwitz M, Loughran TP Jr. Congenital and acquired neutropenia. Hematology Am Soc Hematol Educ Program. 2004:63-79.
2. Berliner N. Approach to the adult with unexplained neutropenia. Uptodate Apr 2019.
3. Coates TN. Infections cause of neutropenia. Uptodate Apr 2019.
4. Haddy TB, Rana SR, Castro O. Benign ethnic neutropenia: what is a normal absolute neutrophil count? J Lab Clin Med. 1999 Jan;133(1):15-22.
5. Lakshman R, Finn A. Neutrophil disorders and their management. J Clin Pathol 2001;54:7-19.
6. Lee GR, Foerster J, Lukens J, et al. eds. Wintrobe's hematology. 10th ed. Baltimore, Md: William and Wilkins; 1999:1836-88.
7. Newburger PE. Disorders of neutrophil number and function. Hematol (Am Soc Hematolol Educ Program). 2006:104-10.

Parte 3

Hemostasia

Capítulo 7

Plaquetopenias

Christiane Pereira Gouvea ○ Rodrigo Vaez

Conceito

Caracterizam-se pelas contagens plaquetárias inferiores a 150×10^9/L, evidenciadas por meio de exames rotineiros em indivíduos assintomáticos ou que manifestem sangramentos cutaneomucosos espontâneos ou desencadeados por mínimos traumas[1,2].

O risco de sangramento, em geral, ocorre quando a plaquetometria é inferior a 50×10^9/L, e contagens inferiores a 20×10^9/L cursam com maior chance de sangramentos potencialmente fatais, principalmente no sistema nervoso central (SNC) e no trato gastrointestinal (TGI). Contudo, ressalta-se que o risco hemorrágico depende principalmente da etiologia da plaquetopenia[1,2] (Quadro 7.1).

Etiologia

Quadro 7.1: **Causas adquiridas de plaquetopenia.**

- Aumento do sequestro plaquetário: Hiperesplenismo.
- Redução da produção plaquetária: Anemia aplásica (idiopática ou induzida por drogas), síndrome mielodisplásica, infiltração medular (neoplasias e infecções), osteopetrose, deficiências nutricionais (B12 e folato), induzida por drogas, radiação ou etanol, púrpura trombocitopênica imune (PTI) primária.
- Aumento da destruição plaquetária: Púrpura trombocitopênica imune (PTI) primária, secundária ao lúpus eritematoso sistêmico, síndrome de Evans, doenças linfoproliferativas, síndrome do anticorpo antifosfolípide.

(*Continua*)

(*Continuação*)
Quadro 7.1: **Causas adquiridas de plaquetopenia.**

- Secundária à infecção (bactérias, vírus, fungos e protozoários).
- Púrpura pós-transfusional.
- Induzida por drogas.
- Coagulação intravascular disseminada.
- Hemangiomas gigantes: Síndrome de Kasabach-Merritt.
- Microangiopatias: Púrpura trombocitopênica trombótica (PTT), síndrome hemolítico-urêmica (SHU).
- *Bypass* cardiopulmonar: cardiopatias congênitas e/ou adquiridas.
- Dilucional: Trombocitopenia gestacional, transfusão maciça (acima de 10 U de concentrados de hemácias em 24 horas).
- Miscelânea.
- Doenças hepáticas, renais e tireoidianas.
- Circulação extracorpórea.
- Transplante alogênico de medula óssea e reação do enxerto contra o hospedeiro (GVHD).

Manifestações clínicas

Independentemente da etiologia da plaquetopenia, a manifestação hemorrágica é tipicamente precoce após desafios hemostáticos e mucocutânea. Caracterizam o sangramento de etiologia plaquetária: pequenas hemorragias puntiformes (petéquias), mais comumente evidenciadas em membros inferiores: equimoses, epistaxe, gengivorragia, hematúria, hematoquezia, menorragia e sangramentos prolongados após mínimos ferimentos. Dependendo da contagem das plaquetas e da velocidade de sua instalação, os sangramentos podem se manifestar de forma espontânea, sem fatores desencadeantes e mais graves, com comprometimento do SNC e TGI, que são potencialmente fatais[1,2].

Diagnóstico

Aspectos essenciais ao diagnóstico das plaquetopenias:

- Contagem plaquetária inferior a 150×10^9/L.
- História e exame físico detalhados com enfoque nas manifestações hemorrágicas.
- Análise do esfregaço de sangue periférico e contagem plaquetária em citrato para descartar pseudoplaquetopenias.
- Exames complementares, dependendo da suspeita clínica.

Não há substitutos para a história clínica e exame físico detalhado, uma vez que estes dados norteiam a investigação laboratorial. Atenção especial deve ser dada às manifestações hemorrágicas associadas a traumas e procedimentos invasivos, características do ciclo menstrual e sangramentos excessivos no pós-parto. Sangramentos iniciados na infância e casos de plaquetopenia e/ou manifestações hemorrágicas na família apontam para transtornos hereditários. Cabe ainda o questionamento sobre o uso de medicamentos que possam se associar à plaquetopenia (Quadro 7.2) e outras doenças, como infecções, principalmente por vírus das hepatites B e C, HIV, *influenza*, dengue, varicela-zóster, rubéola, EBV, CMV, hantavírus, mycoplasma, mycobactéria, malária e tripanossomíase, anemia aplásica, leucemias, linfomas, infiltração medular por neoplasias sólidas, insuficiência renal e hepática e as deficiências de vitamina B12 e folato[3]. Entre os exames laboratoriais, destacam-se:

Análise do esfregaço de sangue periférico

- Grumos e satelitismo plaquetários apontam para pseudoplaquetopenia.
- Esquizócitos aparecem nas anemias hemolíticas microangiopáticas.
- Macroplaquetas com inclusões citoplasmáticas nos neutrófilos, características de algumas das trombopatias associadas à mutação MYH9 (22q12-13): como anomalia de May Hegglin, Síndrome de Sebastian, Síndrome de Fechtner, Síndrome de Epstein.
- Blastos denotam leucemias ou desordens mieloproliferativas.
- Atipias linfocitárias podem sugerir doença linfoproliferativa.
- Macrócitos e neutrófilos hipersegmentados ocorrem nas anemias megaloblástica e perniciosa.
- Granulações tóxicas sugerem infecções.

Volume plaquetário médio e plaquetas reticuladas

Muitos contadores automáticos não são capazes de identificar plaquetas extremamente pequenas ou grandes, resultando em contagens plaquetárias subestimadas, surgindo, assim a importância da avaliação do volume plaquetário médio e da análise do esfregaço do sangue periférico. Plaquetas com maior quantidade de RNA são mais imaturas, e seu aumento na circulação indica maior *turnover* plaquetário (plaquetas reticuladas), indicando recuperação pós-quimioterapia ou auxiliando no diagnóstico inicial de um paciente com plaquetopenia.

Exames da medula óssea

Condições que, associadas à plaquetopenia, determinam a necessidade de avaliação medular:

- Citopenias adicionais ao hemograma.
- Sintomas constitucionais, como astenia, prostração, febre, dores ósseas e articulares.
- Adenomegalias ou visceromegalias.
- Macrocitose inexplicada e alterações displásicas no esfregaço de sangue periférico.
- Resposta precária/ausente ao tratamento instituído.

Agregação plaquetária

Para a execução do exame, são empregados agonistas capazes de desencadear a ativação, adesão e agregação plaquetária. Entre eles, os mais utilizados são: colágeno, adrenalina, ADP, ácido araquidônico, ristocetina e trombina.

Dependendo da metodologia empregada na análise da agregação, é possível que esse teste possa ser empregado na investigação da etiologia da plaquetopenia, pois os agregômetros mais modernos realizam o teste em sangue total, sem a necessidade de preparo do plasma rico em plaquetas.

Padrões específicos de agregação são encontrados na Síndrome de Bernard-Soulier, Doença de von Willebrand (ausência de resposta ao agonista ristocetina), sendo este um exame indicado na caracterização das trombocitopatias congênitas que cursam também com redução da contagem plaquetária.

Exames laboratoriais complementares nas plaquetopenias

- Análise do esfregaço do sangue periférico.
- Volume plaquetário médio e plaquetas reticuladas.
- Aspirado de medula óssea em casos selecionados.
- Agregação plaquetária.

Quadro 7.2: **Drogas associadas à plaquetopenia.**

• Abciximab, eptifibatide, tirofiban • Acetaminofeno • Ácido acetilsalicílico • Ácido nalidíxico • Ácido valproico • Amiodarona • Anagrelide • Anfotericina B • Carbamazepina • Ciclosporina • Cimetidina • Clopidogrel • Danazol • Diclofenaco • Digoxina • Diuréticos tiazídicos • Heparina • Hidroclorotiazida	• Imatinib • Interferon α • Linezolida • Metildopa • Mitomicina C • Procainamida • Quimioterápicos • Quinidina e quinino • Ranitidina • Rifampicina • Sais de ouro • Sinvastatina • Sulfametoxazol e trimetoprim • Sulfassalazina • Tacrolimus • Ticlopidina • Vancomicina

Tratamento

O tratamento da plaquetopenia depende de sua causa e gravidade, devendo ser instituído nas seguintes situações:

Sangramentos ativos: petéquias; equimoses; gengivorragia; epistaxe; sangramento em trato geniturinário (TGU), TGI e SNC.

Pacientes em programação de procedimentos invasivos, mesmo que sem manifestações hemorrágicas, mas cuja contagem plaquetária não permita uma hemostasia adequada.

De uma maneira geral, os pacientes com plaquetometria inferior a 20×10^9/L, de causa não imunológica, deverão receber transfusão de concentrado de plaquetas (1 unidade a cada 10 kg de peso), dependendo do risco hemorrágico, associada ao tratamento da doença de base ou suspensão da medicação implicada na redução da contagem plaquetária[1,2].

No caso da PTI, o tratamento inicialmente utilizado é a prednisona VO 1 a 2 mg/kg/dia. Quando há sangramento grave/potencialmente fatal, é necessário incremento plaquetário rápido, recomendando-se o uso de: metilprednisolona IV 1 g/dia por 3 dias consecutivos ou imunoglobulina IV

2 g/kg (administrada em 2 ou 5 dias consecutivos). A transfusão de concentrado de plaquetas é ineficaz, e seu uso deve ser empregado após a administração da imunoglobulina, pois o medicamento impede a destruição das plaquetas alogênicas[3,4].

Pacientes com pseudoplaquetopenia não precisam de tratamento específico.

Caso clínico

Mulher, 29 anos, previamente hígida, deu entrada com equimoses em MMII, tórax e abdômen há 1 semana e epistaxe há 2 dias. Nega uso de medicamentos ou outros sintomas associados e nega casos semelhantes na família. Ao exame: orientada, corada, afebril, eupneica e presença de petéquias disseminadas pelo tegumento, equimoses esparsas. Ausência de adenomegalias ou visceromegalias. Exames laboratoriais revelaram plaquetopenia isolada de 8.000 × 10^9/L.

Internação hospitalar com repouso relativo e monitorização dos sangramentos.

Análise do esfregaço de sangue periférico.

Prednisona 1 mg/kg/dia VO.

Hemograma diário para avaliar incremento plaquetário.

Referências bibliográficas

1. Key N, Makris M, O'Shaughnessy D, Lillicrap D. Practical hemostasis and thrombosis. 2. ed. Wiley-Blackwell; 2009.
2. Rodgers G, Neal Y. The bethesda handbook of clinical hematology. 2. ed. Wolters Kluwer Lippincott Williams & Wilkins; 2010.
3. George JN, Leung LLK, Timauer JS. Treatment and prognosis of immune thrombocytopenia (ITP) in adults. Available at: http://www.uptodate.com.
4. Cines DB, Bussel JB. How I treat idiopathic thrombocytopenic purpura (ITP). Blood 2005;106:2244-2251.
5. Zhou L, Schmaier AH. Platelet aggregation testing in platelet-rich plasma description of procedures with the aim to develop standards in the field. Am J Clin Pathol 2005;123:172-183.

Capítulo 8

Trombose venosa profunda e embolia pulmonar

Christiane Pereira Gouvea ❍ Rodrigo Vaez

Conceito

Denominados, em conjunto, tromboembolismo venoso (TEV), a trombose venosa profunda (TVP) de membros e a embolia pulmonar (EP) acometem aproximadamente 1,2 indivíduos a cada 1.000 habitantes por ano nos Estados Unidos, embora se estime que a incidência na população idosa seja ainda maior. A EP, complicação frequente da TVP, muitas vezes subdiagnosticada, cursa com altas taxas de mortalidade, e, em 4% dos casos, pode ser complicada com hipertensão pulmonar[1-3].

Etiologia

O TEV é uma doença de natureza multifatorial que resulta da interação de fatores de risco genéticos, adquiridos, transitórios e de etiologia mista ou até mesmo desconhecida[4,5].

A anamnese do paciente, com enfoque na história pessoal e familiar de eventos trombóticos, bem como as comorbidades, é fundamental para direcionar a investigação de outros fatores de risco (Quadro 8.1).

Manifestações clínicas

Edema, dor, eritema e calor do membro acometido são os sintomas mais comuns, presentes na grande maioria dos pacientes com TVP. Sinal de Homans e cordão venoso palpável estarão presentes em uma minoria dos casos[6,7].

A TVP pode permanecer assintomática até que progrida para o tromboembolismo pulmonar, que cursa frequentemente com dispneia, dor torácica, hemoptise, síncope e até morte súbita. Além disso, podem ocorrer taquicardia, taquipneia, hipóxia/cianose e hipotensão[6,7].

Quadro 8.1: Fatores de risco para o tromboembolismo venoso (TEV).

Condições adquiridas
• Idade • Neoplasias • Obesidade • Síndrome do anticorpo antifosfolípide • Síndrome nefrótica • Colagenoses • Hemoglobinúria paroxística noturna
Condições genéticas/hereditárias
• Fator V Leiden (FVL) • Mutação G20210A do gene da protrombina (FII) • Deficiência dos anticoagulantes naturais: proteína C (PC), proteína S (PS) e antitrombina (AT) • Grupo sanguíneo não O
Condições transitórias
• Cirurgia, trauma e imobilidade • Contracepção oral e terapia de reposição hormonal • Gestação e puerpério • Condições mistas ou desconhecidas • Elevação dos fatores: VIII, VW, IX, XI, fibrinogênio e TAFI • Homocisteína

Diagnóstico

Aspectos essenciais ao diagnóstico do tromboembolismo venoso e embolia pulmonar

Edema, dor, eritema e calor do membro acometido, dispneia, dor torácica, hemoptise, síncope e morte súbita, taquicardia, taquipneia, hipóxia/cianose e hipotensão.

O racional da investigação nos casos suspeitos de TEV consiste na combinação de testes de probabilidade clínica, dosagem de D-dímero e exames de imagem. Em pacientes com baixa probabilidade clínica para TVP e com D-dímero negativo, exclui-se o diagnóstico de TVP. Casos com baixa probabilidade clínica cujo resultado do D-dímero seja positivo deverão realizar ultrassonografia para excluir o diagnóstico. Em pacientes com comorbidades que possam elevar os níveis do D-dímero, mesmo na ausência do TEV, os exames de imagem podem ser os primeiros na cronologia do diagnóstico[8].

Exames laboratoriais complementares para TEV e EP

- D-dímero;
- Ultrassonografia com *Doppler* de membros;
- Tomografia computadorizada;
- Cintilografia de ventilação-perfusão.

Tabela 8.1: **Modelo de predição clínica para TVP proposto por Wells.**

Características clínicas	Escore
Neoplasia em atividade	1
Paresia, paralisia ou imobilização dos membros inferiores	1
Imobilização recente por mais de 3 dias ou grande cirurgia nas últimas 4 semanas	1
Aumento da sensibilidade ao longo das veias do sistema venoso profundo	1
Edema em todo o membro	1
Edema da panturrilha (> 3 cm) em relação à perna normal	1
Edema depressível (cacifo) maior na perna afetada	1
Veias colaterais superficiais	1
Outro diagnóstico diferencial tão ou mais provável	– 2
Classificação: • Alta probabilidade: 3 ou mais pontos • Moderada probabilidade: 1 ou 2 pontos • Baixa probabilidade: 0 ou menos pontos	
Os critérios de Wells modificados incluem o antecedente de TVP (objetivamente confirmado) e é dado 1 ponto. De acordo com esta modificação: • TVP provável: 2 ou mais pontos • TVP improvável: 1 ou menos pontos	

Tabela 8.2: **Modelo de predição clínica para EP proposto por Wells.**

Características clínicas	Escore
Sinais clínicos de TVP	3
Frequência cardíaca > 100 bpm	1,5
Imobilização ou cirurgia recente	1,5
TVP ou EP prévios	1,5
Hemoptise	1
Câncer em atividade	1
Outro diagnóstico diferencial menos provável que EP	3
Classificação: TEP provável > 4 TEP improvável < /= 4	

Na suspeita de EP, em instituições com experiência na realização de angiotomografia pulmonar (angioTC), sugere-se o Algoritmo 8.1.

Escore de Wells EP	Dímeros D	Angiotomografia de tórax
Improvável	Normal	Não
Improvável	Alto	Sim
Provável	Normal/ Alto	Sim

Algoritmo 8.1: **Aplicações da Angiotomografia de tórax para o diagnóstico da embolia pulmonar.**

- **Angiotomografia de tórax:** método de escolha em moderada à alta probabilidade de EP e mesmo nos de baixa probabilidade porém com D-dímero aumentado.

Tratamento

Para o tratamento na fase aguda, recomenda-se o uso de uma das opções a seguir[9]:

- Heparina de baixo peso molecular (HBPM) SC em dose terapêutica: Enoxaparina 1 mg/kg de 12/12 horas.

- Heparina não fracionada (HNF) IV 80 U/kg em *bolus*, seguida de 18 U/kg/h em infusão contínua e com monitorização do TTPA, a cada 6 horas, para reajustes de dose, mantendo o RTTPA entre 1,5 e 2,5, ou dosagem da atividade antiXa para avaliar o nível terapêutico.
- Drogas antagonistas da vitamina K (AVK): a warfarina deve ser introduzida habitualmente na dose de 5 mg/dia, em conjunto com a heparina ou fondaparinux. O controle do RNI deve ser feito a cada 2 ou 3 dias e os ajustes necessários da dose para se manter o RNI entre 2 e 3 (alvo 2,5).
- Rivaroxaban VO 15 mg de 12/12 horas.
- Dabigatran VO 150 mg de 12/12 horas.

Observações

- O tratamento com HBPM ou HNF deve ser de no mínimo 5 dias.
- A anticoagulação oral com AVK deve se sobrepor ao uso de HBPM, HNF por no mínimo 4 a 5 dias, até que o RNI esteja em nível terapêutico (entre 2 e 3) por 2 dias consecutivos.
- O tratamento deve ser individualizado, de acordo com as comorbidades do paciente, biodisponibilidade, vias de administração e de excreção da droga, disponibilidade de exames que permitam a monitorização/controle do efeito terapêutico e de antídoto nos casos em que haja a necessidade de reversão do efeito da droga.
- A monitorização do antiXa é indicada em pacientes que estejam em uso de HBPM ou HNF e apresentem condições clínicas capazes de influenciar o efeito/biodisponibilidade do medicamento, como obesidade, insuficiência renal, gestação, baixo peso, idade avançada, entre outras.
- Para pacientes em uso de anticoagulantes orais diretos, a monitorização laboratorial não é recomendada, em função do perfil de eficácia e segurança destas drogas (poucas interações alimentares e medicamentosas); contudo em algumas situações específicas como avaliação de aderência à medicação, suspensão pré-procedimentos invasivos, recorrência trombótica na vigência do uso da droga e episódios de sangramentos a monitorização pode ser realizada.

Caso clínico

Homem, 27 anos, apresentou edema e dor no membro inferior esquerdo há uma semana da admissão. Após um dia do início dos sintomas, a dor se intensificou e passou a apresentar também dispneia, escarro hemoptoico e dor torácica. Ao ser admitido no PS, foi submetido à determinação do D-dímero, cujo valor foi 1.500 ng/mL (ref.: 15 a 147 ng/mL), e, como seu valor se encontrava elevado, foi submetido à angiotomografia pulmonar, que revelou falha de enchimento em ramos da artéria pulmonar esquerda e área de infarto em base de pulmão esquerdo, e ultrassonografia de membros inferiores com *Doppler* venoso, que mostrou sinais de trombose aguda em veia poplítea esquerda com extensão para a veia femoral comum esquerda.

Internação hospitalar;
Enoxaparina 1 mg/kg de 12/12 horas;
Warfarina sódica 5 mg/dia; INR entre 2,0 e 3,0;
Monitorização do INR a cada 2 dias para decidir ajuste da dose.

Referências bibliográficas

1. Naess IA, Christiansen SC, Romundstad P. Incidence and mortality of venous thrombosis: a population-based study. Journal of Thrombosis and Haemostasis 2007;5:692-699.
2. Oger E. Incidence of venous thromboembolism: a community-based study in Western France. Thrombosis and Haemostasis 2000;83:657-660.
3. Silverstein MD, Heit JA, Mohr DN, Petterson TM, O'Fallon WM, Melton LJ 3rd. Trends in the incidence of deep vein thrombosis and pulmonary embolism: a 25 year population-based study. Archives of Internal Medicine 1998;158:585-593.
4. Rosendaal FR & Reitsma PH. Genetics of venous thrombosis. Journal of Thrombosis and Haemostasis. 7(Suppl. 1):301-304.
5. Cushman M. Epidemiology and risk factors for venous thrombosis. Seminars in Hematology 2007;44:62-69.
6. Key N, Makris M, O'Shaughnessy D, Lillicrap D. Practical hemostasis and thrombosis. 2. ed. Wiley-Blackwell; 2009.
7. Rodgers G, Young Neal. The bethesda handbook of clinical hematology. 2. ed. Wolters Kluwer Lippincott Williams & Wilkins; 2010.
8. Bates SM, Jaeschke R, Stevens SM, Goodacre S, Wells PS, Stevenson MD, Kearon C, Schunemann HJ, Crowther M, Pauker SG, Makdissi R, Guyatt GH. Diagnosis of DVT. Antithrombotic Therapy and Prevention of Thrombosis, 9th ed: American College of Chest Physicians Evidence-Based Clinical Practice Guidelines Chest 2012;141(Suppl:e)351S-e418S.
9. Kearon C, Akl EA, Comerota AJ et al. Antithrombotic therapy for VTE disease: antithrombotic therapy and prevention of thrombosis, 9th ed: American College of Chest Physicians Evidence-Based Clinical Practice Guidelines. Chest. 2012;141(Suppl:e)419S-e494S.

Capítulo 9

Síndromes hemorrágicas

Christiane Pereira Gouvea ○ Rodrigo Vaez

Conceito

Condições que levam o indivíduo a manifestar sangramentos excessivos de forma espontânea ou aos mínimos traumas.

Etiologia

- **Congênitas:** deficiências isoladas dos fatores XIII, XI (hemofilia C), IX (hemofilia B), VIII (hemofilia A), Von Willebrand (doença de von Willebrand), VII, V, X, II, fibrinogênio, deficiências combinadas dos fatores V e VIII (mais comum), desordens plaquetárias, deficiência de alfa-2 antiplasmina e PAI-1[1].
- **Adquiridas:** inibidores adquiridos dos fatores de coagulação: FVIII, FVW, FXI, FIX, FV, FX (mais comumente associada à amiloidose), deficiência de vitamina K, CIVD, insuficiência hepática, insuficiência renal (uremia), uso de anticoagulantes, transfusão maciça e hiperfibrinólise[1].

Manifestações clínicas

Sangramentos musculares e/ou articulares são mais sugestivos de deficiências de fatores de coagulação, enquanto os sangramentos cutaneomucosos são mais sugestivos de distúrbios da hemostasia primária (interação vaso-plaqueta)[1,2].

Características das deficiências congênitas dos fatores de coagulação:

- A deficiência do FXI é uma doença autossômica recessiva que se manifesta com maior frequência nos judeus Ashkenazi e cursa com hemorragias leves, em geral após procedimentos invasivos.
- As deficiências dos fatores VIII e IX levam ao diagnóstico das hemofilias A e B, respectivamente, doenças de herança recessiva ligada ao X. Podem ser classificadas como leve, moderada ou grave, de acordo com os níveis do fator deficiente.
- A doença de von Willebrand (DVW) é a coagulopatia hereditária mais comum (1% da população). O FVW protege o FVIII da degradação plasmática precoce, o que justifica o achado de TTPA prolongado em alguns portadores da DVW. É classificada em tipos: 1 – deficiência quantitativa leve; 2 (A, B, N, M) – deficiência qualitativa; e 3 – deficiência quantitativa grave. O tratamento pode ser feito com desmopressina, em pacientes responsivos previamente testados, porém, em portadores dos subtipos 2 e 3, em geral, há necessidade de reposição do concentrado conjugado do FVW e FVIII.

Tabela 9.1: **Diagnóstico laboratorial dos tipos de Doença de von Willebrand.**

Teste/subtipos	Tipo 1	Tipo 2A	Tipo 2B	Tipo 2N	Tipo 2M	Tipo 3
Antígeno FVW	↓	↓	↓	N	↓	↓↓↓
Atividade cofatora de ristocetina	↓	↓↓	↓↓	N	↓↓	↓↓↓
Fator VIII	↓ ou N	↓ ou N	↓ ou N	5 a 30 UI/dL	↓ ou N	0,05 a 0,1 UI/dL
Ensaio de ligação ao colágeno	↓	↓	↓	N	↓ ou N	↓↓↓
RIPA	N	↓	↑	N	↓	↓↓↓
Multímeros	N	Ausência dos MAPM	Ausência dos MAPM	N	N	↓↓↓

Legenda: N: normal; MAPM: multímeros de alto peso molecular.

Fonte: Adaptada de Ministério da Saúde, 2006.

As deficiências dos fatores V, X e II são doenças muito raras e transmitidas de maneira autossômica recessiva. A deficiência do FV causa sangramentos leves, mesmo quando os níveis do fator se encontram inferiores a 1%. A deficiência do FX pode levar a hemorragias leves, moderadas ou graves. A deficiência da protrombina é extremamente rara e com quadro clínico heterogêneo.

Mutações no gene do fibrinogênio podem causar afibrinogenemia (ausência do fibrinogênio), que normalmente cursa com hemorragias graves ou disfibrinogenemia, que pode se manifestar com fenômenos hemorrágicos leves ou tromboses venosas e arteriais.

Inibidores adquiridos dos fatores de coagulação

Pacientes sem antecedentes hemorrágicos podem desenvolver anticorpos contra os fatores de coagulação (inibidor do FVIII é o mais comum). Trata-se de uma doença rara e que pode estar associada a doenças linfoproliferativas, neoplasias e autoimunes.

Diagnóstico

Aspectos essenciais ao diagnóstico das síndromes hemorrágicas:

- Sangramentos musculares e/ou articulares;
- Petéquias;
- Equimoses;
- Hematomas;
- Sangramentos digestivos, geniturinários, SNC.

Baseia-se na anamnese, exame físico e em testes laboratoriais (Quadro 9.1). A história do paciente é fundamental, atentando-se para a presença de sangramentos na infância, incluindo coto umbilical, circuncisão, procedimentos dentários, entre outros. É importante ressaltar se os sangramentos são espontâneos ou provocados e com que frequência ocorrem. Os antecedentes familiares de sangramento, muitas vezes com necessidade transfusional, sugerem a possibilidade de coagulopatia hereditária. Outro aspecto a ser investigado é o uso de medicamentos e suplementos alimentares que possam aumentar o risco de sangramento. No exame físico, devem ser pesquisados petéquias, equimoses, hematomas e teleangiectasias ao redor dos lábios e pontas dos dedos, o que poderá sinalizar para a presença de teleangiectasia hemorrágica hereditária. Na suspeita de deficiência congênita, devem-se dosar os fatores para identificar o fator deficiente[3].

Exames laboratoriais complementares de síndromes hemorrágicas

- TP (tempo de protrombina);
- TTPA (tempo de tromboplastina parcialmente ativado);
- TT (tempo de trombina);
- Testes de mistura;
- Tempo de sangramento;
- Analisador da função plaquetária (PFA-100);
- Teste de agregação plaquetária;
- Avaliação viscoelástica do coágulo (tromboelastometria/tromboelastografia).

Quadro 9.1: **Diagnóstico laboratorial das coagulopatias.**

Teste laboratorial	Causas de resultado alterado
TP (tempo de protrombina)	Seu prolongamento ocorre na deficiência do fator VII; CIVD; hepatopatias; deficiência de vitamina K; uso de warfarina.
TTPA (tempo de tromboplastina parcialmente ativado)	Seu prolongamento ocorre na deficiência/inibidor dos fatores: VIII, IX, XI, XII, pré-calicreína e cininogênio de alto peso molecular; anticoagulante lúpico; amostra com heparina; DVW (variável).
TP e TTPA	O prolongamento de ambos ocorre na deficiência de fatores da via comum: II, V, X e fibrinogênio; hepatopatias; deficiência de vitamina K; uso de warfarina; CIVD.
TT (tempo de trombina)	Prolonga-se na presença de hirudina, heparina e em pacientes com baixos níveis de fibrinogênio.
Testes de mistura	Usados para avaliar prolongamentos do TTPA, TP ou TT, diferenciando entre a presença de inibidores ou deficiência de fatores de coagulação.
Tempo de sangramento	Avalia a hemostasia primária (função plaquetária). Pode se prolongar nos distúrbios quantitativos ou qualitativos das plaquetas, DVW e alterações da contratilidade vascular.
Analisador da função plaquetária (PFA-100)	Avalia a hemostasia primária.

(Continua)

(*Continuação*)
Quadro 9.1: Diagnóstico laboratorial das coagulopatias.

Teste laboratorial	Causas de resultado alterado
Teste de agregação plaquetária	O plasma rico em plaquetas é submetido a diversos agonistas: colágeno, adrenalina, ácido araquidônico, ADP e ristocetina. O traçado emitido pelo equipamento reflete a porcentagem de agregação.
Tromboelastografia/ tromboelastometria	Avalia a formação e dissolução do coágulo em sangue total em relação às suas características cinéticas e estruturais. Ao sangue do paciente podem ser adicionados ativadores específicos das vias intrínseca, extrínseca, heparinase, aprotinina, que aceleram a reação e auxiliam no diagnóstico da etiologia do sangramento.

Tratamento

Coagulopatias adquiridas

O tratamento deverá ser guiado pelo quadro clínico, testes laboratoriais e necessidade de se garantir uma hemostasia adequada caso o paciente necessite de procedimento invasivo[2,3].

Deficiência de vitamina K: a reposição poderá ser feita via oral ou parenteral (nos casos associados à colestase), na dose de 10 mg/dia.

CIVD: tratamento da doença de base; transfusão de concentrado de plaquetas (1 unidade a cada 10 kg de peso); reposição dos fatores de coagulação: plasma fresco congelado (PFC) de acordo com a tolerância ao volume do paciente (em torno de 20 mL/kg/dia) e crioprecipitado (1 unidade a cada 10 kg de peso) nos casos em que o fibrinogênio está abaixo de 1,0 g/L. O concentrado de proteína C ativada pode ser utilizado em pacientes com sepse grave mesmo antes da CIVD instalada. O uso da heparina é controverso, podendo ser útil naqueles pacientes com tendência à trombose. Antifibrinolíticos devem ser evitados e usados apenas quando o paciente permanece com sangramento após todas as outras medidas já terem sido instituídas.

Insuficiência hepática: reposição de vitamina K (10 mg/dia); reposição dos fatores de coagulação com PFC (em torno de 20 mL/kg/dia), concentrado do complexo protrombínico (CCP) e fator VII ativado recombinante (rFVIIa) devem ser usados com cautela devido ao risco de complicações tromboembólicas; transfusão de concentrado de plaquetas (1 unidade a cada 10 kg de peso).

Insuficiência renal – uremia: tratamento da doença de base/diálise, manter Hb > 10 g/dL.

Uso de anticoagulantes: suspensão da droga, administração de antídoto (vitamina K, PFC, CCP no caso das drogas antivitamina K; protamina no caso de superdosagem com heparina não fracionada).

Transfusão maciça: transfusão de concentrado de plaquetas (1 unidade a cada 10 kg de peso) e, se manutenção do sangramento, transfundir PFC (em torno de 20 mL/kg/dia).

Inibidores adquiridos dos fatores de coagulação: imunossupressão; geralmente inicia-se com prednisona 1 mg/kg/dia. O concentrado do complexo protrombínico ativado (CCPA) ou rFVIIa podem ser associados às drogas imunossupressoras nos casos de sangramentos graves.

Coagulopatias hereditárias (Quadro 9.2)

Quadro 9.2: **Terapia de reposição para as coagulopatias hereditárias.**

Fator deficiente	Reposição
Fibrinogênio	Crioprecipitado ou concentrado de fibrinogênio
II	Plasma ou CCP
V	Plasma
VII	Plasma ou CCP
VIII	Concentrado de FVIII
IX	Concentrado de FIX
X	Plasma ou CCP
XI	Plasma
XIII	Crioprecipitado ou concentrado de FXIII

Caso clínico

Mulher, 38 anos, apresentou sangramento excessivo após exodontia com necessidade de reabordagem e transfusão de concentrado de hemácias. Após sete dias do procedimento, evolui com hematoma espontâneo em antebraço esquerdo. Negava uso de qualquer tipo de medicamento. Paciente já submetida previamente a três exodontias e duas cirurgias sem intercorrências. Sem casos semelhantes na família.

Realizado ultrassom que confirmou hematoma muscular em antebraço. Os exames laboratoriais mostraram: INR normal (1,10); RTTPA prolongado (2,15) com correção parcial após o teste da mistura (1,45) e dosagem do FVIII diminuída (2%).
Internação hospitalar;
Prednisona 1 mg/kg/dia VO;
Monitorização clínica e laboratorial.

Referências bibliográficas

1. Key N, Makris M, O'Shaughnessy D, Lillicrap D. Practical hemostasis and thrombosis 2. ed. Wiley-Blackwell; 2009.
2. Rodgers G, Neal Y. The bethesda handbook of clinical hematology. 2. ed. Wolters Kluwer Lippincott Williams & Wilkins; 2010.
3. Prado FC, Ramos OL, Valle JR. Coagulopatias adquiridas. In: Lourenço DM, Morelli VM. Atualização Terapêutica 2012-2013. 24. ed. São Paulo: Artes Médicas; 2012. p. 716-18.
4. Ministério da Saúde. Manual de diagnóstico e tratamento da doença de von Willebrand. Secretaria de Atenção à Saúde. Departamento de Atenção Especializada; 2006.

Capítulo 10

Anemias microangiopáticas

Christiane Pereira Gouvea ❍ Rodrigo Vaez

Conceito

São doenças caracterizadas pela anemia hemolítica microangiopática e formação de trombos ricos em plaquetas na microcirculação. A formação indiscriminada dos trombos consome as plaquetas e resulta em plaquetopenia. Já a anemia resulta da hemólise intravascular e do sangramento predominantemente cutaneomucoso[1,2]. Englobam principalmente a Púrpura Trombocitopênica Trombótica (PTT) e a Síndrome Hemolítico-Urêmica (SHU).

Etiologia

- **PTT congênita (Upshaw-Schulman):** pacientes têm diminuição congênita da ADAMTS-13, enzima que cliva os grandes multímeros do Fator de von Willebrand (FVW) em fragmentos de menor peso molecular, mesmo fora dos períodos de crise microangiopática aguda. Os grandes multímeros do FVW têm maior afinidade de ligação às plaquetas, e a sua permanência na circulação desencadeia a agregação plaquetária, formação de trombos na microcirculação e isquemia de múltiplos órgãos[3-5].
- **PTT adquirida:** resulta da formação de anticorpos contra ADAMTS-13, diminuindo seus níveis e/ou atividade enzimática, perpetuando a presença dos grandes multímeros do FVW no plasma e agregação plaquetária excessiva[3]. Pode se associar a outras doenças autoimunes ou manifestar-se de forma idiopática.

- **SHU endêmica:** a toxina Shiga proveniente da bactéria *E. coli* tipo O157:H7 é capaz de promover agregação plaquetária, induzindo dano endotelial e isquemia de múltiplos órgãos[1,2].
- **SHU atípica:** não associada à infecção pela *E. coli*, corresponde a 5 a 10% dos casos de SHU. Ocorre em qualquer faixa etária, de forma esporádica ou familiar e é desencadeada pela ativação do sistema complemento por meio da via alternativa, manifesta-se clinicamente de forma semelhante às demais condições (PTT e SHU endêmica), contudo a resposta à plasmaférese é precária, com mortalidade em torno de 25%[6,7].
- **Drogas e outras condições:** alguns medicamentos (Quadro 10.1) e condições como câncer, HIV e transplante de medula óssea parecem induzir anemia microangiopática em decorrência do dano à célula endotelial e estímulo à agregação plaquetária[1,2].

Manifestações clínicas

- Anemia hemolítica;
- Alterações neurológicas (mais comuns na PTT);
- Insuficiência renal (mais comum na SHU);
- Trombocitopenia;
- Febre.

As manifestações acima descritas caracterizam a pêntade clássica do diagnóstico da PTT, embora não seja obrigatória a presença de todos os sintomas de forma concomitante.

Sangramento cutaneomucoso

Quadro 10.1: Etiologias possíveis para as microangiopatias trombóticas.

Púrpura trombocitopênica trombótica (PTT)
• Familiar (deficiência congênita de ADAMTS-13) • Adquirida: idiopática
Síndrome hemolítico-urêmica (SHU)
• Familiar: atípica • Adquirida: endêmica; atípica

(*Continua*)

(*Continuação*)
Quadro 10.1: Etiologias possíveis para as microangiopatias trombóticas.

Microangiopatias trombóticas secundárias
• Neoplasias • Hipertensão maligna • Transplante de medula óssea ou órgãos sólidos
Drogas
• Ciclosporina • Quinino • Ticlopidina • Clopidogrel • Mitomicina C • Bleomicina
Relacionadas à gestação
• Pré-eclâmpsia • Síndrome HELLP
Relacionadas às colagenoses
• Lúpus eritematoso sistêmico (LES) • Síndrome do anticorpo antifosfolípide (SAF)

Fonte: Key; Macris et al., 2009; Rodgers, 2010; George, 2010.

Diagnóstico

Aspectos essenciais ao diagnóstico das anemias microangiopáticas:

- Anemia hemolítica;
- Alterações neurológicas (mais comuns na PTT);
- Insuficiência renal (mais comum na SHU);
- Trombocitopenia;
- Febre;
- Sangramento cutaneomucoso.

No aspecto clínico, estando obrigatoriamente presente a anemia hemolítica microangiopática caracterizada por DHL elevado, aumento da bilirrubina indireta, redução da haptoglobina, reticulocitose, Coombs direto negativo e três ou mais esquizócitos por campo de análise microscópica[2].

A dosagem da ADAMTS-13 ainda não está amplamente disponível pelo seu alto custo e trata-se de um exame que demanda entre 2 e 3 dias para a sua execução, portanto, o tratamento deve ser iniciado com base nos achados clínicos e laboratoriais. Uma vez obtido o resultado da dosagem da ADAMTS-13, valores inferiores a 10% são altamente sugestivos de PTT, valores diminuídos superiores a 10% ou mesmo normais denotam SHU ou outra microangiopatia secundária.

Exames laboratoriais complementares de anemias microangiopáticas

- DHL elevado;
- Aumento da bilirrubina indireta;
- Redução da haptoglobina;
- Reticulocitose;
- Coombs D negativo;
- Três ou mais esquizócitos por campo de análise microscópica.

Tratamento

Plasmaférese: deve ser iniciada o mais precoce possível e mantida uma vez ao dia até que o DHL e as plaquetas retornem aos valores normais e se mantenham estáveis por dois a três dias. A falência na resposta à plasmaférese pode indicar a necessidade de aumentar a sua frequência para duas vezes ao dia[1-3].

Transfusão de plaquetas: normalmente é contraindicada, exceto em casos de sangramentos graves com risco de vida. Nestes casos, a infusão deve ser feita após a plasmaférese[1-3].

Transfusão de concentrado de hemácias: pode ser feita de acordo com o grau da anemia e do sangramento[1-3].

Plasma fresco congelado: pode ser usado como tratamento inicial até que a plasmaférese esteja disponível[1-3].

Casos refratários podem necessitar de imunossupressores, como corticosteroides, vincristina, ciclofosfamida, ciclosporina e rituximab[1-3].

Pacientes com SHU atípica podem permanecer dependentes da plasmaférese e, nessas circunstâncias, a outra opção terapêutica é o uso do anticorpo monoclonal eculizumab, que se liga à fração C5 do complemento e impede a ativação pela via alternativa[6,7].

Caso clínico

Mulher, 33 anos, gestante de 26 semanas, comparece ao PS com petéquias em MMII e cefaleia de forte intensidade. Exames laboratoriais revelam Hb: 9,0 g/dL, Leuco:

8.000 (diferencial normal), Plq: 15.000 10^9/L, DHL: 3.000 Cr: 2,3 Ur: 134. Após um dia da internação, passou a apresentar febre (38,5 °C) e confusão mental.
Plasmaférese diária;
Monitorização diária do hemograma, função renal e DHL;
Contagem de esquizócitos a cada dois ou três dias.

Referências bibliográficas

1. Key N, Makris M, O'Shaughnessy D, Lillicrap D. Practical hemostasis and thrombosis. 2. ed. Wiley-Blackwell; 2009.
2. Rodgers G, Neal Y. The bethesda handbook of clinical hematology. 2. ed. Wolters Kluwer Lippincott Williams & Wilkins; 2010.
3. George JN. How I treat patients with thrombotic thrombocytopenic purpura: 2010. Blood 2010;116:4060.
4. Moake JL, Rudy CK, Troll JH, Weinstein MJ, Colannino NM, Azocar J, Seder RH, Hong SL, Deykin D. Unusually large plasma factor VIII. Von Willebrand factor multimers in chronic relapsing thrombotic thrombocytopenic purpura. New England Journal of Medicine 1982;307:1432-1435.
5. Moake JL. Von Willebrand Factor, ADAMTS-13, and thrombotic thrombocytopenic purpura. Seminars in Hematology 2004;41:4-14.
6. Kavanagh D, Goodship TH, Richards A. Atypical haemolytic uraemic syndrome. Br Med Bull 2006;77-78:5-22.
7. Pickering MC, de Jorge EG, Martinez-Barricarte R, Recalde S, Garcia-Layana A, Rose KL, et al. Spontaneous hemolytic uremic syndrome triggered by complement factor H lacking surface recognition domains. J Exp Med 2007;204:1249-56.

Capítulo 11

Trombofilias

Christiane Pereira Gouvea ❍ Rodrigo Vaez

Conceito

Caracterizam um estado de hipercoagulabilidade sanguínea com tendência à trombose[1].

Etiologia

As causas podem ser adquiridas, hereditárias, transitórias ou mistas[1,2] (*vide* Capítulo 8 – *Trombose venosa profunda e embolia pulmonar* – Quadro 8.1).

Manifestações clínicas

A manifestação clínica mais comum é a trombose venosa profunda de membros inferiores com ou sem embolia pulmonar. A circulação arterial e outros sítios venosos também podem ser acometidos: veias abdominais e de membros superiores; veias cerebrais e/ou seios durais – trombose venosa cerebral[1,2].

Diagnóstico

Aspectos sugestivos do diagnóstico das trombofilias:

- Indivíduos jovens com trombose.
- Trombose sem fator desencadeante identificável.
- Trombose em sítios não usuais: trombose venosa cerebral, trombose em vasos abdominais.

- Trombose de repetição.
- História familiar positiva para tromboembolismo venoso.

Antes de pesquisar causas genéticas de trombofilia, é essencial investigar e valorizar a história clínica do paciente, assim como sua história familiar. Ressalta-se que a investigação das trombofilias genéticas não deve ser feita na fase aguda do evento trombótico. Os níveis de PC e PS podem sofrer alteração devido ao uso de medicamentos antivitamina K, e o uso de heparina pode diminuir os níveis de AT. A avaliação do FVL e da FII é baseada em métodos moleculares, podendo ser realizada em qualquer momento[3,4].

Exames laboratoriais complementares de trombofilias

- Investigar e valorizar a história clínica do paciente, assim como sua história familiar.
- Proteína C.
- Proteína S.
- Antitrombina.
- Mutação no gene da protrombina (FII).
- Mutação no fator V (fator V de Leiden – FVL).

Tratamento

Trata-se como qualquer outra trombose venosa (*vide* Capítulo 8). A duração da anticoagulação deverá ser individualizada e depende da gravidade da trombose e dos fatores de risco clínicos para recorrência. A presença de uma trombofilia genética, por si só, não justifica o prolongamento do tempo de anticoagulação[5].

Caso clínico

Homem, 22 anos apresentou EP espontânea. Em sua história pessoal, negava doenças associadas, porém, em relação aos antecedentes familiares, seu pai apresentou tromboflebite espontânea aos 50 anos, seu avô é usuário de warfarina por EP pregressa aos 62 anos, seu tio paterno faleceu em decorrência de EP maciça, e seu primo por parte de pai apresentou TVP recente após viagem com duração superior a 12 horas e atualmente em uso de warfarina.

Anticoagulação oral por tempo indeterminado.

Pesquisa de trombofilias hereditárias pode ser realizada em seu pai, que se encontra sem anticoagulação, contudo, diante dos antecedentes familiares, o diagnóstico de trombofilia hereditária torna-se plausível, ainda que tal investigação seja negativa. Profilaxia de seu pai em situações de risco trombótico com HBPM (enoxaparina 1 mg/kg/dia).

Referências bibliográficas

1. Key N, Makris M, O'Shaughnessy D, Lillicrap D. Practical hemostasis and thrombosis. 2. ed. Wiley-Blackwell; 2009.
2. Rodgers G, Neal Y. The bethesda handbook of clinical hematology. 2. ed. Wolters Kluwer Lippincott Williams & Wilkins; 2010.
3. Lijfering WM, Brouwer JLP, Veeger NJGM. Selective testing for thrombophilia in patients with first venous thrombosis: results from a retrospective family cohort study on absolute thrombotic risk for currently known thrombophilic defects in 2479 relatives. Blood. 2009;113(21):5314-5322.
4. Crowther MA, Kelton JG. Congenital thrombophilic states associated with venous thrombosis: a qualitative overview and proposed classification system. Ann Intern Med. 2003;138(2):128-134.
5. Prado FC, Ramos OL, Valle JR. Trombose. In: Lourenço DM, Morelli VM. Atualização terapêutica 2012-2013. 24. ed. São Paulo: Artes Médicas; 2012. p. 820-26.

Capítulo 12

Anticoagulantes orais

Christiane Pereira Gouvea ○ Rodrigo Vaez

Conceito

Medicamentos que atuam na inibição da ativação dos fatores de coagulação, reduzindo sua ação e, consequentemente, prevenindo a formação de trombos. Seu uso é indicado em pacientes que necessitam de tratamento ou prevenção dos eventos trombóticos.

Antagonistas da vitamina K

Mecanismo de ação

Bloqueiam o ciclo da vitamina K no hepatócito por meio de sua ação na subunidade 1 do complexo vitamina K 2,3 epóxido redutase (VKORC 1). A vitamina K atua como um substrato para a carboxilação das proteínas da coagulação II, VII, IX, X, Proteína C e Proteína S, denominadas dependentes de vitamina K, e, ao inibir o VKOR, leva a um estado de hipocoagulabilidade.

Após a administração oral, a biodisponibilidade destas drogas é praticamente completa. São metabolizadas via citocromo P450, e os metabólitos inativos excretados pela bile e urina.

A meia-vida dos medicamentos antagonistas da vitamina K é extremamente variável, 8 horas para o acenocumarol, 40 horas para a warfarina e 60 horas para a femprocumona. O tempo necessário para atingir a anticoagulação com estas medicações depende, entretanto, da hipocarboxilação dos fatores dependentes da vitamina K e de suas meias-vidas, o que dura entre 5 e 6 dias, assim como os ajustes de dose devem ser observados por cerca de 5 a 6 dias para que níveis estáveis da anticoagulação sejam obtidos.

Indicações

Anticoagulação crônica de indivíduos com eventos trombóticos venosos e/ou arteriais, na prevenção da recorrência ou extensão do trombo e na prevenção do acidente vascular cerebral em portadores de fibrilação atrial.

Contraindicações

Dificuldade de adesão ao tratamento por indisposição ou incapacidade de compreensão, pacientes com históricos de superdosagens, risco de hemorragia (hemofilia, feridas ulcerativas abertas, aneurisma aórtico, gastrointestinal: úlceras, processos inflamatórios mucosos erosivos, malformações arteriovenosas, tumores; sistema nervoso central: acidentes vasculares cerebrais hemorrágicos, aneurismas, tumores; primeiras 24 horas antes ou após cirurgia ou parto), doenças hepáticas ou renais graves, hipertensão arterial grave não controlada, endocardite bacteriana, gravidez, ameaça de aborto ou aborto incompleto, crianças.

Vantagens

A possibilidade de monitorização permite avaliar adesão, superdosagens em casos de sangramentos e a efetividade da reversão do efeito anticoagulante em situações de urgência.

São medicamentos passíveis de aumento e/ou redução de doses, de acordo com a necessidade do indivíduo.

Desvantagens

A janela terapêutica é estreita e há ampla variabilidade na dose-resposta entre indivíduos. Desta forma, torna-se imprescindível a monitorização do tempo de protrombina (PT/INR) e, consequentemente, de frequentes ajustes posológicos.

Outra limitação consiste no atraso do início e fim do efeito anticoagulante (particularmente para a prevenção de tromboembolismo venoso, em que a duração da terapia é relativamente curta). Há de se ressaltar ainda as interações com fármacos e alimentos (p. ex.: alimentos ricos em vitamina K).

Entre os fármacos que potencializam o efeito da warfarina, destacam-se: etilestrenol, metandrostenolona, amiodarona, amitriptilina/nortriptilina, azapropazona, aztreonam, bezafibrato, cefamandol, cloranfenicol, hidrato de coral, cimetidina, ciprofloxacino, clofibrato, cotrimoxazol, danazol, dextropropoxifeno, dextrotiroxina, dipiridamol, eritromicina, neomicina, feprazona, fluconazol, glucagon, metronidazol, miconazol, oxifenilbutazona, fenformina, fenilbutazona, feniramidol, quinidina, salicilatos, tolbutamida, sulfonamidas (p. ex.: sulfafenazol, sulfinpirazona), tamoxifeno, triclofos, diflunisal, flurbiprofeno, indometacina, ácido mefenâmico, piroxicam, sulindaco e, possivelmente, outros analgésicos anti-inflamatórios, cetoconazol, ácido nalidíxico, norfloxacino, tetraciclinas e outros antibióticos de largo espectro, alopurinol, dissulfiram, metilfenidato, paracetamol, drogas para tratamento de disfunções da tireoide e qualquer droga potencialmente hepatotóxica. Vale ressaltar que a atividade anticoagulante pode também ser aumentada com grandes quantidades ou ingestão crônica de álcool, particularmente em pacientes com insuficiência hepática.

Tanto a potencialização quanto a inibição do efeito anticoagulante têm sido relatadas com fenitoína, ACTH e corticosteroides. A colestiramina e o sucralfato acarretam insuficiência da absorção e diminuição da atividade da warfarina.

A atividade anticoagulante da warfarina pode ser inibida por drogas como: aminoglutetimida, barbiturato, carbamazepina, etclorvinol, glutetimida, griseofulvina, dicloralfenazona, primidona, rifampicina e contraceptivos orais.

Quadro 12.1: Alimentos ricos em vitamina K.

• Salsinha • *Natto* (alimento japonês à base de soja fermentada) • Acelga • Couve • Mostarda • Folhas de beterraba • Espinafre • Couve-galega • *Foie gras* (fígado de pato)	• Brócolis (cozidos) • Couve-de-bruxelas • Repolho • Bife de fígado • Queijos duros • Costeleta de porco • Pinhão • Frango • Ameixa seca • Óleo de soja

Monitorização

O índice normatizado internacional (INR), derivado do tempo de protrombina (TP), reflete o estado de hipocoagulabilidade global, pois é sensível às reduções dos fatores II, V, VII, X e fibrinogênio. O reagente destinado à determinação do INR contém tromboplastina, cuja origem pode ser derivada de coelho, placenta humana ou fator tecidual recombinante e, dessa forma, o INR foi desenvolvido para uniformizar a monitorização do TP entre os laboratórios.

Anticoagulantes orais diretos

Mecanismos de ação

Inibem seletivamente e de forma reversível o fator IIa (dabigatrana) ou o fator Xa (rivaroxabana, apixabana e edoxabana). Estes medicamentos tornaram-se uma alternativa atrativa à terapêutica convencional devido à sua administração oral em doses fixas, sem interações alimentares e ausência de necessidade de monitorização. Ensaios clínicos randomizados demonstraram a não inferioridade destes medicamentos no perfil de eficácia comparativamente aos antagonistas da vitamina K com a vantagem de apresentarem uma segurança superior. Apesar de nem todos os doentes se beneficiarem desta terapêutica – ressaltando-se aqui os portadores da síndrome do anticorpo antifosfolípide, que, em estudo recente, apresentaram maior risco de eventos trombóticos arteriais quando em uso dos anticoagulantes orais diretos –, esses medicamentos tornaram o tratamento anticoagulante mais prático e seguro.

Indicações

Tromboprofilaxia após cirurgias ortopédicas de grande porte, tratamento do tromboembolismo venoso e prevenção do acidente vascular cerebral em pacientes com fibrilação atrial.

Contraindicações

Portadores de insuficiência renal crônica, gestantes, crianças, lactantes e pacientes com a síndrome do anticorpo antifosfolípide.

Vantagens

Estes fármacos, sem efeitos diretos na agregação plaquetária e em outras serino proteases, são administrados por via oral sem necessidade de monitorização, poucas interações medicamentosas e ausência de interações alimentares. Estas vantagens em face dos fármacos convencionais estão associadas a uma maior conveniência terapêutica e uma maior proximidade com as características de um anticoagulante oral ideal.

Desvantagens

Custo elevado, meia-vida curta (rápido declínio do efeito antitrombótico caso uma das doses seja esquecida), antídoto com custo igualmente elevado e pouco disponível.

Monitorização

Embora a monitorização não seja necessária, situações como sangramentos, recorrência trombótica antes de intervenções cirúrgicas e administração de trombolíticos e obesidade demandam a execução de testes laboratoriais para avaliação do efeito anticoagulante.

Quadro 12.2: Testes de coagulação em pacientes em uso de anticoagulantes orais diretos.

Teste laboratorial	Inibidores do fator II	Inibidores do fator X
TTPA (tempo de tromboplastina parcialmente ativado)	Quando normal, exclui superdosagem.	Rivaroxaban e edoxabana prolongam. Apixaban pode não prolongar.
TT (tempo de trombina)	Quando normal exclui a presença da dabigatrana.	Não se aplica.
dTT (tempo de trombina diluído)	Monitoriza a dose. Correlação linear com concentração da dabigatrana.	Não se aplica.
ECT (tempo de ecarin)	Monitoriza a dose. Correlação com atividade da dabigatrana.	Não se aplica.
AntiXa (atividade inibitória no fator X ativado)	Não se aplica.	Monitoriza a dose. Correlação com atividade do medicamento.

Referências bibliográficas

1. Cushman, M. Treating Acute Venous Thromboembolism: Shift with Care. N. Engl. J. Med. 2013:8-10.
2. Burgazli KM, Atmaca N, Mericliler M et al. Deep vein thrombosis and novel oral anticoagulants: a clinical review. Eur. Rev. Med. Pharmacol. Sci. 2013;17:3123-3131.
3. Garcia D, Erkan D. Diagnosis and management of the antiphospholipid syndrome. N Engl J Med. 2018;378:2010-21.
4. Stafford DW. The vitamin K cycle. J. Thromb Haemost. 2005;3:1873-8.

Parte 4

Hemoterapia

Capítulo 13

Suporte transfusional

Patrícia de Paulo Giacon Radtke ○ Solivanda Alves

Introdução

Toda transfusão de hemocomponente deve ser criteriosamente indicada, levando-se em consideração os aspectos clínicos do paciente e os laboratoriais. Isso porque, apesar de, atualmente, existirem várias técnicas e regulamentações visando à segurança desse procedimento, ainda há riscos imediatos ou tardios. Portanto, ao indicar uma transfusão, o médico deve avaliar os benefícios do procedimento transfusional, que devem se sobrepor aos riscos. Além disso, devemos sempre considerar estratégias ou medicamentos para tentar reduzir ou eliminar o uso de hemocomponentes em determinadas situações, avaliar com cautela a quantidade e o hemocomponente a ser utilizado.

As indicações básicas para transfusão são restaurar ou manter a capacidade de transporte de oxigênio, o volume sanguíneo e a hemostasia[1,3].

Os principais hemocomponentes podem ser obtidos a partir do processamento do sangue total doado ou coletado em equipamentos de aférese quando se obtém um hemocomponente específico. São eles: concentrado de hemácias, concentrado de plaquetas, plasma fresco congelado, crioprecipitado e concentrado de granulócitos.

Concentrado de hemácias (CH)

É obtido a partir da centrifugação de uma bolsa de sangue total e remoção do plasma rico em plaquetas ou por aférese (eritrocitaférese). Tem cerca de 270 mL (± 50 mL) de volume, mas o parâmetro de qualidade do produto é ter 45 g ou mais de hemoglobina por unidade, independentemente do volume. Deve ser conservado à temperatura de 4 °C (± 2 °C) e tem validade de 35 a 42 dias, dependendo da solução preservante, CPDA1 e SAG-M (solução aditiva), respectivamente. O hematócrito da bolsa varia de 65 a 80% com CPDA1, e de 50 a 70% com solução aditiva.

Dose

Cada unidade de CH eleva a Hb em 1 g/dL e o Ht em 3% no adulto, portanto, a dose deve ser individualizada de acordo com a situação clínica do paciente. O tempo de infusão não deve exceder quatro horas, sendo geralmente realizado em uma a duas horas. O ideal é transfundir uma unidade e reavaliar o paciente antes de nova transfusão. Não há gatilhos transfusionais fixos, ou seja, em anemias agudas e/ou pacientes com comprometimento cardiopulmonar, níveis mais altos de hemoglobina podem ser necessários, enquanto pacientes com anemia crônica ou com boa reserva cardiopulmonar toleram níveis mais baixos de hemoglobina.

Indicações

O objetivo da transfusão de CH é aumentar a capacidade de transporte de oxigênio aos tecidos[2,4]. Não existe um limite predeterminado de Hb para se indicar transfusão, sendo primordiais a associação com a causa e velocidade de instalação da anemia e o estado clínico do paciente. Geralmente, quando os níveis de Hb do paciente estão acima de 10 g/dL, a transfusão não é indicada. Ao contrário, quando esses níveis caem abaixo de 7 g/dL, esse procedimento normalmente é necessário. Quando os níveis de Hb se encontram entre 7 e 10 g/dL, devem-se levar em conta fatores de risco individuais, como idade, função cardiopulmonar, volume intravascular, além de sinais e sintomas de descompensação clínica, para se recomendar a transfusão.

Protocolos clássicos que recomendavam valores mínimos de hemoglobina 10 g/dL e hematócrito 30% para procedimentos cirúrgicos não encontram respaldo ou evidências científicas atualmente.

Transfusão de CH em hemorragia aguda[5]

- **Perda de até 15% da volemia: sem necessidade transfusional**, a não ser que previamente haja anemia, ou quando o paciente for incapaz de compensar a sua perda por doença cardíaca ou respiratória prévia.
- **Perda de 15 a 30% da volemia:** infundir cristaloides e coloides. A necessidade de transfundir hemácias **é pouco provável**, a não ser que o paciente tenha doença preexistente, diminuição da reserva cardiorrespiratória ou se a perda sanguínea for contínua.
- **Perda de 30 a 40% da volemia:** reposições rápidas com cristaloides e coloides. A transfusão de hemácias está **provavelmente indicada**.
- **Perda > 40% da volemia:** rápida reposição volêmica, **inclusive** com transfusão de hemácias.

Transfusão de CH em anemias crônicas

As anemias crônicas são mais bem toleradas pelos pacientes. A transfusão deve ser precedida de investigação da causa da anemia, e tratamentos de acordo com a causa devem ser instituídos, como reposição de sulfato ferroso, eritropoietina, vitamina B12, ácido fólico, entre outros.

Em pacientes com hemoglobinopatias hereditárias, com talassemias e anemias falciformes, a transfusão deve se basear em critérios clínicos, e não apenas no nível de hemoglobina.

Compatibilidade

Deve ser sempre compatível para os sistemas ABO, ou seja, os anticorpos presentes no plasma/soro do paciente não devem hemolisar as hemácias do doador contidas na bolsa do concentrado de hemácias (*vide* Figura 13.1).

Para o sistema Rh, devemos lembrar que, quando dizemos Rh positivo ou negativo, estamos nos referindo à presença ou ausência do antígeno D, que é o mais importante e imunogênico do sistema Rh. Preferencialmente, o concentrado de hemácias deve ter o Rh(D) igual ao do paciente, porém, como os estoques de Rh(D) negativos nem sempre são suficientes, há situações em que é possível transfundir Rh(D) positivo em Rh(D) negativo, sobretudo em pacientes do sexo masculino ou em pacientes de qualquer sexo com mais de 45 anos de idade.

Outros sistemas devem ser considerados se houver anticorpos clinicamente significativos. Pacientes com talassemias e anemia falciforme devem receber transfusões compatíveis também para Rh e Kell e, se possível, Duffy e Kidd.

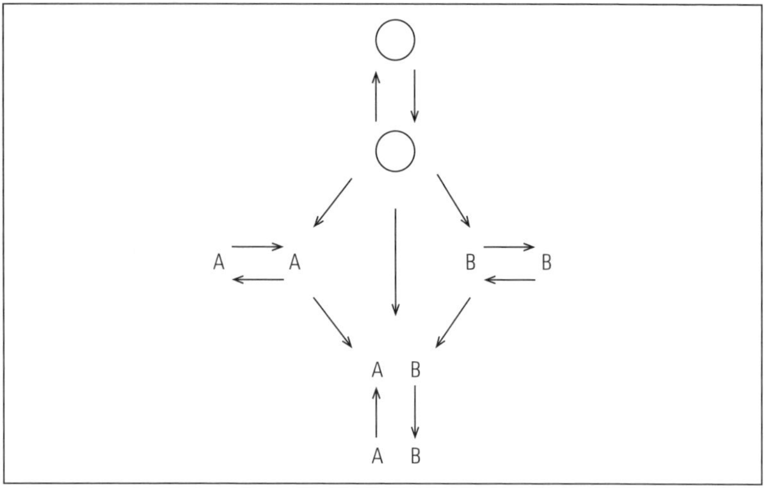

Figura 13.1: Compatibilidade ABO.

Procedimentos especiais

O Quadro 13.1 mostra os procedimentos especiais e suas indicações.

Quadro 13.1: Procedimentos especiais (modificações de CH).

CH	Indicações	Situações clínicas
Filtrado/ leucorreduzido	• Prevenção de RFNH • Redução de transmissão de CMV • Profilaxia de aloimunização leucocitária	• Pacientes com história de mais de 2 RFNH. • Candidato a transplante de órgão sólido ou medula óssea se doador e receptor negativos para CMV, transfusão intrauterina, gestantes com sorologia não reagente para CMV ou desconhecida, RN prematuro e/ ou de baixo peso, pacientes CMV negativos submetidos a quimioterapia ablativa. • Pacientes politransfundidos e com programação de regime de transfusão crônica: hemoglobinopatias, anemias hemolíticas hereditárias, anemia aplástica, leucemias.

(*Continua*)

(*Continuação*)
Quadro 13.1: Procedimentos especiais (modificações de CH).

CH	Indicações	Situações clínicas
Irradiado	• Prevenção de DECH-T	• Transfusão intrauterina. • RN de baixo peso (inferior a 1.200 g) e/ ou prematuros (inferior a 28 semanas). • Portadores de imunodeficiências congênitas graves. • Pacientes recebendo terapia imunossupressora, como pós-TMO, leucemias, linfomas e anemia aplástica. • Pacientes em uso de análogos de purina (fludarabina, cladribina etc.). • Transfusão de componentes HLA compatíveis; e • Quando o receptor for parente em primeiro grau do receptor.
Lavado	• Profilaxia de reações alérgicas • Pacientes com deficiência de IgA	• História prévia de reação alérgica grave ou anafilática.

Legenda: CH: concentrado de hemácias; RFNH: reação febril não hemolítica; CMV: citomegalovírus; RN: recém-nascido; DECH-T: doença do enxerto contra hospedeiro transfusional; TMO: transplante de medula óssea; HLA: antígeno leucocitário humano.

Concentrado de plaquetas (CP)

Há três formas de obtenção, sendo, no Brasil, os mais comuns os dois primeiros métodos.

Plaquetas randômicas

São obtidas a partir de uma unidade de sangue total, por centrifugação do plasma rico em plaquetas (PRP), e cada bolsa tem o equivalente a $5,5 \times 10^{10}$ plaquetas com volume de 40 a 70 mL de plasma. Devem ser armazenadas à temperatura de 22 ± 2 °C, sob agitação constante em equipamento apropriado, e têm validade de cinco dias. Contêm grande quantidade de leucócitos, cerca de 2×10^8/U, e, quando indicada a leucorredução, deverá ser realizada no ato da transfusão, com filtro beira-leito ou com filtro de bancada (*pool* de plaquetas filtradas). A dose utilizada é de 1 U a cada 10 kg de peso do receptor.

Plaquetas por aférese

São coletadas de doador único por equipamento apropriado e contêm cerca de 3×10^{11} plaquetas, com volume de 200 mL de plasma, equivalente a 6 a 8 U de plaquetas randômicas. Devem ser armazenadas em temperatura de 22 ± 2 °C, sob agitação constante, com validade de três a cinco dias. Têm a vantagem de já serem deleucotizadas, e a contagem de leucócitos deve ser menor do que 5×10^6. A dose utilizada é de 1 U de plaquetas por aférese para pacientes com mais de 55 kg.

Concentrado de plaquetas extraído da camada leucoplaquetária (*buffycoat*)

Obtido a partir de 4 a 5 U de sangue total, por meio de centrifugação e separação da camada leucoplaquetária. Contém cerca de $5,5 \times 10^{10}$ plaquetas para cada unidade de sangue total que integram o *pool* de 4 a 5 U, com volume aproximado de 200 a 250 mL. A temperatura e validade desse tipo de plaquetas são as mesmas das anteriores. A quantidade de leucócitos é de $0,5 \times 10^8$/U, e a dose utilizada é de 1 U de *pool* de plaquetas extraído da camada leucoplaquetária.

Indicações

A transfusão de plaquetas pode ser realizada de duas formas:

- **Terapêutica:** no tratamento de sangramento ativo em pacientes com trombocitopenia (contagem de plaquetas < 50.000/mm³, < 100.000/mm³ para sangramentos de SNC ou retinianos) ou defeito funcional de plaquetas (congênito ou adquirido), independentemente do número de plaquetas; e
- **Profilática:** para prevenção de sangramento espontâneo ou pré-procedimento invasivo (Tabela 13.1).

A principal indicação é por plaquetopenias secundárias à falência medular por doenças hematológicas, tratamentos por quimioterápicos ou radioterapia. Nas leucemias agudas e tumores sólidos, geralmente o gatilho transfusional é de 10.000/mm³ para pacientes estáveis, com exceção para leucemia promielocítica aguda, cujo alvo da contagem de plaquetas é de 30.000 a 50.000 mm³, e para condições clínicas que consomem plaquetas, como febre, infecção e se houver queda rápida de plaquetas, quando o gatilho sobe para 20.000/mm³.

Também pode ser utilizada em casos graves, como transfusão maciça, coagulação intravascular disseminada, bem como no intra e pós-operatório de cirurgia cardíaca quando ocorre sangramento.

São contraindicações para transfusão de plaquetas, exceto se houver sangramentos graves com risco à vida do paciente:

- Púrpura trombocitopênica idiopática imune (PTI);
- Púrpura trombocitopênica trombótica (PTT);
- Trombocitopenia induzida por heparina (HIT).

Tabela 13.1: Procedimentos cirúrgicos ou invasivos em pacientes plaquetopênicos.

Procedimento	Contagem plaquetária
Biópsia de medula óssea	• > $20.000/mm^3$
Cirurgias em geral	• > $50.000/mm^3$
Neurocirurgias ou cirurgias oftalmológicas	• > $100.000/mm^3$
Punção lombar	• > $20.000/mm^3$ (para pacientes com neoplasias hematológicas) • > 40.000 a $50.000/mm^3$ (em outras situações)
Extração dentária	• > $50.000/mm^3$
Cateter venoso central	• > $20.000/mm^3$
Endoscopia digestiva, broncoscopia	• > $20.000/mm^3$ (diagnóstica) • > $50.000/mm^3$ (terapêutica)

Compatibilidade

Devem ser preferencialmente ABO compatíveis, porém não é impeditivo fornecer ABO incompatível.

No caso de plaquetas por aférese, devido ao risco de o doador possuir altos títulos de antiA e/ou antiB plasmáticos, deve-se titular a plaquetaférese e somente utilizar de forma incompatível para ABO se títulos abaixo de 1:100[13].

Os antígenos Rh não são expressos nas plaquetas, porém o concentrado de plaquetas pode estar contaminado com hemácias, com risco de aloimunização contra antígenos Rh. Portanto, quando plaquetas Rh negativo estiverem indisponíveis, plaquetas Rh positivo podem ser transfundidas em pacientes Rh negativo, sendo recomendada administração de imunoglobulina antiD, principalmente em crianças do sexo feminino e mulheres em idade fértil.

Plasma fresco congelado (PFC)

O plasma é a parte líquida do sangue, sendo 91% água e o restante constituído por 7% de proteínas (albumina, fatores de coagulação e outras) e 2% de lipídios e carboidratos[2]. Para transfusão, é obtido por meio da centrifugação do sangue total e separado por extratores manuais ou automatizados, sendo congelado completamente em até oito horas depois da coleta, devendo atingir temperaturas de –30 °C ou menos; já para armazenamento, são aceitas temperaturas de no mínimo –20 °C. A obtenção de plasma por aférese para fins transfusionais não é, até o momento, permitida no Brasil. Tem validade de 12 meses se armazenado em temperatura entre –20 e –30 °C, e de 24 meses se armazenado à temperatura de –30 °C ou menos.

Antes da transfusão, o plasma deve ser descongelado em banho-maria ou outros dispositivos regulamentados para tal processo, entre 30 e 37 °C. Após o descongelamento, deve ser armazenado em temperatura de 4 ± 2 °C e utilizado em até 24 horas. É proibido o recongelamento.

Composição

O plasma fresco congelado contém quantidades normais de todos os fatores de coagulação, antitrombina e ADAMTS13[1]. Por convenção, cada 1 mL de plasma fresco congelado contém 1 UI de fator[5]. A Tabela 13.2 mostra os fatores de coagulação e seu nível plasmático necessário para coagulação.

Tabela 13.2: Concentração média e meia-vida dos fatores de coagulação.

Fator de coagulação	Concentração plasmática necessária para hemóstase	Vida média do fator transfundido
I fibrinogênio	100 mg/mL	4 a 6 dias
II protrombina	0,4 UI/mL	2 a 3 dias

(Continua)

(*Continuação*)

Tabela 13.2: Concentração média e meia-vida dos fatores de coagulação.

Fator de coagulação	Concentração plasmática necessária para hemóstase	Vida média do fator transfundido
V	0,1 a 0,15 UI/mL	12 horas
VII	0,05 a 0,1 UI/mL	2 a 6 horas
VIII	0,1 a 0,4 UI/mL	8 a 12 horas
IX	0,1 a 0,4 UI/mL	18 a 24 horas
X	0,1 a 0,15 UI/mL	2 dias
XI	0,3 UI/mL	3 dias
XII	–	–
XIII	0,1 a 0,05 UI/mL	6 a 10 dias

Indicações

As indicações terapêuticas do plasma fresco congelado estão cada vez mais restritas, e o plasma excedente dos serviços hemoterápicos é encaminhado para indústrias regulamentadas pelo governo para produção dos hemoderivados (albumina, globulina, fatores de coagulação e outros). Devido ao risco de transmissão de patógenos e reações transfusionais, principalmente Trali (*transfusion-related acute lung injury*), o uso de hemoderivados é preferível ao plasma.

Portanto, as indicações para uso do plasma se restringem às situações em que há necessidade de repor fatores de coagulação e não há hemoderivado disponível[2] (Quadro 13.2).

Quadro 13.2: Indicação de plasma fresco congelado quando não há o hemoderivado disponível.

Indicação de plasma fresco congelado (PFC)	Observações
• Sangramento ou risco de sangramento por deficiência de múltiplos fatores – hepatopatias e coagulação intravascular disseminada (CID).	• O hepatopata raramente sangra na ausência de fatores predisponentes como cirurgia, biópsia hepática ou ruptura de varizes de esôfago. • Na CID, deve-se tratar a doença de base. O PFC e outros hemocomponentes estão indicados para pacientes com sangramento. Sem hemorragia, a transfusão de hemocomponentes não se justifica.

(*Continua*)

(*Continuação*)

Quadro 13.2: Indicação de plasma fresco congelado quando não há o hemoderivado disponível.

Indicação de plasma fresco congelado (PFC)	Observações
• Reversão urgente do sangramento por uso de anticoagulantes orais – warfarina.	• O distúrbio pode ser corrigido por uma série de medidas, como a suspensão do anticoagulante, administração oral ou parenteral da vitamina K e transfusão de PFC ou de complexo protrombínico (concentrado de fatores II, VII, IX e X), de acordo com a gravidade do quadro apresentado pelo paciente.
• Coagulopatia com sangramento por transfusão maciça (quando infundimos o equivalente a duas volemias ou mais em 24 horas em um paciente).	• A coagulopatia no trauma é complexa, resultando no efeito da perda sanguínea, acidose, hipotermia, consumo, fibrinólise e diluição. A diluição para níveis críticos ocorre após a perda de mais de 1,2 volemia para os fatores de coagulação e 2 volemias para plaquetas, e a reposição de fluidos na abordagem inicial da ressuscitação pode agravar este efeito.
• Sangramento ou profilaxia de sangramento causado por deficiência isolada de fator de coagulação para a qual não há produto com menor risco de contaminação viral.	• Especialmente para deficiência de Fator V e deficiência congênita de Fator XI (hemofilia C).
• Púrpura trombocitopênica trombótica.	• Está comprovado que o PFC é fonte da ADAMTS13, que metaboliza o Fator de von Willebrand, e cuja deficiência está relacionada ao acúmulo de multímeros de alto peso molecular observado nestes pacientes, responsável pelo estado de ativação plaquetária e consumo. PFC é primeira escolha em PTT.

Contraindicações

É contraindicado o uso do plasma fresco congelado nas seguintes situações:

- Como expansor volêmico em pacientes com perdas agudas.
- Em sangramentos sem coagulopatia.
- Em caso de testes de coagulação alterados, mas sem sangramento.
- Em casos de desnutrição proteica e imunodeficiências.
- Grandes queimados.

- Septicemias.
- Prevenção da hemorragia intraventricular do recém-nato.
- Profilaxia de hemorragias em hepatopatas (exceto na preparação de cirurgias ou procedimentos invasivos).
- Acelerar processos de cicatrização.
- Recomposição de sangue total, exceto quando utilizado em exsanguineotransfusão.

Dose

A dose indicada para transfusão de plasma fresco congelado para reverter o efeito warfarin normalmente é de 5 a 8 mL/kg. Nas demais situações, a dose inicial é usualmente de 10 a 20 mL/kg.

Compatibilidade

Deve ser ABO compatível, a fim de evitar hemólise por antiA e antiB presentes no plasma fresco congelado.

Crioprecipitado (CRIO)

O CRIO é a fração de plasma insolúvel em frio, obtida a partir do plasma fresco congelado, contendo glicoproteínas de alto peso molecular, principalmente fator VIII, fator de von Willebrand, fator XIII e fibrinogênio. Para sua produção, o PFC deverá ser descongelado a 4 ± 2 °C e centrifugado. O precipitado, que corresponde à parte insolúvel do plasma, é denominado crioprecipitado e deve ser recongelado e armazenado a – 20 °C, com validade de 12 meses.

Tabela 13.3: Fatores de coagulação e sua meia-vida presente em uma bolsa de crioprecipitado com volume de 10 a 15 mL.

Fatores de coagulação	Quantidade/bolsa	Meia-vida (horas)
Fibrinogênio	150 a 250 mg	100 a 150
Fator VIII	80 a 150 UI	12
Fator de von Willebrand	100 a 150 UI	24
Fator XIII	50 a 75 UI	150 a 300

O uso do crioprecipitado é regulamentado pela Resolução RDC n. 23, de 24 de janeiro de 2002, que aprova o Regulamento Técnico sobre a indicação de uso de crioprecipitado[15]. Assim como o plasma fresco congelado, o seu uso é limitado para situações de indisponibilidade do hemoderivado.

Indicações

- Repor fibrinogênio em pacientes com hemorragia e déficits isolados congênitos ou adquiridos de fibrinogênio, quando não houver disponibilidade do concentrado de fibrinogênio industrial.
- Repor fibrinogênio em pacientes com coagulação intravascular disseminada – CID e graves hipofibrinogenemias.
- Repor fator XIII em pacientes com hemorragias por déficits deste fator, quando o concentrado de fator XIII industrial não estiver disponível.
- Repor fator de von Willebrand em pacientes que não têm indicação de DDAVP ou não respondem ao uso do DDAVP, na indisponibilidade de concentrados de fator de von Willebrand ou de concentrados de fator VIII ricos em multímeros de von Willebrand.
- Compor a fórmula da cola de fibrina autóloga para uso tópico.

O uso de crioprecipitado nos casos não previstos na resolução deverá ser comunicado à Vigilância Sanitária, na localidade onde ocorreu o fato, por meio de documento, pois o Ministério da Saúde disponibiliza fator VIII, fator IX e DDAVP gratuitamente em todo o território nacional.

Dose

Usualmente 1 U/10 kg de peso, dose diária, se dosagem de fibrinogênio inferior ou igual a 100 mg/mL e com sangramento clínico. Não se deve realizar reposição empírica (sem dados laboratoriais).

Também pode ser calculado pela fórmula:

- Dose (unidades) = (aumento desejado de fibrinogênio (mg/dL) × volume plasmático do paciente em dL)/250 (mg/unidade)
- Cálculo do volume plasmático: {(1-hematócrito) × 0,7 dL/kg} × peso
- O tempo de infusão deve ser de 30 a 60 minutos.

Compatibilidade

Devido ao pequeno volume de cada unidade (10 a 30 mL), não precisa ser necessariamente ABO compatível.

Concentrado de granulócitos (CG)

Por meio do procedimento de aférese, é possível a coleta de granulócitos (neutrófilos) de um doador após estimulação medular com fatores de crescimento e/ou corticoides 12 horas antes do procedimento. O produto coletado "concentrado de granulócitos" deve conter no mínimo $1,0 \times 10^{10}$ granulócitos em um volume de 200 a 300 mL, porém, com a estimulação adequada da granulopoiese, contagens de 10^{11} granulócitos ou mais podem ser obtidas. O doador de granulócitos deve ser informado sobre os riscos das medicações administradas e autorizar formalmente o procedimento por meio de um termo de consentimento livre e esclarecido.

O produto deve ser utilizado assim que coletado. O armazenamento máximo é de 24 horas, em repouso, sob temperatura de 22 ± 2 °C, devendo ser irradiado, e nunca utilizar filtro de leucócitos.

Indicações

Pacientes com neutropenia severa (< $500/mm^3$) com infecção que não pode ser controlada por antibioticoterapia. A neutropenia deve ser temporária, com previsão de recuperação em poucos dias.

Pacientes com doença granulomatosa crônica com abscessos profundos ou infecções fúngicas que não respondem aos antibióticos e antifúngicos.

Compatibilidade

O concentrado de granulócitos contém hemácias em quantidade significativa, portanto, deverá ser ABO compatível.

Dose

Preconiza-se uma unidade diariamente, infundida em uma a duas horas, com filtros de 170 μ.

Referências bibliográficas

1. Brasil. Agência Nacional de Vigilância Sanitária. Portaria n. 2712, de 12 de novembro de 2013. Diário Oficial da União, 13/11/2013, n. 221, seção 1, p 106.
2. Fung MK. Technical Manual. 18. ed. AABB; 2014.
3. Guia para o uso de hemocomponentes/Ministério da Saúde, Secretaria de Atenção à Saúde, Departamento de Atenção Especializada. – Brasília: Editora do Ministério da Saúde; 2010.
4. Raat NJH. Oxigenating the microcirculation: the perspective of blood transfusion and blood storage. Voxsanguinis. 2007;93:12-18.
5. Baskett PJ. ABC of major trauma. Management of hypovolaemic shock. BMJ. 1990;300:1453.
6. Mintz PD. Transfusion therapy: clinical principles and practice. 3rd ed. Bethesda: AABB Press; 2011.
7. Klein HG, Spahn DR, Carson JL. Red blood cell transfusion in clinical practice. Lancet. 2007;370:415-426.
8. Stroncek DF, Rebulla P. Platelet transfusions. Lancet. 2007;370:427-438.
9. McCullough J. Overview of platelet transfusion. Seminars in hematology. 2010;47(3):235-242.
10. Schiffer CA, Anderson KC, Bennett CL, Berstein S, Elting LS, Goldsmith M et al. Platelet transfusion for patients with cancer: clinical practice guidelines of the American Society of Clinical Oncology. Journal of Clinical Oncology. 2001;19(5):1519-1538.
11. Estcourt LJ, Stanworth SJ, Murphy MF. Platelet transfusions for patients with haematological malignancies: who nedds them? British Journal of Haematology. 2011;154:425-440.
12. Zeidler K, Arn K, Senn O et al. Optimal preprocedural platelet transfusion threshold for central venous catheter insertions in patients with thrombocytopenia. Transfusion. 2011;51:2269.
13. Gambero S, Secco VND, Ferreira RR, Deffune E, Machado PEA. Frequência de hemolisinas anti-A e anti-B em doadores do Hemocentro de Botucatu. Revista Brasileira de Hematologia e Hemoterapia. 2004;26(1):38-34.
14. Brasil. Agência Nacional de Vigilância Sanitária. Consulta Pública de n. 25, de 12 de maio de 2003. *Diário Oficial da União*, 14/05/2003. N. 91, seção 1, p 43.
15. Brasil. Agência Nacional de Vigilância Sanitária. Resolução da Diretoria Colegiada RDC n. 23, de 24 de janeiro de 2002. *Diário Oficial da União*, 28/1/2002, seção 1, p. 25.

Capítulo 14

Reações transfusionais

Patrícia de Paulo Giacon Radtke ❍ Solivanda Alves

Introdução

Embora a transfusão de hemocomponentes seja considerada uma prática segura nos dias atuais, ela pode estar relacionada a eventos adversos. Esses eventos podem ocorrer tanto durante quanto após a transfusão de hemocomponentes e consistem em sinais e sintomas que podem ser comuns a mais de um tipo de reação transfusional. Tais sintomas devem ser prontamente reconhecidos pela equipe assistente, e o procedimento deve ser interrompido imediatamente para que a conduta clínica mais adequada seja tomada conforme o tipo de reação.

Classificação

As reações transfusionais podem ser classificadas como **agudas**, ou seja, que ocorrem durante e até 24 horas após o término da transfusão, ou **tardias**, que ocorrem após esse período. Além disso, também são divididas em imunomediadas e não imunomediadas, bem como infecciosas ou não infecciosas (Quadro 14.1).

Quadro 14.1: Classificação das reações transfusionais.

Tipo	Causa	Apresentação clínica
Agudas – reações transfusionais imunomediadas		
Hemolítica aguda (RHA)	• Incompatibilidade sanguínea (principalmente ABO)	• Febre, tremores, dor lombar, hemoglobinúria, dispneia, ansiedade, dor no trajeto, IRA e oligúria, hipotensão e choque, CIVD
Reação febril não hemolítica (RFNH)	• Anticorpos contra leucócitos do doador. Acúmulo de citocinas na bolsa	• Febre (elevação > 1 ºC), tremores e calafrios
Reação alérgica (urticária)	• Anticorpos contra proteína plasmática do doador	• Prurido, urticária, *rash* cutâneo e eritema; 10% dos pacientes apresentam sintomas respiratórios
Reação anafilática/ anafilactoide	• Anticorpos contra proteína plasmática do doador (anti-IgA em receptores deficientes em IgA)	• Dispneia, broncoespasmo, estridor, IRespA, hipotensão, choque e taquicardia
Trali (lesão pulmonar aguda relacionada à transfusão)	• Anticorpos do doador contra antígeno HLA do receptor • Infusão passiva de citocinas e lípides	• Hipoxemia, dispneia, IRespA, infiltrado pulmonar bilateral, febre, taquicardia e hipotensão em até 6 horas da transfusão
Dor aguda relacionada à transfusão	• Causa indefinida, porém tem sido associada a uso de filtros leucorredutores	• Dor lombar, torácica ou em região proximal de extremidades
Agudas – reações transfusionais não imunomediadas		
Contaminação bacteriana	• Antissepsia inadequada da pele na coleta • Bacteremia do doador • Contaminação da bolsa de coleta e durante o processamento	• Febre alta, tremores, hipotensão e choque
Sobrecarga circulatória (hipervolemia)	• Sobrecarga de volume em pacientes susceptíveis (cardiopatas, renais crônicos, idosos, portadores de anemia crônica)	• Dispneia, ortopneia, tosse, edema agudo de pulmão, hipertensão, estase jugular
Hemólise não imune	• Hemólise física ou química (hiperaquecimento, congelamento, adição de drogas ou soluções às hemácias)	• Hemoglobinúria, icterícia associados ao não rendimento transfusional

	Laboratório	Terapêutica
	• Enviar amostras ao banco de sangue • Repetir testes imuno-hematológicos pré e pós-transfusionais • Realizar hemograma, provas de hemólise, coagulograma e função renal	• Hidratação com SF 0,9% 3.000 mL/m² e diuréticos (furosemida e manitol 20%) • Manter débito urinário = 100 mL/hora • Vasopressores (dopamina 1,5 mcg/kg/min) • Transfusão de PFC e plaquetas se sangramento (CIVD)
	• Afastar RHA e contaminação bacteriana	• Antipiréticos (acetaminofeno 750 mg VO ou dipirona 1 a 2 g EV) • Meperidina 25 a 50 mg EV se tremores intensos • Prevenção: hemocomponentes filtrados ou leucorreduzidos
	• Não é necessário	• Anti-histamínicos, como difenidramina 50 mg EV única reação em que o hemocomponente pode ser reinstalado se quadro leve • Prevenção: pré-medicação com anti-histamínicos (controverso)
	• Anticorpo anti-IgA. • Dosar IgA	• Suporte ventilatório • Epinefrina 0,3 a 0,5 mL 1:1.000 IM a cada 15 minutos • Suporte hemodinâmico (fluidos e vasopressores) • Prevenção: hemocomponentes lavados
	• Descartar RHA, contaminação bacteriana e sobrecarga de volume • Raio X tórax, ECO. Pesquisa de anticorpo antileucocitário (doador e receptor)	• Suporte ventilatório e hemodinâmico • 80% dos pacientes melhoram dentro de 48 a 96 horas
	• Trata-se de um dx de exclusão	• Analgesia
	• Coletar hemocultura da bolsa e do paciente • Afastar hemólise	• Antibioticoterapia de amplo espectro (até resultado de hemoculturas) • Suporte hemodinâmico e ventilatório se necessário
	• Raio X tórax • Afastar Trali	• Oxigenoterapia • Elevar decúbito do paciente • Diuréticos endovenosos (furosemida) • Infusão mais lenta ou aliquotada de hemocomponentes
	• Afastar outras causas de hemólise relacionadas ao paciente	• Identificar e eliminar a causa

(*Continua*)

(*Continuação*)

Quadro 14.1: Classificação das reações transfusionais.

Tipo	Causa	Apresentação clínica
Hipocalcemia	• Toxicidade pelo citrato associada à transfusão maciça	• Hiperventilação, parestesia, tremores, tetania e arritmia
Hipotermia	• Transfusão de grande volume de hemocomponentes estocados em T = 1 a 6 ºC	• Queda da temperatura, acidose metabólica, coagulopatias e arritmias
Embolia aérea	• Infusão de ar via endovenosa	• Dispneia súbita, dor torácica, tosse e choque
Hipotensão por uso de iECA	• Metabolismo da bradicinina bloqueado (iECA) com infusão de bradicinina (filtros)	• Hipotensão e rubor
Tardias – reações transfusionais imunomediadas		
Reação hemolítica tardia	• Resposta anamnésica contra antígenos eritrocitários por aloanticorpos	• Anemia pós-transfusão, icterícia, febre
DECH transfusional (TA-GVHD)	• Reação mediada por linfócitos T viáveis de um doador infundidos em um receptor susceptível	• *Rash* cutâneo, eritrodermia, diarreia, febre, hepatite e pancitopenia grave
Púrpura pós-transfusional	• Aloanticorpos plaquetários do receptor (anti-HPA1)	• Trombocitopenia 5 a 10 dias após a transfusão, sangramentos e púrpuras
Aloimunização eritrocitária	• Resposta imunológica a antígenos eritrocitários	• Reação hemolítica
Aloimunização a antígeno HLA	• Resposta imune a antígenos HLA de leucócitos e plaquetas	• Refratariedade plaquetária
Tardias – reações transfusionais não imunomediadas		
Sobrecarga de ferro	• Múltiplas transfusões	• Hiperpigmentação da pele, alterações endócrinas e hepáticas, cardiomiopatia
Transmissão de doenças infecciosas	• Transfusão de bolsas provenientes de doadores em janela imunológica e/ou doenças sem sorologia obrigatória e/ou novos patógenos	• Depende da doença transmitida, muitas vezes assintomática, detectada em exames de rotina

Legenda: IRA: insuficiência renal aguda; CIVD: coagulação intravascular disseminada; PFC: plasma fresco congelado; IRespA: insuficiência respiratória aguda; Trali: *transfusion-related acute lung injury*; HLA: antígeno leucocitário humano; dx: diagnóstico; ECG: eletrocardiograma; T: temperatura; iECA: inibidor de enzima conversora de angiotensina; TAD: teste de aglutinina direta; PAI: pesquisa de anticorpos irregulares; DECH: doença do enxerto contra o hospedeiro; TA-GVHD: *transfusional-graft versus host disease*; EV: endovenoso; VO: via oral.

	Laboratório	Terapêutica
	• Dosar cálcio iônico • ECG (prolongamento do intervalo QT)	• Reposição com gluconato de cálcio 10% EV
	• Não se aplica	• Utilizar aquecedores apropriados para hemocomponentes
	• Não se aplica	• Posicionar o paciente sobre o lado esquerdo com membros inferiores elevados.
	• Não se aplica	• Suspender iECA • Reposição volêmica se necessário
	• TAD, PAI • Provas de hemólise e hemograma	• Nenhuma conduta específica. • Identificar o anticorpo para transfusão compatível
	• Biópsia de pele • Tipagem HLA • Quimerismo	• Corticoterapia e imunossupressão. • Prevenção: hemocomponentes irradiados
	• Pesquisa de anticorpo plaquetário e sua identificação	• Imunoglobulina EV. Plasmaférese. • Transfusão de plaquetas HPA-1 negativas se sangramentos
	• TAD • PAI	• Nenhuma conduta específica • Prevenção: uso de hemocomponentes filtrados
	• Pesquisa de anticorpo plaquetário	• Nenhuma conduta específica • Prevenção: uso de hemocomponentes filtrados
	• Ferritina e saturação de transferrina • Enzimas hepáticas • Hormônios e glicemia	• Quelantes de ferro
	• Sorologia para doenças transmissíveis por hemocomponente	• De acordo com a doença infecciosa adquirida. Obrigatório comunicar ao serviço produtor do hemocomponente para instituir a retrovigilância do caso

Conduta geral nas reações transfusionais agudas

- Interrupção imediata da transfusão.
- Manter acesso venoso com solução salina 0,9%.
- Verificar sinais vitais.
- Checar identificação e registro do paciente e da bolsa, bem como a data de validade do hemocomponente.
- Comunicar o médico responsável e/ou médico do serviço de hemoterapia.
- Conduta específica deve ser tomada a depender do tipo de reação.
- Se houver suspeita de reação hemolítica aguda, amostra pós-transfusional do paciente deve ser colhida e enviada juntamente com as bolsas e equipo para agência transfusional, a fim de repetir os testes imuno-hematológicos. Além disso, exames de sangue e urina devem ser enviados ao laboratório.
- Se houver suspeita de contaminação bacteriana, devem-se enviar amostras da bolsa e do paciente para realizar hemocultura e Gram.
- Todas as ações devem ser registradas em prontuário.

Referências bibliográficas

1. Grossman BJ, Harris T, Hillyer CD, Roback JD. American Association of Blood Bank. AABB Technical Manual. 17th ed. Bethesda: AABB Press; 2011.
2. Mintz PD. Transfusion therapy: clinical principles and practice. 3rd ed. Bethesda: AABB Press; 2011.
3. Ministério da Saúde. Portaria MS n. 1.353, de 13.06.2011 – *DOU* de 14.06.2011.
4. Silliman CC, Ambruso DR, Boshkov LK. Transfusion-related acute lung injury. Blood. 2005;105(6):2266-2272.
5. Vamvakas EC, Blajchman MA. Blood Still Kills: Six Strategies to Further Reduce Allogenic Blood Transfusion-Related Mortality. Transfusion Medicine Review. 2010;24(2):77-124.
6. Gilliss BM, Looney MR, Gropper MA. Reducing Noninfections Risks of Blood Transfusion. Anesthesiology. 2011;115(3):635-49.
7. Tobian AA, King KE, Ness PM. Transfusion premedications: a growing practice not based on evidence. Transfusion. 2007;47:1089.
8. Siegel DL, Quillen K. Transfusion medicine. In: ASH Self-Assessment Program. 3rd ed. Washington DC: American Society of Hematology; 2010. p. 228-329.
9. Guia para o uso de hemocomponentes/Ministério da Saúde, Secretaria de Atenção à Saúde, Departamento de Atenção Especializada. Brasília: Editora do Ministério da Saúde; 2010.

Capítulo 15

Aférese terapêutica

Patrícia de Paulo Giacon Radtke ○ Solivanda Alves

Introdução

Aférese é uma palavra derivada do grego *aphairesis*, que significa retirar, separar, suprimir. De modo geral, um procedimento de aférese retira o sangue total do paciente ou doador, seguida da sua separação em vários componentes, com retenção do plasma ou de um componente celular do sangue e subsequente devolução dos elementos remanescentes ao paciente ou doador.

Atualmente, o termo aférese é mais amplamente aplicado, referindo-se também à manipulação extracorpórea dos componentes plasmáticos por colunas de afinidade (plasmaférese seletiva) e a exposição de componentes celulares do sangue à irradiação ultravioleta (fotoférese), entre outros.

O procedimento de aférese deve ser executado por um profissional capacitado e treinado, com supervisão médica direta.

Os procedimentos de aférese podem ser divididos em:

- **Terapêuticos:** tratamento de patologias com o objetivo de remover um elemento patogênico ou uma substância fisiológica presente em concentrações indesejáveis na circulação.
- **Transfusionais:** obtenção de um hemocomponente a partir de um doador único, como concentrado de plaquetas, células-tronco hematopoiéticas presentes no sangue periférico, linfócitos, granulócitos etc.

Neste capítulo, abordaremos aspectos relacionados com a modalidade "aférese terapêutica".

Classificação das indicações de aféreses terapêuticas

A indicação de aférese terapêutica deve ser baseada em evidências acumuladas por meio de estudos clínicos e associações, como AABB (American Association of Blood Banks) e ASFA (American Society for Apheresis), que reúnem essas indicações de aférese, classificando-as de acordo com o nível de evidência e o grau de recomendação:

- **Nível I:** aférese é a terapêutica de escolha ou adjuvante de primeira linha.
- **Nível II:** evidências sugerem que a aférese é eficaz como terapêutica adjuvante.
- **Nível III:** evidências inconclusivas sobre a eficácia da aférese ou risco/benefício indefinido.
- **Nível IV:** estudos controlados ou relatos de caso demonstram que aférese não é eficaz.
- **Grau 1A:** forte recomendação, evidências de alta qualidade.
- **Grau 1B:** forte recomendação, evidências de moderada qualidade.
- **Grau 1C:** forte recomendação, evidências de baixa ou muito baixa qualidade.
- **Grau 2A:** fraca recomendação, evidências de alta qualidade.
- **Grau 2B:** fraca recomendação, evidências de moderada qualidade.
- **Grau 2C:** fraca recomendação, evidências de baixa ou muito baixa qualidade.

Modalidades

A aférese terapêutica pode ser dividida em diversas modalidades de procedimentos, dependendo de qual produto é obtido ou removido do sangue total. As principais modalidades são:

- **Eritrocitaférese:** remoção de hemácias do paciente com substituição por hemácias de doadores.
- **Leucaférese:** remoção de leucócitos.
- **Plaquetaférese:** remoção de plaquetas.

- **Plasmaférese:** remoção de plasma com substituição por produtos plasmáticos ou hemoderivados ou substâncias como soro fisiológico ou combinações destas.
- **Fotoférese:** não há remoção de componente do sangue. Este procedimento consiste na separação dos leucócitos, que são submetidos à irradiação com luz ultravioleta e sua posterior infusão no paciente.

Equipamentos para aféreses

Os procedimentos de aféreses são realizados utilizando máquinas desenvolvidas especialmente para a realização desse processo, por meio de centrífugas ou tecnologia de filtração.

A centrifugação separa os elementos do sangue de acordo com a densidade de cada componente. O plasma é o mais leve e fica na camada superior, seguido das plaquetas, linfócitos, monócitos, granulócitos e hemácias, e o componente mais pesado, na camada inferior.

A tecnologia com membranas de filtração utiliza princípios da hemodiálise e ultrafiltração com membranas permeáveis para as proteínas de alto peso molecular, mas não são permeáveis para as células. Seu uso é limitado aos procedimentos de plasmaférese, removendo substâncias específicas, como LDL (lipoproteína de baixo peso molecular), imunocomplexos, anticorpos antiDNA, isoaglutininas etc.

Acesso venoso e anticoagulação para aféreses

Para execução do procedimento, é necessária a punção de uma ou duas veias calibrosas (uma em cada braço). A passagem de um cateter central pode ser necessária quando não há veias com calibre adequado ou previsão de um programa com múltiplas aféreses.

O sangue total deve ser anticoagulado, para evitar a formação de coágulos enquanto circula pelo equipamento. Os procedimentos de aféreses geralmente usam o anticoagulante citrato de sódio em uma fórmula com dextrose e ácido cítrico juntos (ACD). Também pode ser utilizada heparina. Parte da solução anticoagulante retorna para o paciente e pode ser causa de reações adversas durante o procedimento.

Quadro 15.1: Fluidos de reposição em aférese.

	PFC	SF 0,9%	Albumina 5%
Vantagens	Mais fisiológico. Mantém níveis normais de complemento, imunoglobulinas, antitrombina III e outras proteínas.	Baixo custo. Hipoalergênico. Isento de risco de transmissão de doenças infecciosas.	Iso-oncótica. Não contém mediadores inflamatórios. Isento de risco de transmissão de doenças infecciosas.
Desvantagens	Risco de transmissão de doenças infecciosas. Sensibilização. Reações alérgicas. Incompatibilidades ABO. Reações ao citrato.	A reposição pode ser 2 a 2,5 vezes o volume removido. Hipo-oncótico. Isento de fatores de coagulação e Imunoglobulina.	Alto custo. Isento de fatores da coagulação e imunoglobulinas.

Tabela 15.1: Indicações de aférese terapêutica.

Patologia	Modalidade	Observações	Nível	Grau
Aloimunização eritrocitária na gestação	• Plasmaférese	• Antes da transfusão intrauterina	III	2C
Amiloidose sistêmica	• β2 microglobulina (membrana de filtração) • Plasmaférese		II IV	2B 2C
Anemia falciforme (agudas, crises de falcização)	• Eritrocitaférese • Eritrocitaférese • Eritrocitaférese • Eritrocitaférese • Eritrocitaférese	• AVC • Dor torácica aguda grave • Priapismo • Falência múltipla de órgãos • Sequestro esplênico/hepático colestase intra-hepática	I II III III III	1C 1C 2C 2C 2C
Anemia falciforme (fora de crises agudas)	• Eritrocitaférese • Eritrocitaférese • Eritrocitaférese • Eritrocitaférese	• Profilaxia para AVC e sobrecarga de ferro • Crises de dor vaso-oclusiva recorrente • Manejo pré-operatório • Gestação	I III III III	1A 2C 2A 2C
Anemia hemolítica autoimune	• Plasmaférese	• Grave por anticorpos quentes • Grave por crioaglutininas	III II	2C 2C
Anticorpos contra complexo dos canais de potássio (VGKCs)	• Plasmaférese		II	2C

(Continua)

(*Continuação*)

Tabela 15.1: Indicações de aférese terapêutica.

Patologia	Modalidade	Observações	Nível	Grau
Aplasia de medula, aplasia pura de série vermelha	• Plasmaférese		III	2C
Babesiose	• Eritrocitaférese	• Grave	II	2C
Cardiomiopatia dilatada idiopática	• Imunoadsorção • Plasmaférese	• NYHA II–IV	II III	1B 2C
Choque hipovolêmico por queimadura	• Plasmaférese		III	2B
Crioglobulinemia	• Plasmaférese • Imunoadsorção (membrana de filtração)	• Grave/sintomática • Grave/sintomática	II II	2A 2B
Crise tireotóxica	• Plasmaférese		III	2C
Degeneração macular relacionada à idade (Seca)	• *Rheopheresis* (membrana de filtração)		I	1B
Dermatite atópica recalcitrante	• Fotoférese • Imunoadsorção (membrana de filtração) • Plasmaférese		III	2C
Dermatomiosite/ polimiosite	• Plasmaférese • Fotoférese		IV IV	2B 2C
Doença arterial obstrutiva periférica	• LDL aférese		II	1B
Doença de Refsum (doença do estoque de ácido fitânico)	• Plasmaférese • LDL aférese		II II	2C 2C
Doença de Wilson fulminante	• Plasmaférese		I	1C
Doença do enxerto contra hospedeiro	• Fotoférese	• Pele (crônica) • Não pele (crônica) • Pele (aguda) • Não pele (aguda)	II	1B 1B 1C 1C
Doença inflamatória do intestino	• Citaférese • Citaférese • Fotoférese	• Colite ulcerativa • Doença de Crohn • Doença de Crohn	III/II III III	1B/2B 1B 2C

(*Continua*)

(*Continuação*)

Tabela 15.1: Indicações de aférese terapêutica.

Patologia	Modalidade	Observações	Nível	Grau
Doença por anticorpo antimembrana basal (Síndrome de Goodpasture)	• Plasmaférese	• Dependente de diálise, sem hemorragia pulmonar alveolar • Com hemorragia pulmonar • Não dependente de diálise	III I I	2B 1C 1B
Encefalite do Receptor antiNMDA (N-methyl-D-aspartato)	• Plasmaférese		I	1C
Encefalite focal crônica (Síndrome de Rasmussen)	• Plasmaférese		III	2C
Encefalopatia disseminada aguda	• Plasmaférese	• Refratária a corticoide	II	2C
Encefalopatia de Hashimoto (encefalopatia respondedora aos corticoides associada a tireoidite autoimune)	• Plasmaférese		II	2C
Esclerodermia (esclerose sistêmica)	• Plasmaférese • Fotoférese		III III	2C 2A
Esclerose múltipla	• Plasmaférese • Imunoadsorção • Plasmaférese	• Inflamação aguda do SNC desmielinizante • Inflamação aguda do SNC desmielinizante • Progressiva crônica	II III III	1B 2C 2B
Falência hepática aguda	• Plasmaférese • Plasmaférese alto volume		III I	2B 1A
Fibrose nefrogênica sistêmica	• Fotoférese • Plasmaférese		III III	2C 2C
Glomerulosclerose segmentar focal	• Plasmaférese • Aférese Seletiva para LDL	• Recorrente em rim transplantado • Resistente a esteroide em rim próprio	I III	1B 2C
Glomerulonefrite rapidamente progressiva (GNRP) associada ao ANCA	• Plasmaférese	• Dependente de diálise • Não dependente de diálise	I III	1A 2C

(*Continua*)

(*Continuação*)

Tabela 15.1: Indicações de aférese terapêutica.

Patologia	Modalidade	Observações	Nível	Grau
Hemocromatose Hereditária	• Eritrocitaférese		I	1B
Hipercolesterolemia familiar	• Aférese Seletiva para LDL • Plasmaférese	• Homozigose • Heterozigose • Homozigose com baixo volume	I II II	1A 1A 1C
Hiperleucocitose		• Sintomático • Profilático ou secundário	II III	1B 2C
Hiperlipoproteinemia por lipoproteína A	• Adsorção (LDL)		II	1B
Hiperviscosidade em gamopatias monoclonais	• Plasmaférese	• Sintomática • Profilaxia para rituximabe	I I	1B 1C
Inibidores de fatores de coagulação	• Plasmaférese • Plasmaférese • Imunoadsorção (membrana de filtração) • Imunoadsorção (membrana de filtração)	• Aloanticorpo • Autoanticorpo • Aloanticorpo • Autoanticorpo	IV III III III	2C 2C 2B 1C
Leucoencefalopatia progressiva multifocal associada com natalizumabe	• Plasmaférese		I	1C
Linfo-histiocitose hemofagocítica; Síndrome hemofagocítica; Síndrome de ativação macrofágica	• Plasmaférese		III	2C
Lúpus cardíaco neonatal	• Plasmaférese		III	2C
Lúpus eritematoso sistêmico	• Plasmaférese • Plasmaférese	• Grave • Nefrítica	II IV	2C 1B
Malária	• Eritrocitaférese	• Forma grave	III	2B
Miastenia gravis	• Plasmaférese • Plasmaférese	• Moderada-severa • Pré-timectomia	I I	1B 1C

(*Continua*)

(*Continuação*)

Tabela 15.1: Indicações de aférese terapêutica.

Patologia	Modalidade	Observações	Nível	Grau
Microangiopatia trombótica associada a medicamentos	• Plasmaférese • Plasmaférese • Plasmaférese • Plasmaférese • Plasmaférese	• Ticlopidina • Clopidogrel • CNIs (inibidores da calcineurina) • Gemcitabina • Quinina	I III III IV IV	2B 2B 2C 2C 2C
Microangiopatia trombótica associada ao TMO alogênico	• Plasmaférese		III	2C
Microangiopatia trombótica mediada por complemento	• Plasmaférese • Plasmaférese • Plasmaférese	• Mutação genética dos fatores do complemento • Autoanticorpos contra Fator H • Mutação MCP	III I III	2C 2C 1C
Microangiopatia trombótica mediada por fatores da coagulação	• Plasmaférese	• Mutação THBD (trombomodulina)	III	2C
Microangiopatia trombótica mediada por toxina Shiga	• Plasmaférese por imunoadsorção • Plasmaférese • Plasmaférese	• Graves sintomas neurológicos • pHUS (microangiopatia trombótica por pneumonia *Streptococcus*) • Ausência de graves sintomas neurológicos	III III IV	2C 2C 1C
Necrólise epidérmica tóxica	• Plasmaférese	• Refratária	III	2B
Nefropatia por imunoglobulina A	• Plasmaférese	• Crescente • Progressiva crônica	III III	2B 2C
Nefropatia por mieloma	• Plasmaférese		II	2B
Neuromielite óptica (Doença de Devic)	• Plasmaférese • Plasmaférese	• Aguda • Manutenção	II III	1B 2C
Neuropatia desmielinizante com paraproteinemia/ Polineuropatias crônicas adquirida desmielinizantes	• Plasmaférese • Plasmaférese • Plasmaférese • Plasmaférese • Plasmaférese • Imunoadsorção	• Neuropatia anti-MAG • Neuropatia motora multifocal • IgG/IgA • IgM • Mieloma múltiplo • IgG/IgA/IgM	III IV I I III III	1C 1C 1B 1C 2C 2C

(*Continua*)

(*Continuação*)

Tabela 15.1: Indicações de aférese terapêutica.

Patologia	Modalidade	Observações	Nível	Grau
Overdose, envenenamento, venenos	• Plasmaférese • Plasmaférese • Plasmaférese	• Envenenamento por cogumelos • Envenenamento por animais peçonhentos • Overdose por drogas/ envenenamento	II III III	2C 2C 2C
Pancreatite por hipertrigliceridemia	• Plasmaférese		III	2C
PANDAS (doença pediátrica autoimune neuropsiquiátrica associada ao *Streptococcus*)/ Coreia de Sydenham	• Plasmaférese • Plasmaférese	• PANDAS • Coreia de Sydenhan	II III	1B 2B
Pênfigo vulgar	• Plasmaférese • Fotoférese • Imunoadsorção	• Formas graves	III III III	2B 2C 2C
Perda auditiva neurossensorial súbita	• LDL aférese • Reoférese • Plasmaférese		III III III	2A 2A 2C
Policitemia vera/ Poliglobulias	• Eritrocitaférese	• Policitemia vera • Poliglobulias secundárias	I III	1B 1C
Polineuropatia inflamatória desmielinizante crônica	• Plasmaférese		I	1B
Polirradiculoneuropatia idiopática aguda/ Síndrome de Guillain-Barré	• Plasmaférese	• Tratamento primário • Após imunoglobulinas	I III	IA 2C
Porfiria eritropoiética (doença hepática)	• Plasmaférese • Eritrocitaférese		III III	2C 2C
Prevenção de aloimunização RhD após exposição a hemácias	• Eritrocitaférese		III	2C
Prurido devido à doença hepatobiliar	• Plasmaférese	• Resistente a tratamento	III	1C

(*Continua*)

(*Continuação*)

Tabela 15.1: Indicações de aférese terapêutica.

Patologia	Modalidade	Observações	Nível	Grau
Psoríase	• Fotoférese • Citaférese absortiva • Linfocitaférese • Plasmaférese	• Pústulas disseminadas	III III III IV	2B 2C 2C 2C
Púrpura de Henoch-Schönlein	• Plasmaférese	• Crescente • Manifestações extrarrenais graves	III III	2C 2C
Purpura pós-transfusional	• Plasmaférese		III	2C
Púrpura trombocitopênica trombótica	• Plasmaférese		I	1A
Sepse com falência múltipla de órgãos	• Plasmaférese		III	2B
Síndrome antifosfolípide catastrófica	• Plasmaférese		II	2C
Síndrome da dor regional complexa	• Plasmaférese	• Crônica	III	2C
Síndrome de Stiff-Person	• Plasmaférese		III	2C
Síndrome Hellp	• Plasmaférese • Plasmaférese	• Pós-parto • Pré-parto	III IV	2C 2C
Síndrome miastênica Lambert-Eaton	• Plasmaférese		II	2C
Síndromes neurológicas paraneoplásicas	• Plasmaférese • Imunoadsorção		III III	2C 2C
Transplante cardíaco	• Fotoférese • Fotoférese • Plasmaférese • Plasmaférese	• Rejeição recorrente celular • Profilaxia da rejeição • Dessensibilização • Rejeição mediada por anticorpos	II II II III	1B 2A 1C 2C
Transplante de células-tronco com anticorpos anti-HLA (dessensibilização)	• Plasmaférese		III	2C

(*Continua*)

(*Continuação*)

Tabela 15.1: Indicações de aférese terapêutica.

Patologia	Modalidade	Observações	Nível	Grau
Transplante de células-tronco com incompatibilidade ABO	• Plasmaférese	• Plasmaférese (incompatibilidade ABO maior) – coleta de medula	II	1B
	• Plasmaférese	• Plasmaférese (incompatibilidade ABO maior) – coleta de sangue periférico	II	2B
	• Eritrocitaférese	• Eritrocitaférese (incompatibilidade ABO menor)	III	2C
Transplante de fígado	• Plasmaférese			
Transplante de pulmão	• Fotoférese	• Síndrome bronquiolite obliterante	II	1C
	• Plasmaférese	• Rejeição mediada por anticorpos	III	2C
	• Plasmaférese	• Dessensibilização	III	2C
Transplante renal com compatibilidade ABO	• Plasmaférese/ imunoadsorção	• Rejeição mediada por anticorpos	I	1B
	• Plasmaférese/ imunoadsorção	• Dessensibilização, doador cadáver	I	1B
	• Plasmaférese/ imunoadsorção	• Dessensibilização, doador vivo	III	2C
Transplante renal com compatibilidade ABO	• Plasmaférese/ imunoadsorção	• Dessensibilização, doador vivo	I	1B
	• Plasmaférese/ imunoadsorção	• Rejeição mediada por anticorpos	II	1B
	• Plasmaférese/ imunoadsorção	• A_2/A_2B para B, doador cadáver	IV	1B
Trombocitopenia e trombose induzida pela heparina	• Plasmaférese	• Pré-*bypass* cardiopulmonar	III	2C
		• Trombose	III	2C
Trombocitopenia imune	• Plasmaférese	• Refratária	III	2C
	• Imunoadsorção		III	2C
Trombocitose	• Trombocitaférese	• Sintomática	II	2C
	• Trombocitaférese	• Profilaxia ou secundária	III	2C
Vasculites	• Plasmaférese	• HBV – PAN (poliarterite nodosa)	II	2C
	• Plasmaférese	• Idiopática PAN	IV	1B
	• Plasmaférese	• EGPA (granulomatose eosinofílica com poliangite)	III	1B
	• Granulocitaférese absorção	• Doença de Behçet	II	1C
	• Plasmaférese	• Doença de Behçet	III	2C

Reações adversas em aférese

- **Mudanças repentinas de volume:** hipotensão, sobrecarga de volume e reações vasovagais.
- **Hipocalcemia:** parestesias periorais e até arritmias (raro). Repor cálcio, principalmente se o fluido de reposição for PFC. O anticoagulante citrato de sódio também causa hipocalcemia.
- **Vasodilatação e hipotensão:** associados ao uso de iECA.
- **Redução de drogas:** antibióticos, anticoagulantes, sedativos, imunoglobulinas. Se possível, administrar os medicamentos após a sessão de aférese.
- **Reações transfusionais:** secundárias ao uso dos hemocomponentes:
  - reações alérgicas, principalmente quando é utilizado componente plasmático;
  - reações febris não hemolíticas;
  - trali;
  - outras.
- **Reações alérgicas ao óxido de etileno** (utilizado por alguns fabricantes na esterilização dos kits de aférese).
- **Reações raras:**
  - Trombose e/ou infecção do cateter;
  - Embolia gasosa;
  - Arritmias cardíacas;
  - Convulsões;
  - Anafilaxia (infusão de plasma);
  - Parada cardiorrespiratória;
  - Coagulopatia por depleção de fatores;
  - Queda de IgG (se reduzir abaixo de 200 mg/dL, fazer reposição).

Referências bibliográficas

1. Brasil. Agência Nacional de Vigilância Sanitária. Portaria n. 158, de 04 de fevereiro de 2016. *Diário Oficial da União*, 05/02/2016, n. 25, seção 1, p. 37.
2. Fung MK. Technical manual. 18. ed. AABB; 2014.
3. Winters JKL, Crookston KP et al. editors. Therapeutic apheresis: a physician's handbook. 4th edition. AABB; 2013.
4. Shaz B editor. Clinical applications of therapeutic apheresis: an evidence-based approach. Journal of Clinical Apheresis. 2016;31(3).

Parte 5

Insuficiência medular

Capítulo 16

Anemia aplásica

Marcos Laércio Pontes Reis

Introdução

A anemia aplásica (AA) é uma doença autoimune, caracterizada pela substituição de tecido mieloide por tecido adiposo, levando a um "esvaziamento" do tecido responsável pela hematopoiese, o que resulta em pancitopenia no sangue periférico. É uma doença rara e heterogênea, caracterizada como uma síndrome de falência medular, sendo classicamente associada a importantes morbidade e mortalidade. Atualmente, houve muitos avanços no tratamento da anemia aplásica, em especial com a introdução dos agonistas de trombopoetina como primeira linha e em casos refratários, além da melhora nas diversas modalidades de transplante de medula óssea alogênico passíveis de serem utilizados, aumentando a expectativa de vida para cerca de 80% em 10 anos.[1-4]

A AA tem uma incidência estimada em torno de 2 a 3 milhões de habitantes na Europa e América do Norte, porém com incidência 2 a 3 vezes maior nos países asiáticos. No Brasil, tendo-se como base populacional o estado do Paraná, tem-se uma incidência de 2,1/milhão de habitantes ao ano. Não há diferença significativa entre os sexos, com distribuição bimodal de faixa etária, com picos entre 15 e 25 anos e acima de 60 anos.[1-6]

Definição e quadro clínico

A AA pode ser subdividida em dois grandes grupos: hereditárias e adquiridas. Nas hereditárias, existem várias síndromes genéticas que podem estar associadas com o desenvolvimento de AA, com destaque maior para anemia de Fanconi e disceratose congênita (Quadro 16.1). A AA hereditária (também chamada constitucional) é responsável por até 20% dos casos, desenvolvendo-se já nas primeiras décadas de vida, estando associada a alterações físicas, como baixa estatura, anormalidades de membros superiores ou inferiores, hipogonadismo e manchas café com leite. Entretanto, há casos hereditários que podem se apresentar com poucas alterações somáticas mesmo na vida adulta, devendo-se, assim, sempre ter especial atenção quanto a características clínicas do paciente, bem como histórico familiar de citopenias variadas, em especial quando se considera que a AA hereditária tem pouca resposta à imunossupressão convencional.[1,2]

Dentre as causas secundárias (AA adquirida), deve-se atentar para as possíveis causas listadas nos Quadros 16.2 e 16.3. Entretanto, em cerca de 70 a 80% dos casos de AA adquirida, não se consegue definir um agente causal. Há algum tempo, correlaciona-se também a gestação com AA, porém estudos mais atuais mostram que tal associação aparentemente é circunstancial; entretanto, sabe-se que mulheres previamente tratadas e em remissão de AA podem ter recaída de sua patologia durante esse período.[1,2]

Quadro 16.1: **Causas de anemia aplásica hereditária.**

- Anemia de Fanconi
- Disceratose congênita
- Síndrome de Shwachman-Diamond
- Síndromes não hematológicas (Dubowitz, Seckel, Down)
- Disfunção medular familiar
- Disgenesia reticular/amegacariocitose

Fonte: Vicari, 2014.

Quadro 16.2: **Causas de anemia aplásica adquirida.**

- Radiação
- Drogas/agentes químicos (benzenos)
- Doenças imunológicas
- Vírus (EBV, hepatites, parvovírus, HIV, CMV, HHV-6)
- Timoma
- DECH transfusional

Legenda: DECH: doença enxerto contra hospedeiro.

Fonte: Vicari, 2014.

Quadro 16.3: Medicamentos que podem estar implicados no desenvolvimento de AA adquirida.

- AINH (ibuprofeno, diclofenaco, piroxicam)
- Anticonvulsivantes (hidantoína, carbamazepina)
- Antibióticos (sulfonamida, cloranfenicol)
- Antiprotozoários (cloroquina, quinacrina)
- Antitireoidianos (metimazol, propiltiouracil)
- Sais de ouro

Fonte: Brodsky, 2014.

Os primeiros estudos em AA mostraram que linfócitos T de pacientes com aplasia inibem o desenvolvimento de células-tronco quando infundidas em pacientes normais, corroborando a fisiopatologia autoimune desta entidade. Atualmente, sabe-se que existe uma cascata de eventos que envolve linfócitos T citotóxicos, que atacam diretamente a célula-tronco hematopoiética, com liberação de fator de necrose tumoral alfa e interleucina 2, bem como a ação concomitante de células NK. Tal ataque autoimune resulta, em última instância, em aumento da apoptose e redução da quantidade de células-tronco, ocasionando, assim, a hipocelularidade medular característica.[2,4]

Há ainda o fato de que, na AA, existe uma alteração nas enzimas telomerases (que adicionam RNA nos telômeros a cada replicação celular), levando à redução do tamanho telomérico, ocasionada por mutações nos genes TERC e TERT. Não se sabe ainda se tal alteração atua ativamente na fisiopatologia da AA ou se é somente um epifenômeno passivo; entretanto, tais mutações podem ter uma correlação direta com chance de recaída/refratariedade e com evolução clonal da AA, que pode progredir para leucemias agudas ou para síndromes mielodisplásicas (SMD), o que ocorre em até 15% dos casos em 10 anos. Nessas situações, observa-se a aquisição de novas e variáveis alterações genéticas.[2,4]

O quadro clínico pode se iniciar de forma abrupta ou gradual e dependerá da severidade das citopenias. Podem ocorrer síndrome anêmica, com todos os seus comemorativos (astenia/lassidão, dispneia aos esforços, palidez cutaneomucosa), bem como síndromes hemorrágicas pela plaquetopenia (com sinais de alteração de hemostasia primária, como petéquias, equimoses e sangramentos cutaneomucosos) e finalmente infecções, que podem ser variadas, porém, em grande parte, causadas por bactérias ou fungos. O grau de neutropenia tem correlação direta com a chance de infecção, sendo mais suscetíveis aqueles que têm neutrófilos abaixo de 500/mm^3.[3,4]

Ao exame físico, não há grandes achados além dos supracitados, e alterações mais proeminentes, como linfonodomegalia ou esplenomegalia, devem alertar para outros diagnósticos diferenciais de pancitopenia.[2,4]

No hemograma, observa-se pancitopenia variada, com anemia normocítica ou macrocítica, devendo-se suspeitar do diagnóstico de AA quando se tiver hemoglobina abaixo de 10 g/dL, plaquetas abaixo de 50.000/mm^3 e neutrófilos abaixo de 1.500/mm^3. Há ainda marcada reticulocitopenia e ausência de outros comemorativos nos demais exames metabólicos. Para diagnóstico diferencial, deve-se sempre solicitar os exames citados no Quadro 16.4.[5]

Por fim, para conclusão diagnóstica, o mielograma deverá ser realizado (cujo resultado revelará hipocelularidade ou aumento relativo de linfócitos) com coleta de cariótipo, além de biópsia de medula óssea para confirmar a lipossubstituição do tecido hematopoiético, bem como para excluir infiltração neoplásica, mieloproliferativa ou fibrose medular.[2,4]

Quadro 16.4: Exames iniciais para AA.

- Hemograma, reticulócitos, exames metabólicos gerais, perfil de hemólise
- Sorologias (VHB, VHC, HIV, EBV, CMV, parvovírus B19)
- Dosagem sérica de vitamina B12 e ácido fólico
- Testes para doenças autoimunes
- Mielograma, cariótipo
- Imunofenotipagem para HPN
- Biópsia de medula óssea
- Tipagem HLA paciente e irmãos aparentados caso menores de 40 a 50 anos

Fonte: Vicari, 2014.

Uma vez confirmado o diagnóstico de AA, deve-se estratificá-la em 3 grupos, de acordo com os critérios de Camita-Bacigalupo:[4]

1. **AA severa:**
   - 25% de celularidade ou 50% de celularidade com 30% de tecido hematopoiético; e
   - 2 dos 3 seguintes critérios:
     - Neutrófilos abaixo de 500;
     - Plaquetas abaixo de 20.000;
     - Reticulócitos abaixo de 20.000.
2. **AA muito severa:**
   - Os mesmos critérios que AA severa, porém, com neutrófilos abaixo de 200.

3. **AA não severa:**
   - Não preenche critérios para AA severa ou muito severa.

Deve-se ter em mente que várias patologias podem cursar com medula óssea hipocelular, conforme discriminado no Quadro 16.5.

Quadro 16.5: **Diagnóstico diferencial de AA adquirida.**

- SMD (principalmente hipocelular)
- Hemoglobinúria paroxística noturna
- Anemia megaloblástica
- Hiperesplenismo
- Doenças de depósito
- Infecções
- AA hereditária
- Outras doenças primárias da medula óssea (leucemias agudas, doenças mielo e linfoproliferativas crônicas)

Fonte: Vicari, 2014.

Por vezes, é difícil a diferenciação correta entre SMD e AA, já que ambas podem cursar com pancitopenia e com hipocelularidade medular. Entretanto, há algumas diferenças que podem nortear o diagnóstico diferencial entre essas duas patologias, conforme discriminado no Quadro 16.6.[2]

Quadro 16.6: **Diagnóstico diferencial entre SMD e AA.**

Característica	SMD	AA
Celularidade	Geralmente aumentada ou normal; em 15% dos casos SMD hipocelular	Sempre diminuída
CD34	Normal ou aumentado	Diminuído
Diseritropoiese	Comum	Incomum
Displasia megacariocítica	Comum	Nunca
Aumento de blastos	Comum	Nunca

Fonte: Brodsky, 2014.

Outro diagnóstico diferencial de suma importância se faz com hemoglobinúria paroxística noturna (HPN). Nesta patologia, tem-se uma mutação genética no gene PIG-A que deixa de produzir uma proteína de superfície celular chamada GPI. Tal proteína "ancora" antígenos de superfície que protegem fisiologicamente a célula da ação do complemento, em especial CD55 e CD59. Uma vez que a GPI não é expressa, com consequente perda dos antígenos supracitados, ocorre uma hiperativação do complemento com hemólise e ativação plaquetária e de fatores de coagulação, com forte possibilidade de trombose em sítios variados.[8]

Segundo estudos recentes, pelo menos 45% dos casos de AA terão clone HPN positivo. Tal associação ainda tem sua causa desconhecida, porém acredita-se que a ausência da GPI também resulte em falta de expressão de antígenos de superfície importantes para ativação de células T, o que poderia conferir uma vantagem clonal para HPN. Sabe-se, ainda, que a presença de clone HPN confere maior chance de resposta da AA à imunossupressão. Há de se destacar que as duas patologias podem ter espectros intercambiáveis, sendo muito comum pacientes com AA que estejam em remissão evoluírem com sintomas de HPN associados a aumento da quantidade de clones desta patologia, ou vice-versa.[8-10]

Finalmente, relembra-se que há pacientes adultos que podem evoluir com poucas características clínicas que alertem para o diagnóstico de AA hereditária. Para tal, deve-se solicitar para todos os pacientes adultos com menos de 20 anos o teste do diepoxibutano (DEB test) para anemia de Fanconi, além de se atentar para histórico familiar de anormalidades hereditárias ou citopenias.[2,4]

Tratamento

O tratamento deve ser realizado em todos os pacientes que têm AA severa e muito severa, visando sempre à recuperação da hematopoiese do paciente, seja por transplante de células-tronco hematopoiéticas alogênico (TCTH) ou por imunossupressão.

Medidas de suporte

Pacientes com AA devem ser transfundidos com plaquetas ou hemácias irradiadas (para evitar a doença enxerto contra hospedeiro transfusional) e filtradas (tanto para evitar sensibilização quanto para transmissão de CMV). Devem-se evitar transfusões pareadas com familiares, pelo aumento de possibilidade de anticorpos anti-HLA que possam vir a interferir em possíveis escolhas de doadores para TCTH. Por fim, **sugere-se** manter hemoglobina acima de 6 g/dL e plaquetas acima de 10.000/mm^3, ratificando-se que tais níveis não devem ser encarados rigidamente, podendo ser variáveis de acordo com o quadro clínico.[2,4,10]

Uma das maiores causas de mortalidade nestes pacientes é a infecção, podendo-se, dessa forma, fazer uso de antibioticoterapia profilática, especialmente se pacientes com neutrófilos abaixo de 500, e com introdução de quinolonas e antifúngicos azólicos e profilaxia antiviral para os pacientes em uso de imunossupressão. Evita-se o uso de sulfas pela possibilidade de piora de pancitopenia.[2,4,5]

Finalmente, o uso de fator estimulador de colônia de granulócitos não tem qualquer impacto na sobrevida do paciente, devendo ser instituído somente no contexto de *clinical trials* ou situações específicas, como sepse grave ou após uso de terapia imunossupressora com globulina antitimocítica.[4,5]

TCTH

O TCTH alogênico, até o presente momento, é a única terapia curativa para AA severa ou muito severa, devendo ser o TCTH de doador aparentado compatível o tratamento de primeira escolha para todos os pacientes abaixo de 40 anos, preferencialmente tendo como fonte de células a própria medula óssea. Tal idade pontual é utilizada, pois as curvas de sobrevida começam a piorar com a progressão da faixa etária; entretanto, há protocolos em vários locais do mundo que transplantam pacientes até 50 anos.[4]

Tal tratamento não deve ser postergado, tendo correlação direta com a idade do paciente, quantidade de transfusões, terapia prévia utilizada e grau de neutropenia, fazendo com que o TCTH na AA seja um **tratamento de urgência**, devendo o paciente ser encaminhado o quanto antes a um centro transplantador. Atualmente, a sobrevida global em 5 anos pós-TCTH alogênico aparentado alcança excelentes índices de até 89%. Apesar dos excelentes resultados, somente cerca de 30% dos pacientes com AA terão doador aparentado compatível.[2-5]

As demais modalidades de transplante devem ser reservadas para pacientes refratários ou em recaída.[5]

Terapia imunossupressora

Se o paciente não tem doador aparentado compatível ou tem idade que contraindique o TCTH, faz-se a opção de tratamento imunossupressor com ciclosporina e globulina antitimocítica/antilinfocítica (Quadros 16.7 e 16.8). Tal tratamento alcança índices de remissão comparáveis aos do TCTH; entretanto, a imunossupressão não é uma modalidade terapêutica curativa, além de apresentar maior risco de recaída e de evolução para outras doenças hematológicas quando comparado ao TCTH.[4]

Atualmente, já se comprovou a superioridade da globulina antitimocítica de cavalo em relação à globulina de coelho; porém, somente há disponibilidade da última no Brasil.[11]

No protocolo de terapia imunossupressora, a corticoterapia é utilizada por curto período, estando reservada para profilaxia de doença do soro relacionada ao uso de globulina antilinfocítica de qualquer origem. Sabe-se que a corticoterapia a longo prazo não tem impacto nas taxas de remissão e sobrevida destes pacientes.[4,5]

O uso de outros imunossupressores em primeira linha, como micofenolato e alentuzumabe, foi desapontador, não sendo indicado nesta situação.[2]

Os critérios de resposta à imunossupressão encontram-se detalhados no Quadro 16.9. Vale destacar que se deve aguardar qualquer nível de resposta a esta modalidade de tratamento por pelo menos 6 meses, quando então se considera o paciente refratário.

Quadro 16.7: Esquemas imunossupressores para AA.

Globulina antitimocítica
• Globulina antitimocítica de cavalo (ATGAM®, 250 mg, frasco de 5 mL, 50 mg/mL): 40 mg/kg/dia 1 vez ao dia, por 4 dias. • Globulina antitimocítica de coelho (THYMOGLOBULINA®, 25 mg, frasco de 5 mL): 2,5 mg/kg/dia 1 vez ao dia, por 5 dias.
Ciclosporina
• Ataque: 5 mg/kg/dia divididos em duas doses, visando ciclosporina sérica entre 200 e 300 ng/mL. Iniciar no mesmo dia que a globulina antitimocítica. • Manutenção: manter dose máxima até estabilização de contagens de hemograma, por no mínimo 12 meses; redução lenta de 25 mg a cada 2 a 3 meses, período total de redução de cerca de 1 ano.
Corticoterapia
• Ataque: metilprednisolona 1 mg/kg/dia, **antes** da dose de globulina antitimocítica. • Manutenção: após finalizar doses pré-globulina, passar para prednisona 1 mg/kg/dia por 2 semanas, com redução posterior em 2 semanas.

Fonte: Peslak; Olson; Babushok, 2017; Killick; Bown et al., 2016; Vicari, 2014.

Quadro 16.8: **Cuidados na administração de globulina antitimocítica.**

- Administração em internação hospitalar com acesso central, em SF 0,9% 500 a 1.000 mL.
- Infusão contínua em bomba por 12 a 18 horas.
- Administrar pré-medicação com anti-histamínico e corticoide.
- Primeira dose deve ser infundida lentamente, 100 mL em 1 hora.
- Manter nível plaquetário acima de 20.000 antes de cada infusão.
- Introduzir antibioticoterapia profilática (quinolona, antifúngico, antiviral).

Fonte: Killick; Bown et al., 2016.

Quadro 16.9: **Critérios de resposta para imunossupressão na AA.**

Resposta completa	• Concentração de hemoglobina normal para a idade. • Plaquetas acima de 150.000. • Neutrófilos acima de 1.500.
Resposta parcial	• Não preenche mais critérios para AA severa ou muito severa. • Independência transfusional.
Ausência de resposta	• Preenche critérios para AA severa ou muito severa. • Dependência transfusional.

Fonte: Killick; Bown et al., 2016.

Outros medicamentos

Andrógenos (danazol, oximetolona) também podem ser utilizados em pacientes que tenham alguma contraindicação à terapia imunossupressora ou ao TCTH, porém com resultados conflitantes. Há necessidade de vigilância quanto a efeitos colaterais, especialmente hepáticos e renais, além de masculinização quando utilizados em mulheres.[4,5]

Refratários ou recaída

Apesar de toda a evolução no tratamento de primeira linha para AA, cerca de 35% dos pacientes recairão de sua patologia após imunossupressão, e outros 35% serão primariamente refratários.[4]

Pode-se, nesses casos, realizar novo ciclo de globulina antitimocítica, preferencialmente mudando-se a origem do medicamento (cavalo *versus* coelho). Ressalta-se, contudo, que, caso o paciente tenha sido refratário ao uso de globulina, a chance de remissão com novo ciclo é em torno de 35% (podendo chegar, de acordo com alguns estudos, a somente 9,5%) e em torno de 60% para aqueles que inicialmente responderam com posterior recaída.[5]

Considerando-se a resposta variável com novo ciclo de imunossupressão, pode-se lançar mão de outros tipos de modalidade de TCTH alogênico com o uso de doadores não aparentados ou doadores haploidênticos. Com o progresso da terapia de suporte nesses tipos de transplante, alcançam-se excelentes resultados, com dados de sobrevida geral semelhantes para ambas as modalidades quando comparados ao TCTH aparentado. Especialmente o TCTH haploidêntico tem atingido resultados tão satisfatórios que alguns centros já o consideram como primeira linha na faixa etária pediátrica. Por sua vez, o uso de sangue de cordão umbilical como fonte de células-tronco tem seu uso limitado, especialmente pela maior chance de falha de enxertia.[3,4,12]

Alentuzumabe (Campath®), um anticorpo monoclonal anti CD-52, antígeno expresso tanto em células B quanto T, já é amplamente utilizado em outras doenças autoimunes, tendo resultados satisfatórios em pacientes refratários e sem condições para TCTH. Ressalta-se que tal medicamento tem índices de resposta menores do que a associação globulina antitimocítica e ciclosporina, não sendo utilizado como imunossupressão de primeira linha.[2]

Por fim, um dos grandes avanços no tratamento da AA foi o uso de eltrombopag (Revolade®), um agonista da trombopoetina via oral, inicialmente utilizado para tratamento de púrpura trombocitopênica imunológica (PTI). Os primeiros estudos deste medicamento em AA revelaram chance de remissão em torno de 40%, com repovoamento da medula óssea comprovado por biópsias de medula óssea seriadas. Em um subgrupo de pacientes, inclusive, o medicamento foi suspenso com resposta completa mantida.[13]

Tais promissores resultados levaram ao estudo da associação de eltrombopag com globulina antitimocítica de cavalo e ciclosporina em pacientes virgens de tratamento, obtendo-se excelentes taxas de resposta geral em 6 meses de até 94%, fazendo com que este protocolo seja utilizado como primeira linha em vários locais do mundo; entretanto, o agonista de trombopoetina em questão não se encontra autorizado ainda como primeira escolha de tratamento no Brasil, podendo-se, porém, utilizá-lo em pacientes refratários.[13]

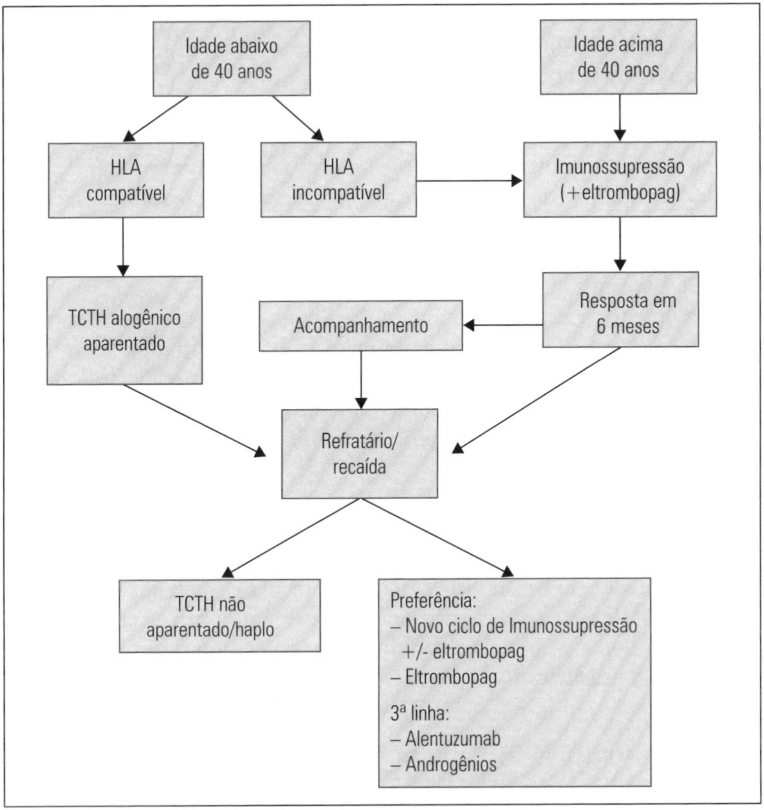

Fluxograma 16.1: **Fluxograma para tratamento de anemia aplásica adquirida.**

Fonte: Boddu; Kadia, 2017.

Tratamento em grupos especiais

Pacientes com AA não severa podem ter tanto conduta expectante quanto tratamento imunossupressor padrão, de acordo com a dependência transfusional e o grau de citopenia (não na celularidade da medula óssea), devendo a decisão terapêutica ser analisada caso a caso. Sabe-se ainda que tais pacientes podem evoluir para AA severa ou muito severa em até 20% dos casos, com necessidade, consequentemente, de estrita observação destes. Por fim, desconhece-se se o tratamento da AA não severa impacta na sobrevida global do paciente, o que não se aplica quando se trata AA severa ou muito severa.[2,4]

Na gravidez, as pacientes podem vir a ter recaída de sua AA, ou ainda, a gravidez pode ser um gatilho para início dessa patologia, apesar dos baixos níveis de evidência que reforçam essa relação. Independentemente disto, a terapia de suporte é a base do tratamento nestas situações, com a finalidade de levar a gravidez a termo. Pode-se ainda utilizar ciclosporina com segurança, todavia, o uso de globulina antitimocítica, TCTH ou outros **não** é apropriado para este grupo.[4,5]

Finalmente, em pacientes acima de 60 anos, deve-se priorizar o uso de imunossupressão, especialmente pelos pobres resultados nessa faixa etária quando o TCTH é utilizado. Por outro lado, em pacientes muitos idosos que não têm condições clínicas de serem submetidos a tratamento com globulina antitimocítica, pode-se tentar ciclos de androgênios com ciclosporina.[4,15]

Assim, ao longo dos anos, a AA passou de uma doença de altíssima mortalidade para uma doença com várias opções de tratamento, melhorando substancialmente as curvas de sobrevida geral e de morbimortalidade. Infelizmente, no Brasil, pela carência de recursos, dificuldade de acesso a medicações e pela carência de centros transplantadores espalhados pelo país, a AA ainda se configura como um grande desafio terapêutico para a hematologia brasileira.

Referências bibliográficas

1. Pasquini R, Bittencourt MA, Medeiros LA. Anemia aplásica. In: Zago MA, Falcão RP, Pasquini R. Tratado de hematologia. 2. ed. São Paulo: Atheneu; 2013. 95-102.
2. Brodsky RA. Acquired aplastic anemia. In: Wintrobe's clinical hematology. Philadelphia: Lippincott, Williams and Wilkins; 2014. 2231-50.
3. Peslak SA, Olson T, Babushok DV. Diagnosis and treatment of aplastic anemia. Curr Treat Options Oncol. 2017 Nov 16;18(12):70-89.
4. Boddu PC, Kadia TM. Updates on the pathophysiology and treatment of aplastic anemia: a comprehensive review. Expert Rev Hematol. 2017 May;10(5):433-448.
5. Killick SB, Bown N, Cavenagh J, Dokal I, Foukaneli T, Hill A et al. Guidelines for the diagnosis and management of adult aplastic anaemia. Br J Haematol. 2016 Jan;172(2):187-207.
6. Kook H, Chung NG, Kang HJ, Im HJ. Acquired aplastic anemia in Korean children: treatment guidelines from the Bone Marrow Failure Committee of the Korean Society of Pediatric Hematology Oncology. Int J Hematol. 2016 Apr;103(4):380-6.

7. Vicari, P. Anemia aplásica. In: Baiocchi OCCG, Penna AMD. Guia de bolso de hematologia. 1. ed. São Paulo: Atheneu; 2014. 95-102.
8. Yenerel MN, Muus P, Wilson A, Szer J. Clinical course and disease burden in patients with paroxysmal nocturnal hemoglobinuria by hemolytic status. Blood Cells Mol Dis. 2017 Jun;65:29-34.
9. Morado M, Sandes AF, Colado E, Subirá D, Isusi P, Noya MS, et al. Diagnostic screening of paroxysmal nocturnal hemoglobinuria: prospective multicenter evaluation of the current medical indications. Cytometry B Clin Cytom. 2017 Sep;92(5):361-370.
10. Sahin F, Akay OM, Ayer M, Dal MS, Ertop S, Ilhan O et al. Pesg PNH diagnosis, follow-up and treatment guidelines. Am J Blood Res. 2016 Aug 5;6(2):19-27.
11. Scheinberg P, Nunez O, Weinstein B, Scheinberg P, Biancotto A, Wu CO et al. Horse versus rabbit antithymocyte globulin in acquired aplastic anemia. N Engl J Med. 2011 Aug 4;365(5):430-8.
12. Kumar R, Bonfim C, George B. Hematopoetic cell transplantation for aplastic anemia. Curr Opin Hematol. 2017 Nov;24(6):509-514.
13. Desmond R, Townsley DM, Dumitriu B, Olnes MJ, Scheinberg P, Bevans M et al. Eltrombopag restores trilineage hematopoiesis in refractory severe aplastic anemia that can be sustained on discontinuation of drug. Blood. 2014 Mar 20;123(12):1818-25.
14. Townsley DM, Scheinberg P, Winkler T, Desmond R, Dumitriu B, Rios O, et al. Eltrombopag added to standard immunosuppression for aplastic anemia. N Engl J Med. 2017 Apr 20;376(16):1540-1550.
15. Bacigalupo, A. How I treat acquired aplastic anemia. Blood. 2017 Mar 16;129(11):1428-1436.

Capítulo 17

Síndrome mielodisplásica

Marinus de Moraes Lima ○ Fabio Pires de Souza Santos

As **síndromes mielodisplásicas** (SMD) constituem um grupo de doenças hematológicas clonais da célula-tronco hematopoiética que estão associadas a citopenias em sangue periférico, alterações displásicas na hematopoiese e risco de evolução para leucemia mieloide aguda (LMA). **As citopenias crônicas (anemia, neutropenia e trombocitopenia) são responsáveis pelas manifestações clínicas do paciente.**

- **Incidência:** cerca de 5 casos a cada 100 mil pessoas por ano na população em geral, mas aumenta para 20 a 50 casos a cada 100 mil pessoas por ano após os 60 anos.
- **Patogênese:** pouco compreendida. Uma sequência de alterações genéticas adquiridas resulta no desenvolvimento de um clone anômalo com instabilidade genética da célula-tronco. Este clone apresenta alterações na proliferação e maturação, levando a um aumento da **apoptose intramedular** (sendo esse o fator responsável pelas citopenias nos estágios iniciais da doença).

Importante: Com a evolução da doença, a apoptose decresce e a proliferação aumenta, podendo levar à transformação leucêmica, devido à instabilidade genômica e adição de novas alterações cromossômicas.

- **Classificação:** a primeira classificação desse grupo de doenças é de 1982, na qual foram categorizadas sete categorias pela FAB (Classificação Franco-Americana-Britânica). Atualmente, é utilizada a nomenclatura da OMS (Organização Mundial de Saúde) de 2008 (Quadro 17.1).

Quadro 17.1: **Classificação da SMD segundo a OMS.**

Classificação (OMS)	Características
Citopenia refratária com displasia em uma linhagem: • Anemia refratária (AR) • Neutropenia refratária (NR) • Trombocitopenia refratária (TR)	O percentual de blastos na medula óssea é inferior a 5%. Para o diagnóstico, a citopenia deve persistir por seis meses sem nenhuma outra causa que a justifique.
Anemia refratária com sideroblastos em anel	O percentual de blastos na medula óssea é inferior a 5%, com presença de sideroblastos em anel $\geq$ 15%. Alterações displásicas são restritas à linhagem eritroide.
Citopenia refratária com displasia multilinhagem	O percentual de blastos na medula óssea é inferior a 5%. Alterações displásicas são observadas em pelo menos 10% das células de duas linhagens envolvidas. Pode haver ou não sideroblastos em anel.
Anemia refratária com excesso de blastos (AREB)	Alterações displásicas observadas em uma ou mais linhagens, com presença de mais blastos na medula óssea. Há dois tipos: • Tipo I: 5 a 9% • Tipo II: 10 a 19%
SMD associada com deleção isolada do braço longo do cromossomo 5	O percentual de blastos na medula óssea é inferior a 5%. Apresenta anemia e há displasia de linhagem megacariocítica. Há a presença de deleção intersticial do braço longo do cromossomo 5 (del(5q)).
SMD não classificada	Alterações displásicas observadas em $<$ 10% de uma ou mais linhagens, acompanhadas de alteração citogenética específica. O percentual de blastos na medula óssea é inferior a 5%.

Além desses subtipos, reconhecidos pela OMS, outros três subtipos de SMD merecem menção (Quadro 17.2).

Quadro 17.2: **Subtipos de SMD.**

SMD hipocelular	Alterações displásicas com hipocelularidade na medula óssea (deve-se fazer diagnóstico diferencial com anemia aplásica).
SMD com mielofibrose	Alterações displásicas em uma ou mais linhagens, com presença de fibrose acentuada.
SMD pós-quimioterapia/ radioterapia	Presença de alterações displásicas em pacientes com história prévia de exposição a agentes alquilantes e/ou análogos de purina e/ou radioterapia.

Diagnóstico

O diagnóstico deve ser considerado em pacientes com citopenias isoladas ou combinadas, associadas a alterações de maturação em uma ou mais linhagens hematopoiéticas.

A maioria dos casos de SMD é idiopática, porém causas secundárias devem ser pesquisadas.

Atenção: Deve ser considerada em todo paciente com citopenias em sangue periférico sem uma causa clara e que tenham alterações displásicas em pelo menos 10% das células hematopoiéticas de uma ou mais linhagens na medula óssea, aumento do número de blastos ou presença de alterações citogenéticas clonais.

Investigação

História clínica

- Quimioterapia;
- Radioterapia;
- Imunoterapia;
- Iodoterapia;
- Medicações concomitantes: metotrexate, sulfametoxazol-trimetoprim;
- Alcoolismo;
- Tabagismo;
- Tendência a sangramentos;
- Infecções;
- Doenças preexistentes (anemia de Fanconi).

- **Causas não malignas de citopenias excluídas:** realizar o estudo morfológico completo da medula óssea, incluindo mielograma e biópsia, para avaliar possíveis anormalidades de precursores hematopoiéticos, celularidade, fibrose, além de coleta de material para realização de citogenética (identificação de anormalidades cromossômicas).

Atenção: As alterações cromossômicas associadas à SMD são, na maioria das vezes, detectadas pela citogenética clássica, mas há casos em que não se identifica a anormalidade pelo cariótipo convencional, sendo necessária a realização do FISH (hibridização *in situ* por fluorescência). O custo dessa metodologia é alto, sendo recomendado em situações específicas, em que o resultado poderá oferecer informações que venham a modificar a terapêutica.

Estratificação de risco

Sistemas prognósticos foram criados visando definir melhor a SMD quanto à sobrevida global e risco de transformação leucêmica. Os principais são: escore prognóstico internacional IPSS, que foi revisado recentemente (IPSS-R).

IPSS

Tabela 17.1: Escore prognóstico internacional (IPSS) para SMD.

Pontuação	0	0,5	1,0	1,5	2,0
% blastos	< 5	5 a 10	–	11 a 20	21 a 30
Citopenias[1]	0 ou 1	2 ou 3	–	–	–
Cariótipo[2]	Baixo risco	Intermediário	Alto risco		

Legenda: (1) Citopenias: neutrófilos < 1.500/mm³ ou plaquetas < 100.000/mm³ ou hemoglobina < 10 g/dL; (2) Cariótipo de baixo risco: normal, deleção do cromossomo Y, deleção do braço longo do cromossomo 5 ou deleção do braço longo do cromossomo 20. Cariótipo de risco intermediário: todas as demais alterações citogenéticas. Cariótipo de risco alto: alterações complexas (> 3) ou alterações citogenéticas envolvendo o cromossomo 7.

Tabela 17.2: Grupos de risco segundo IPSS para SMD.

Grupo	Pontos	Sobrevida livre de LMA (a)	Sobrevida global (a)
Baixo	0	5,7	5,7
Intermediário-1	0,5 a 1,0	2,7	3,5
Intermediário-2	1,5 a 2,0	0,95	1,2
Alto	≥ 2,5	0,3	0,4

IPSS-R

Tabela 17.3: Escore prognóstico internacional revisado (IPSS-R) para SMD.

Variável	Pontos						
	0	0,5	1	1,5	2	3	4
% Blastos MO	≤ 2	–	> 2 ≤ 5	–	5 a 10	> 10	–
Cariótipo[1]	Muito bom	–	Bom	–	Int.	Ruim	Muito ruim
Hb	≥ 10	–	8 ≤ 10	< 8	–		–
Neutrófilos	≥ 0,8	< 0,8					
Plaquetas	≥ 100	50 a 99	< 50				

Legenda: [1] Cariótipo muito bom: del(11 q), –Y; cariótipo bom: normal, der(1;7), del(5q) ± 1 alteração, del(20q), del(12p); Cariótipo intermediário: –7/7q- isolado, + 8, i(17q), + 19, + 21, qualquer outra alteração isolada ou duplas; Cariótipo ruim: –7/7 q- + 1 alteração, 3q21/3q26, 3 alterações; Cariótipo muito ruim: > 3 alterações.

Tabela 17.4: Grupos de risco segundo IPSS-R para SMD.

Grupo	Pontos	Sobrevida livre de LMA (a)	Sobrevida global (a)
Muito baixo	≤ 1,5	NR	8,8
Baixo	> 1,5 a 3,0	10,8	5,3
Intermediário	> 3,0 a 4,5	3,2	3,0
Alto	> 4,5 a 6	1,4	1,6
Muito alto	> 6	0,73	0,8

Tratamento

Os objetivos do tratamento baseiam-se na abordagem do componente de falência medular (citopenias) e na prevenção da progressão para leucemia aguda. Existem variáveis importantes na definição do tratamento, sendo que a idade, o *performance status* e o escore prognóstico são fatores que influenciam para o seguimento, sendo necessário individualizar cada paciente.

Dependendo da situação, o tratamento pode incluir desde a observação clínica e terapia de suporte para melhoria dos sintomas ocasionados pelas citopenias até o uso de agentes imunomoduladores, agentes imunossupressores, agentes hipometilantes, citorredutores e transplante de medula óssea (este considerado o único tratamento curativo).

A terapia de suporte visa à melhora dos sintomas ocasionados pelas citopenias. Incluem o uso de fatores de crescimento e a terapia transfusional.

Terapia de suporte

- **Fatores de crescimento:** podem ser utilizados fatores estimuladores de colônias de granulócitos **(G-CSF)** e eritropoetina exógena **(EPO)**, e a associação desses fatores demonstra um **benefício sinérgico adicional**.

Importante: A EPO pode ser utilizada em pacientes com anemia refratária e ARSA. No início do tratamento, deve-se dosar a EPO endógena. Caso o valor seja > 200 U/L, há menor chance de resposta à eritropoetina.

- **Terapia transfusional:** os dados disponíveis sobre os critérios para o uso de terapia transfusional na SMD são limitados, dependendo dos sintomas de cada paciente e da avaliação do médico-assistente. **O início da exigência regular de transfusões de hemácias nesses pacientes está associado a um pior prognóstico.**
- O objetivo da terapia transfusional é melhorar a qualidade de vida e evitar os sintomas da anemia, dano isquêmico e sangramentos. Como recomendação geral, todos os pacientes com anemia grave (hemoglobina inferior a 7 a 8 g/dL) ou sintomática devem receber transfusão de hemácias.

Atenção: Os pacientes que recebem transfusão regularmente invariavelmente desenvolvem sobrecarga de ferro secundária, sendo indicada a quelação quando a ferritina encontrar-se > 1.000 ng/mL, embora esta terapêutica ainda careça de mais estudos demonstrando um benefício em qualidade de vida e sobrevida. As opções recomendadas são a desferroxamina (2 g/dia via subcutânea) ou o deferasirox (20 mg/kg/dia).

Os níveis de plaquetas que predispõem pacientes com SMD a sangramentos não estão bem definidos e variam consideravelmente entre os pacientes. **A administração profilática de transfusões de plaquetas é recomendada em doentes com uma contagem de plaquetas inferior a 10.000/mm³ ou em doentes que apresentem hemorragia e plaquetopenia < 30 a 50.000/mm³.** Trombocitopenia crônica persistente não exige rotineiramente a administração profilática de transfusões de plaquetas.

Agentes imunomoduladores

Usados devido aos seus efeitos antiangiogênicos e anti-inflamatórios, melhorando a eficiência da hematopoiese e, com isso, diminuindo a necessidade transfusional.

- **Talidomida:** único agente capaz de reduzir ou abolir a dependência de transfusão em uma boa parte dos pacientes, mas o tratamento a longo prazo foi significativamente afetado pela toxicidade neurológica.
- **Lenalidomida:** um análogo da talidomida que apresenta menos efeitos adversos, além de demonstrar resultados semelhantes aos da talidomida, principalmente em pacientes com SMD associada à deleção isolada do braço longo do cromossomo 5, **tornando-se o principal tratamento para essa classe de pacientes**.

Há mecanismos imunes implicados na patogênese da falência medular da SMD.

As doses iniciais recomendadas são:

- Talidomida – 100 mg/dia.
- Lenalidomida – 10 mg/dia.

Os efeitos colaterais incluem pancitopenia (lenalidomida), alteração do hábito intestinal e neuropatia (talidomida). Ambas as drogas aumentam o risco de trombose e são teratogênicas.

Agentes imunossupressores

Critérios:

- Idade inferior a 60 anos.
- Menos de 5% de blastos na medula.
- Citogenética normal.

- Pacientes com dependência transfusional que não responderam ao uso de fatores de crescimento hematopoiéticos.

Agentes hipometilantes

Dois agentes principais têm sido utilizados amplamente em pacientes com SMD: 5-azacitidina e decitabina. Não há estudos que denotam evidências que uma droga é melhor que a outra, porém em estudo randomizado *versus* terapia padrão, a 5-azacitidina levou a um ganho de sobrevida global. São empregados de **primeira linha** em pacientes considerados de alto e muito alto risco e naqueles que não são candidatos ao transplante alogênico de células-tronco hematopoiéticas, e em **segunda linha** nos pacientes com risco baixo ou intermediário que falharam com outras terapêuticas e que mantêm necessidade transfusional.

As doses recomendadas são:

- 5-Azacitidina: 75 mg/m²/dia por 7 dias consecutivos a cada 4 semanas (via subcutânea).
- Decitabina: 20 mg/m²/dia por 5 dias consecutivos a cada 4 semanas (via endovenosa).

Tratamento de escolha para pacientes jovens com doador alogênico. Considerada a única modalidade terapêutica curativa.
Na ausência de doador aparentado, recomenda-se a inscrição do paciente em um centro de busca de doadores de medula óssea para realização de um transplante não aparentado.

Fármacos atuam durante a fase S do ciclo celular, incorporando-se no DNA, causando perda progressiva da metilação aberrante que inibe a diferenciação de células normais. Esses agentes promovem a diferenciação mieloide *in vitro.* **Para o efeito desejado, são necessários alguns meses de terapia.**

Transplante de medula óssea

Recomendação:	Regime mieloablativo para pacientes abaixo de 55 anos que estejam na categoria **IPSS alto ou muito alto risco**. Para pacientes com riscos mais baixos, pode ser considerado o TMO alogênico em casos individuais (p. ex.: pacientes com fibrose medular, dependência transfusional importante).

Regimes de intensidade reduzida podem ser utilizados, permitindo a realização do transplante em pacientes com até 75 anos ou pacientes jovens com comorbidades.

Referências bibliográficas

1. Bejar R, Stevenson K, Abdel-Wahab O et al. Clinical effect of point mutations in myelodysplastic syndromes. N Engl J Med. 2011;364:2496-506.
2. Cheson BD, Greenberg PL, Bennett JM et al. Clinical application and proposal for modification of the International Working Group (IWG) response criteria in myelodysplasia. Blood. 2006;108:419-25.
3. Fenaux P, Mufti GJ, Hellstrom-Lindberg E et al. Efficacy of azacitidine compared with that of conventional care regimens in the treatment of higher-risk myelodysplastic syndromes: a randomized, open-label, phase III study. Lancet Oncol. 2009;10:223-32.
4. Greenberg P, Cox C, LeBeau MM et al. International scoring system for evaluating prognosis in myelodysplastic syndromes. Blood. 1997;89:2079-88.
5. Greenberg PL, Tuechler H, Schanz J et al. Revised international prognostic scoring system for myelodysplastic syndromes. Blood. 2012;120:2454-65.
6. Hellstrom-Lindberg E, Negrin R, Stein R et al. Erythroid response to treatment with G-CSF plus erythropoietin for the anaemia of patients with myelodysplastic syndromes: proposal for a predictive model. Br J Haematol. 1997;99:344-51.
7. Kantarjian H, Oki Y, Garcia-Manero G et al. Results of a randomized study of 3 schedules of low-dose decitabine in higher-risk myelodysplastic syndrome and chronic myelomonocytic leukemia. Blood. 2007;109:52-7.
8. List A, Dewald G, Bennett J, et al: Lenalidomide in the myelodysplastic syndrome with chromosome 5q deletion. N Engl J Med. 2006;355:1456-65.
9. Mufti GJ, Potter V. Myelodysplastic syndromes: who and when in the course of disease to transplant. Hematology Am Soc Hematol Educ Program. 2012;2012:49-55.
10. Santos FP, Kantarjian H, Garcia-Manero G et al. The search for better prognostic models in myelodysplastic syndromes. Curr Hematol Malig Rep. 2011;6:13-21.
11. Sloand EM, Barrett AJ. Immunosuppression for myelodysplastic syndrome: how bench to bedside to bench research led to success. Hematol Oncol Clin North Am. 2010;24:331-41.
12. Swerdlow S, Campo E, Harris N et al. WHO classification of tumors of haematopoietic and lymphoid tissues. 4th ed. Lyon: IARC Press; 2008.

Capítulo 18

Hemoglobinúria paroxística noturna (HPN)

Fernanda Maria Morselli Ramalho

Introdução

A HPN é uma doença rara e adquirida da célula-tronco hematopoiética. Sua raridade e diversidade clínica levam, muitas vezes, a um atraso ao diagnóstico e, consequentemente, ao tratamento. A incidência é de cinco a dez casos por milhão, podendo ser subestimada, com idade média de 30 anos, afetando igualmente homens e mulheres.

A doença é progressiva e potencialmente fatal, com sobrevida de 65% em cinco anos em pacientes em cuidado de suporte.

Patogênese

A HPN é causada por uma mutação adquirida na célula-tronco hematopoiética, que pode surgir como uma doença nova ou em um contexto de doença hematológica subjacente, como anemia aplástica (AA), síndrome mielodisplásica (SMD) ou mielofibrose primária.

A mutação ocorre no gene PIGA (fosfatidilinositol glicano, classe A), responsável pela síntese da âncora glicosilfosfatidilinositol (GPI), que se liga a várias proteínas na superfície celular. Localiza-se no cromossomo X, e a mutação em apenas um alelo já causa o fenótipo da doença, tendo, assim, incidência equivalente em homens e mulheres. Um largo espectro de mutações tem sido descrito, inclusive, encontram-se raras células sanguíneas circulantes com mutação PIGA em indivíduos sadios.

Para manifestação da doença, deve haver uma expansão clonal da célula portadora da mutação. O mecanismo que gera esta expansão clonal é desconhecido, existindo algumas hipóteses, como nos casos de AA em que ocorre uma resistência das células mutadas ao ataque imunomediado.

A perda da âncora GPI leva à redução ou ausência de várias proteínas na superfície celular, como as proteínas regulatórias do sistema complemento CD55 (*decay accelerating fator – DAF,* inibe a C3 convertase) e o CD59 (*membrane inhibitor of reactive lysis – MIRL*, bloqueia a formação do complexo de ataque à membrana), levando à hemólise mediada pelo complemento.

Manifestações clínicas

A HPN apresenta uma variedade de achados clínicos e, em geral, a severidade da doença está relacionada ao tamanho e ao tipo de clone. A maioria dos pacientes apresenta fadiga, geralmente desproporcional ao grau de anemia, com prejuízo significante na qualidade de vida. A anemia pode não estar presente, dependendo da resposta medular e reticulocitose.

A hemólise intravascular gera sintomas de anemia (fadiga, dispneia, hemoglobinúria), sintomas associados à liberação de hemoglobina livre e diminuição do óxido nítrico (fadiga, dor abdominal, disfagia, odinofagia, disfunção erétil, dor torácica) e trombose.

A hemólise não é exclusivamente noturna, podendo ocorrer a qualquer hora do dia, e sua intensidade depende do grau de deficiência das proteínas e da presença de situações que ativam o sistema complemento, como infecções, cirurgias, exercícios físicos, transfusões, deficiência de ferro ou uso de álcool.

Quadro 18.1: Classificação da HPN.

HPN clássica	Hemólise intravascular, na ausência de outra doença hematológica.
HPN no contexto de outra doença hematológica	Hemólise na presença de AA, SMD, mielofibrose primária.
HPN subclínica	Pequeno clone HPN sem hemólise.

A hipertensão pulmonar pode ocorrer em até 40% dos pacientes e é causada pela depleção de ON e/ou por embolia pulmonar.

A doença renal crônica pode ser encontrada em até 60% dos pacientes, sendo causada pela hemoglobina livre ou depósito renal de ferro.

A trombose tem incidência de 5 a 40% e é a maior causa de morte na HPN. O envolvimento pode ser venoso ou arterial, com preferência para o território venoso. A apresentação pode ser abrupta, insidiosa e até um achado em algum exame de imagem. Ocorre muitas vezes em locais incomuns, sendo o sítio mais comum abdominal (veias hepáticas, porta, mesentéricas, esplênicas), seguido por veias cerebrais e pele. A trombose de veia hepática pode causar e síndrome de Budd-Chiari, hipertensão portal e cirrose hepática. A trombose abdominal pode causar esplenomegalia com hiperesplenismo, levando à piora das citopenias. A trombose arterial também apresenta maior incidência, principalmente em pacientes jovens, geralmente ocorrendo em sítios usuais.

A patogênese da trombose é multifatorial e não completamente entendida. Os fatores que contribuem são:

- **Hemoglobina livre:** a liberação de hemoglobina livre acarreta a diminuição do ON e vasoconstrição. Além disso, leva à expressão de fatores trombogênicos na parede dos vasos por efeitos diretos na ativação do endotélio.
- **Micropartículas pró-coagulantes:** são liberadas pelas plaquetas durante o ataque pelo complemento e promovem ativação plaquetária.
- **Deficiência de anticoagulantes e fatores fibrinolíticos:** algumas proteínas envolvidas na fibrinólise também são ancoradas pelo GPI na superfície celular, por exemplo, o inibidor da via do fator tecidual (TFPI).
- **Aumento dos níveis de C5A:** gera aumento de citocinas pró-inflamatórias e pró-trombóticas, como IL-6, IL-8 e TNF-alfa.

A maioria dos pacientes apresenta algum grau de hipoplasia medular. Outros fatores que pioram as citopenias são a ferropenia causada pela hemoglobinúria e o hiperesplenismo causado pela hipertensão portal.

A incidência de HPN em pacientes com AA é aumentada, chegando a até 60% dos pacientes. Geralmente, a pancitopenia é mais grave, com baixa contagem de reticulócitos, clone pequeno e baixo grau de hemólise. Podem ocorrer aumento do clone HPN, hemólise e até remissão espontânea do clone HPN durante o tratamento da AA. A ocorrência de clone HPN em SMD pode atingir até 25%, e geralmente são clones pequenos e clinicamente irrelevantes.

Alguns pacientes com HPN podem evoluir para leucemias agudas (em torno de 5%), sendo mais frequente a leucemia mieloide aguda M6 (eritroleucemia).

Diagnóstico

Quadro 18.2: Casos suspeitos para investigar HPN.

Anemia hemolítica Coombs negativo	Hipoplasia medular	Trombose
Associada à hemoglobinúria	AA	Causa desconhecida
Associada à insuficiência renal	SMD hipoplásica ou associada à hemólise	Sítios incomuns
Associada à trombose	Citopenia associada à hemólise ou trombose	Na vigência de anticoagulação

A citometria de fluxo de alta sensibilidade é o método de escolha para o diagnóstico de HPN. Ela detecta a diminuição ou ausência das proteínas ancoradas à GPI nas células do sangue. Os anticorpos monoclonais mais utilizados são: CD14, CD15, CD16, CD24, CD45, CD55, CD59 e CD64, em geral associados ao FLAER (reagente derivado de toxina bacteriana que se liga diretamente à âncora de GPI). Para o diagnóstico de HPN, é necessária a deficiência de pelo menos duas proteínas que se ancoram à GPI ou FLAER em pelo menos duas linhagens celulares.

Os granulócitos e monócitos são as melhores células para se medir o tamanho do clone HPN. Os eritrócitos podem subestimar o tamanho do clone, devido a sua meia-vida reduzida e à diluição por transfusões.

Quadro 18.3: Tipos de clone HPN.

Tipo de clone HPN	Proteínas ancoradas à GPI
Células HPN tipo I	Níveis normais
Células HPN tipo II	Ausência parcial
Células HPN tipo III (mais sensíveis à lise pelo complemento)	Ausência total

Alterações laboratoriais relacionadas à hemólise: anemia, presença de hemoglobina livre no sangue ou urina, reticulocitose, aumento de DHL e bilirrubinas, diminuição da haptoglobina, teste de Coombs negativo e ferropenia. O aumento de DHL acima de 1,5 vez o limite superior do normal está associado a um maior risco de trombose.

Alterações relacionadas a lesões de outros órgãos: aumento de ureia e creatinina devido a insuficiência renal crônica, alterações hepáticas e aumento de dímero-D na vigência de trombose, citopenias devido a hipoplasia medular ou hiperesplenismo e hipertensão pulmonar.

Diagnóstico diferencial: outras anemias hemolíticas Coombs-negativo (defeitos de membrana ou enzimáticos, hemólise induzida por drogas, hemoglobinúria fria paroxística, anemias hemolíticas microangiopáticas), outras causas de trombose (trombofilias, doenças mieloproliferativas, tumores sólidos), outras doenças hematológicas (como AA e SMD), outras causas de hematúria e mioglobinúria.

Tratamento

Existem dois tipos de terapia disponíveis: terapia antissistema complemento e transplante de célula-tronco hematopoiética (TCTH).

A terapia anticomplemento é a mais efetiva para tratar os sintomas de hemólise e prevenção de trombose. O eculizumabe é um anticorpo monoclonal humanizado que se liga ao componente C5, impedindo a formação do complexo de ataque à membrana e, assim, reduz substancialmente a ocorrência de hemólise intravascular associada ao complemento.

Recomenda-se o uso de eculizumabe para pacientes com manifestações significativas atribuídas à hemólise, incluindo fadiga, dependência transfusional, sintomas recorrentes de distonia muscular, trombose, piora da função renal ou outras complicações de órgãos-alvo.

Tabela 18.1: Esquema terapêutico com Eculizumabe.

Dia	–15	1	8	15	22	29
	Vacinação					
Eculizumabe 30 a 40 min.		600 mg (60 mL)	600 mg (60 mL)	600 mg (60 mL)	600 mg (60 mL)	900 mg (90 mL)
SF 0,9%		60 mL	60 mL	60 mL	60 mL	90 mL

Após o D29, manter 900 mg indefinidamente a cada duas semanas. Os pacientes devem receber vacinação contra meningococos antes do início do tratamento devido ao risco aumentado de infecção por *Neisseria meningitidis.* Antibioticoterapia oral profilática contra meningite também pode ser associada indefinidamente.

O medicamento é bem tolerado, e seus eventos adversos comuns são cefaleia, nasofaringite, dor nas costas e náuseas. Quando ocorrem sinais de hemólise alguns dias antes da próxima infusão, pode-se diminuir o intervalo de infusão para cada 12 ou 10 dias ou aumentar a dose para 1.200 mg. Em episódios ocasionais de hemólise associados a fatores desencadeantes, como infecção, não é preciso mudar a dose.

O eculizumabe reduz a hemólise intravascular, reduzindo ou eliminando a necessidade transfusional, melhora a doença renal e a qualidade de vida, reduz substancialmente o risco de trombose e, desta forma, melhora a sobrevida dos pacientes.

A terapia anticomplemento não corrige o defeito da célula hematopoiética, não sendo curativa, devendo ser administrada continuamente para ser efetiva. Não há benefício nos casos que não apresentam hemólise, trombose ou lesões de órgãos-alvo.

Os pacientes podem apresentar hemólise extravascular ligada ao complemento, devido à opsonização pela fração C3, causando anemia leve e teste de Coombs direto positivo. A hemólise extravascular não tem resposta ao eculizumabe e geralmente é discreta e sem repercussão clínica.

Pacientes com trombose aguda devem receber anticoagulação semelhante aos casos de trombose não associada à HPN. Terapia trombolítica pode ser feita, quando necessária. A descontinuação da anticoagulação ainda é controversa, existindo maior segurança em suspendê-la em 3 a 6 meses, nos casos de hemólise controlada com Eculizumabe.

Não se recomenda terapia anticoagulante para prevenção primária de trombose, exceto nos casos de pacientes hospitalizados por complicações clínicas ou cirúrgicas, que devem receber profilaxia a curto prazo devido ao estado de hipercoagulabilidade.

Pacientes com anemia grave devem receber suporte transfusional. A suplementação de ferro deve ser feita com ferropenia e ácido fólico (1 a 2 mg ao dia) para pacientes com hemólise.

Pacientes portadores de anemia aplástica grave devem receber tratamento padrão com imunossupressão ou TCTH.

Pacientes com SMD devem receber tratamento conforme classificação de SMD, como TCTH, hipometilantes e imunossupressão.

Pacientes com episódios de dor associados à distonia de músculo liso devem receber analgesia comum e opioides. Deve-se investigar trombose nos casos de episódios de dor.

O TCTH alogênico é a única terapia curativa para HPN, no entanto, apresenta graves limitações, como alta toxicidade (mortalidade relacionada ao transplante, doença do enxerto contra hospedeiro em até 40%) e disponibilidade de doador compatível. Suas indicações são AA grave, SMD alto risco, HPN com complicações não controladas com a terapia anticomplemento.

Monitorização

Pacientes assintomáticos com clone pequeno e sem hemólise devem ser monitorados a cada 6 a 12 meses. Deve-se atentar aos sinais e sintomas de anemia, hemólise, hemoglobinúria, trombose, distonia muscular e lesões de órgãos-alvo. Exames: hemograma, reticulócitos, DHL e imunofenotipagem para seguimento do tamanho do clone HPN.

Pacientes em tratamento com eculizumabe são monitorados, a princípio, em intervalo semanal, depois mensal, atentando para sinais e sintomas de hemólise, trombose e pancitopenia. O tamanho do clone pode ser verificado a cada 6 a 12 meses ou na presença de alguma mudança clínica.

Referências bibliográficas

1. Araten DJ, Luzzatto L. The mutation rate in PIG-A is normal in patients with paroxysmal nocturnal hemoglobinuria (PNH). Blood. 2006;108:734.
2. Borowitz MJ, Craig FE, Digiuseppe JA et al. Guidelines for the diagnosis and monitoring of paroxysmal nocturnal hemoglobinuria and related disorders by flow cytometry. Cytometry B ClinCytom. 2010;78:211.
3. Brodsky RA. How I treat paroxysmal nocturnal hemoglobinuria. Blood. 2009; 113:6522.
4. Brodsky RA. Paroxysmal nocturnal hemoglobinuria. Blood. 2014;124:2804.
5. Brodsky RA, Young NS, Antonioli E, et al. Multicenter phase 3 study of the complement inhibitor eculizumab for the treatment of patients with paroxysmal nocturnal hemoglobinuria. Blood. 2008;111:1840.
6. Emadi A, Brodsky RA. Successful discontinuation of anticoagulation following eculizumab administration in paroxysmal nocturnal hemoglobinuria. Am J Hematol. 2009;84:699.

7. Hill A, Kelly RJ, Hillmen P. Thrombosis in paroxysmal nocturnal hemoglobinuria. Blood. 2013;121:4985.
8. Hill A, Sapsford RJ, Scally A et al. Under-recognized complications in patients with paroxysmal nocturnal haemoglobinuria: raised pulmonary pressure and reduced right ventricular function. Br J Haematol. 2012;158:409.
9. Hillmen P, Muus P, Röth A et al. Long-term safety and efficacy of sustained eculizumab treatment in patients with paroxysmal nocturnal haemoglobinuria. Br J Haematol. 2013;162:62.
10. Hillmen P, Young NS, Schubert J et al. The complement inhibitor eculizumab in paroxysmal nocturnal hemoglobinuria. N Engl J Med. 2006;355:1233.
11. Kelly RJ, Hill A, Arnold LM, et al. Long-term treatment with eculizumab in paroxysmal nocturnal hemoglobinuria: sustained efficacy and improved survival. Blood. 2011;117:6786.
12. Meppiel E, Crassard I, Peffault de Latour R et al. Cerebral venous thrombosis in paroxysmal nocturnal hemoglobinuria: a series of 15 cases and review of the literature. Medicine (Baltimore). 2015;94:e362.
13. Parker C. Eculizumab for paroxysmal nocturnal haemoglobinuria. Lancet. 2009;373:759.
14. Parker C. Paroxysmal nocturnal hemoglobinuria. Curr Opin Hematol. 2012;19:141.
15. Pu JJ, Brodsky RA. Paroxysmal nocturnal hemoglobinuria from bench to bedside. Clin Transl Sci. 2011;4:219.
16. Schrezenmeier H, Muus P, Socié G et al. Baseline characteristics and disease burden in patients in the International Paroxysmal Nocturnal Hemoglobinuria Registry. Haematologica. 2014;99:922.
17. Sugimori C, Mochizuki K, Qi Z, et al. Origin and fate of blood cells deficient in glycosylphosphatidylinositol-anchored protein among patients with bone marrow failure. Br J Haematol 2009; 147:102.

Parte 6

Onco-hematologia

Capítulo 19

Leucemias mieloides agudas

Ana Cristina Cardinalli Choairy ○ Adriana Marques Damasco Penna

Introdução

As leucemias mieloides agudas (LMA) são doenças hematológicas malignas heterogêneas caracterizadas pela expansão clonal de células progenitoras (blastos) na medula óssea, sangue periférico e outros órgãos. A proliferação dos blastos na medula óssea impede a produção de células sanguíneas normais, causando anemia, neutropenia, plaquetopenia e, consequentemente, fraqueza, infecções, sangramentos e outros sintomas e complicações.

Há um subtipo particular de leucemia mieloide aguda chamada leucemia promielocítica aguda (LPA), que compreende aproximadamente 10% dos casos de LMA. A LPA tem morfologia, apresentação clínica e tratamento distintos da LMA, portanto será explicada separadamente.

Leucemia mieloide aguda

Incidência

A LMA é a leucemia aguda mais comum no adulto, representando 80% dos casos desse grupo e corresponde ao maior número de mortes anuais por leucemias nos EUA. Sua incidência nos EUA, Europa e Brasil é de três a cinco casos por 100 mil habitantes, e a razão entre homens e mulheres nos EUA é de 5:3, e no Brasil, de 5:4.[1,2]

A idade média ao diagnóstico é de 65 anos, e a incidência aumenta com a idade. Também se nota um aumento da incidência de LMA entre a população com diagnóstico de síndrome mielodisplásica (SMD).

LMA e SMD têm sido associadas a fatores ambientais, que incluem a exposição a benzeno, pesticidas, radiação ionizante, quimioterapia, alterações genéticas (trissomia 21, anemia de Fanconi, mutação RUNX1), doenças benignas (anemia aplásica, hemoglobinúria paroxística noturna) e malignas (síndrome mielodisplásica e doenças mieloproliferativas).[1-3]

Quadro clínico

- Sintomas relacionados às citopenias, como fadiga, infecções, febre e sangramentos (equimoses, sangramento gengival, epistaxe, metrorragia).
- Visceromegalias ocorrem em torno de 10% dos casos.
- Sintomas neurológicos podem indicar infiltração no sistema nervoso central.[4]
- Hipertrofia gengival é comum nos casos com componente monocítico.
- Doença extramedular (sarcoma granulocítico ou cloroma) ocorre em menos de 1% dos casos e pode preceder ou acompanhar a doença medular. Os sítios mais comuns são ossos, periósteo, tecidos moles e linfonodos, e os menos comuns são órbita, intestino, mediastino, região epidural, útero e ovários.[5]
- Anormalidades metabólicas e eletrolíticas podem estar associadas à síndrome de lise tumoral, uma emergência oncológica. Suspeitar em pacientes com hiperfosfatemia, hiperuricemia, hipocalcemia e hipercalemia.[6,7]

Quadro 19.1: **Abordagem inicial da LMA.**

- História clínica e exame físico.
- Exames de sangue: hemograma, DHL, ácido úrico, sódio, potássio, cálcio, fósforo, tempo de protrombina, tempo de tromboplastina parcial ativada, fibrinogênio, funções renal e hepática, sorologias para hepatites, HIV, HTLV I/II.
- Punção liquórica se sintomas neurológicos.
- Ecocardiograma para avaliação cardíaca pré-quimioterapia.
- Tipagem HLA do paciente e irmãos.
- Acesso venoso central como escolha.

Fonte: Elaborado pela autoria.

Diagnóstico

O diagnóstico de leucemia aguda é feito pela presença de mais de 20% de blastos no sangue periférico ou na medula óssea.

Na presença de algumas anormalidades genéticas, considera-se o diagnóstico de LMA sem a necessidade de 20% de blastos:

- LMA com t(8;21) (q22;q22); RUNX1 – RUNX1T1.
- LMA com inv(16)(p13.1q22) ou t(16;16)(p13.1;q22); CBFB-MYH11.
- APL com t(15;17)(q24.1;q21.1); PML-RARA.

A presença de sarcoma granulocítico também confirma o diagnóstico de LMA, independentemente da contagem de blastos.

As células leucêmicas devem ter sua origem mieloide confirmada pela presença de bastões de Auer na morfologia, mieloperoxidase positiva em reações de citoquímica ou a presença de marcadores mieloides/monocíticos reconhecidos pela imunofenotipagem.[8,9]

Quadro 19.2: **Classificação morfológica e citoquímica.**

M0	LMA indiferenciada.
M1	LMA sem maturação.
M2	LMA com maturação.
M3	Leucemia promielocítica aguda.
M4	Leucemia mielomonocítica aguda.
M5	Leucemia monoblástica (5a) ou monocítica (5b) aguda.
M6	Leucemia eritroide aguda ou eritroleucemia.
M7	Leucemia megacarioblástica aguda.

Fonte: FAB, 1976.

Quadro 19.3: **Classificação da Organização Mundial de Saúde.**

- LMA com alterações genéticas recorrentes.
- LMA com t(8;21)(q22;q22);RUNX1-RUNX1T1.
- LMA com inv (16)(p13.1q22) ou t(16;16)(p13.1;q22);CBFB-MYH11.
- Leucemia promielocítica aguda com t(15;17)(q22;q12);PML-RARA.
- LMA com t(9;11) (p22;q23);MLLT3-MLL.
- LMA com t(6;9) (p23;q34);DEK-NUP214.
- LMA com inv(3)(q21q26.2) ou t(3;3)(q21;q26.2);RPN1-EVI1.
- LMA (megacarioblástica) com t(1;22)(p13;q13);RBM15-MKL1.
- LMA com mutações: KIT, FLT3, CEBPA, NPM1 e outras.

(*Continua*)

(*Continuação*)
Quadro 19.3: **Classificação da Organização Mundial de Saúde.**

- LMA relacionada à mielodisplasia.
- Neoplasias mieloides relacionadas à terapia.
- LMA não especificada.
- LMA com mínima diferenciação.
- LMA sem maturação.
- LMA com maturação.
- Leucemia mielomonocítica aguda.
- Leucemia monoblástica e monocítica aguda.
- Leucemia eritroide aguda.
- Leucemia megacarioblástica aguda.
- Leucemia basofílica aguda.
- Panmielose aguda com mielofibrose.
- Sarcoma mieloide.
- Proliferação mieloide relacionada à síndrome de Down.
- Mielopoiese anormal transitória.
- Leucemia mieloide associada a síndrome de Down.
- Neoplasia de célula dendrítica plasmocitoide.

Fonte: Arber; Orazi; Hasserjian et al., 2016.

Fatores prognósticos na LMA

A resposta ao tratamento e a sobrevida global de pacientes com LMA são heterogêneas. Alguns fatores prognósticos relacionados aos pacientes e às características do tumor têm sido descritos, incluindo idade, *performance status* e alterações genéticas.

Os principais fatores associados à gravidade são:

- Idade avançada.
- *Performance status* ruim.
- Achados citogenéticos e/ou moleculares nas células tumorais.
- História de exposição anterior a agentes citotóxicos ou à radioterapia.
- História anterior de mielodisplasia ou outras moléstias hematológicas.

Os dois primeiros fatores são preditores de morte precoce, e os outros são de resistência ao tratamento ou recaída da doença.

Quadro 19.4: **Classificação de risco da LMA (não LPA).**

Risco	Anormalidade genética
Baixo	t(8;21)(q22;q22.1); *RUNX1-RUNX1T1* Inv(16)(p13.1q22) ou t(16;16)(p13.1q22); CBFB-MYH11 NPM1 mutado sem FLT3-ITD ou com FLT3-ITDLow (razão alélica baixa: < 0,5) Mutação bialélica do CEBPA.

(*Continua*)

(*Continuação*)
Quadro 19.4: **Classificação de risco da LMA (não LPA).**

Risco	Anormalidade genética
Intermediário	NPM1 mutado e FLT3-ITDhigh (razão alélica alta: > 0,5) NPM1 tipo selvagem sem FLT3-ITD ou com FLT3-ITDLow T(9;11)(p21.3;q23.3); MLLt3-KMT2A. Anormalidades citogenéticas não classificadas em outras categorias.
Alto	t(6;9)(p23;q34.1); DEK-NUP214 t(v;11q23.3); rearranjo KMT2A t(9;22)(q34.1;q11.2); BCR-ABL1 Inv(3)(q21.3;q26.2) ou t(3;3)(q21.3;q26.2); GATA2,MECOM9(EVI1) –5 ou del(5q); –7; –17/ABN(17P) Cariótipo complexo, cariótipo monossômico NPM1 selvagem e FLT3-ITDhigh RUNX1 mutado ASXL1 mutado TP53 mutado

Fonte: Adaptado de Arber; Orazi; Hasserjian et al., 2016.

Tratamento

Tratamento de pacientes com menos de 60 anos

Quadro 19.5: **Quimioterapia de indução.**

Risco baixo:

- Citarabina 100 a 200 mg/m² em infusão contínua 7 dias + Daunorrubicina 60 a 90 mg/m² ou Idarrubicina 12 mg/m² 3 dias.
- ou Citarabina 200 mg/m² em infusão contínua 7 dias com Daunorrubicina 60 mg/m² 3 dias e Gemtuzumabe ozogamicina 3 mg/m², dia 1.[16]

Risco intermediário e CD33 positivo:

- Citarabina 200 mg/m² em infusão contínua 7 dias + Daunorrubicina 60 mg/m² 3 dias e Gemtuzumabe ozogamicina 3 mg/m², dia 1.

Risco intermediário e mutação do FLT3:

- Citarabina 200 mg/m² em infusão contínua 7 dias + Daunorrubicina 60 mg/m² 3 dias e Midostaurina oral, 50 mg a cada 12 horas, dias 8-21.

Fonte: Elaborado pela autoria.

Coleta de medula óssea em 14 a 21 dias após o início da quimioterapia de indução:

1. **Doença residual significante sem medula hipocelular:** Citarabina 1,5 a 3 g/m² de 12 em 12 horas, 6 dias **ou** dose padrão de Citarabina com Idarrubicina ou Daunorrubicina **ou** dose padrão de Citarabina com Daunorrubicina e Midostaurina (coleta de medula no D21, para FLT3+).

2. **Citorredução significante com baixa% de blastos residuais (até 5% de blastos em celularidade menor que 20%):** dose padrão de Citarabina com Idarrubicina ou Daunorrubicina **ou** Dose padrão de Citarabina com Daunorrubicina e Midostaurina (coleta de medula no D21, para FLT3+).
3. **Medula hipocelular:** aguardar até recuperação.

Quadro 19.6: Quimioterapia pós-remissão.

Risco baixo:

- HiDAC (altas doses de Citarabina) 3 g/m^2, 3 horas, de 12 em 12 horas, nos dias: 1, 3, 5 ou 1, 2, 3, por 3 a 4 ciclos.
- ou Citarabina 1. 000 mg/m^2, 3 horas, de 12 em 12 horas, dias 1 a 4 + Daunorrubicina 60 mg/m^2, dia 1 (1º ciclo) e 1 a 2 (2º ciclo) + Gemtuzumabe ozogamicina 3 mg/m^2, dia 1, por 2 ciclos (se CD33+).

Risco intermediário:

- Transplante de medula óssea (TCTH) aparentado ou com doador alternativo (se não houver doador compatível não aparentado, pode-se realizar com doadores haplo ou de cordão, se houver indicação do TCTH. Os pacientes podem necessitar de pelo menos 1 ciclo de HiDAC enquanto ocorre a procura pelo doador, a fim de manter a remissão.
- ou HiDAC 1,5 a 3 g/m^2, 3 horas, de 12 em 12 horas, nos dias: 1, 3, 5 ou 1, 2, 3 por 3 a 4 ciclos.
- ou Citarabina 1.000 mg/m^2, 3 horas, de 12 em 12 horas, dias 1 a 4 + Daunorrubicina 60 mg/m^2, dia 1 (1º ciclo) e 1 a 2 (2º ciclo) + Gemtuzumabe ozogamicina 3 mg/m^2, dia 1, 2 ciclos (se CD33+).
- ou HiDAC 1,5 a 3 g/m^2, 3 horas, de 12 em 12 horas, nos dias: 1, 3, 5 ou 1, 2, 3 com Midostaurina oral 50 mg, 12/12 horas nos dias 8 a 21, por 4 ciclos (LMA com FLT3).

Risco alto:

- Transplante de medula óssea (TCTH) aparentado ou com doador alternativo (se não houver doador compatível não aparentado, pode-se realizar com doadores haplo ou de cordão, se houver indicação do TCTH. O TCTH é preferível a outros tratamentos nesses casos. Os pacientes podem necessitar de pelo menos 1 ciclo de HiDAC enquanto ocorre a procura pelo doador, a fim de manter a remissão.
- ou HiDAC 1,5 a 3 g/m^2, 3 horas, de 12 em 12 horas, nos dias: 1, 3, 5 ou 1, 2, 3 por 3 a 4 ciclos.
- ou HiDAC 1,5 a 3 g/m^2, 3 horas, de 12 em 12 horas, nos dias: 1, 3, 5 ou 1, 2, 3 com Midostaurina oral 50 mg, 12/12 horas, nos dias 8 a 21, por 4 ciclos (LMA com FLT3).

Tratamento de pacientes acima de 60 anos

A estratégia de tratamento de indução para pacientes idosos deve levar em consideração as características individuais dos pacientes, tais como: idade, presença de comorbidades que afetam o *performance status* e mielodisplasia preexistente.[11]

Quadro 19.7: **Quimioterapia de indução para pacientes elegíveis à terapia intensiva.**

Risco baixo e intermediário:

- Citarabina 200 mg/m² em infusão contínua 7 dias com Daunorrubicina 60 mg/m² 3 dias e Gemtuzumabe ozogamicina 3 mg/m², nos dias 1, 4 e 7 (CD33+).
- ou Citarabina 100 a 200 mg/m² em infusão contínua 7 dias + Daunorrubicina 60 a 90 mg/m² ou Idarrubicina 12 mg/m² ou Mitoxantrone 12 mg/m² por 3 dias.

Risco intermediário e mutação do FLT3:

- Citarabina 200 mg/m² em infusão contínua 7 dias + Daunorrubicina 60 mg/m² 3 dias e Midostaurina oral 50 mg a cada 12 horas, dias 8 a 21.

LMA relacionada à terapia prévia, antecedentes de SMD/LMMC e LMA com citogenética consistente com SMD:

- Daunorrubicina lipossomal 44 mg/m² e Citarabina 100 mg/m², IV, > 90 min, nos dias 1, 3 e 5 por 1 ciclo.
- ou Citarabina 100 a 200 mg/m² em infusão contínua 7 dias + Daunorrubicina 60 a 90 mg/m² ou Idarrubicina 12 mg/m² ou Mitoxantrone 12 mg/m² por 3 dias.

LMA com citogenética consistente com SMD de risco desfavorável:

- Venetoclax 1 vez ao dia: 100 mg D1, 200 mg D2, 400 mg D3 em diante, diariamente com azacitidina 75 mg/m² SC ou IV, dias 1 a 7 ou decitabina 20 mg/m², IV, nos dias 1 a 5 a cada 28 dias.
- ou Venetoclax 1 vez ao dia: 100 mg D1, 200 mg D2, 400 mg D3, 600 mg D4 em diante, diariamente com Citarabina, SC, 20 mg/m²/dia nos dias 1 a 10, a cada 28 dias.
- ou terapia de baixa intensidade (azacitidina ou decitabina).
- ou Citarabina 100 a 200 mg/m² em infusão contínua 7 dias + Daunorrubicina 60 a 90 mg/m² ou Idarrubicina 12 mg/m² ou Mitoxantrone 12 mg/m² por 3 dias.

Quadro 19.8: **Quimioterapia de indução para pacientes não elegíveis à terapia intensiva ou que a recusam.**

Terapia de baixa intensidade (azacitidina ou decitabina) – preferencial

- ou Venetoclax 1 vez ao dia: 100 mg D1, 200 mg D2, 400 mg D3 em diante, diariamente com azacitidina 75 mg/m², SC ou IV, dias 1 a 7 ou decitabina 20 mg/m², IV, nos dias 1 a 5, a cada 28 dias.
- ou Venetoclax 1 vez ao dia: 100 mg D1, 200 mg D2, 400 mg D3, 600 mg D4 em diante, diariamente com Citarabina SC 20 mg/m²/dia nos dias 1 a 10, a cada 28 dias.
- ou baixa dose de Citarabina SC.
- ou Gemtuzumabe ozogamicina 6 mg/m² no D1 e 3 mg/m² no D8 (CD33+).
- ou terapia de suporte com hidroxiureia, terapia transfusional.

Mutação do IDH1

- Ivosidenib[17] ou terapia de baixa intensidade (azacitidina ou decitabina).

Mutação do FLT3

- Terapia de baixa intensidade (azacitidina ou decitabina) com ou sem sorafenibe.

Coleta de medula óssea em 14 a 21 dias após o início da quimioterapia de indução para os pacientes elegíveis à terapia intensiva:

1. **Doença residual:** dose padrão de citarabina com idarrubicina ou daunorrubicina ou mitoxantrone, novamente ou dose padrão de citarabina com daunorrubicina e midostaurina ou daunorrubicina lipossomal com citarabina para os pacientes com LMA relacionada à terapia prévia, antecedentes de SMD/LMMC e LMA relacionada à SMD ou regimes que contenham citarabina em dose intermediária ou TCTH alogênico de intensidade reduzida.
2. **Medula hipocelular:** aguardar recuperação medular.

Quadro 19.9: **Quimioterapia pós-remissão.**

Remissão completa – terapia intensiva prévia:

- TCTH alogênico (os pacientes considerados fortes candidatos ao TMO devem ser transplantados em primeira remissão).
- ou Citarabina 100 a 200 mg/m²/dia por 5 a 7 dias, 1 a 2 ciclos, com ou sem idarrubicina ou Daunorrubicina.
- Citarabina 1 a 1,5 g/m²/dia, 4 a 6 doses, por 1 a 2 ciclos para pacientes com bom *performance status*, função renal normal, melhor risco ou cariótipo normal com marcadores moleculares de bom prognóstico.
- Citarabina 1 a 1,5 g/m² > 3 horas, se 12 em 12 horas, nos dias 1, 3 e 5, com midostaurina 50 mg, via oral, 12/12 horas, nos dias 8 a 21 (mutação do FLT3).
- Daunorrubicina lipossomal 29 mg/m² e Citarabina 65 mg/m² > 90 min, nos dias 1 e 3, por 1 ciclo (para LMA relacionada à SMD, se usado na indução).
- Terapia de manutenção com azacitidina ou Vidaza® a cada 4 a 6 semanas até progressão de doença.

Falha na indução:

- Terapia de baixa intensidade (azacitidina ou decitabina) ou TCTH alogênico (preferível em estudo clínico) ou suporte clínico paliativo.

Remissão completa – terapia prévia de baixa intensidade:

- TCTH alogênico (os pacientes considerados fortes candidatos ao TMO devem ser transplantados em primeira remissão).
- ou manutenção de regime com hipometilante (azacitidina ou decitabina) a cada 4 a 6 semanas até progressão da doença.
- ou Gemtuzumabe ozogamicina 2 mg/m² no dia 1 a cada 4 semanas por cursos contínuos (CD33+).
- ou continuar a terapia com ivosidenib até progressão de doença (LMA mutação IDH1).
- ou continuar venetoclax 1 vez ao dia com decitabina IV, 20 mg/m², dias 1 a 5 a cada 28 dias ou com azacitidina 75 mg/m², SC ou IV, dias 1 a 7, a cada 28 dias.
- ou continuar venetoclax 1 vez ao dia e citarabina 20 mg/m²/dia, dias 1 a 10, a cada 28 dias.
- ou continuar azacitidina ou decitabina com sorafenibe (LMA mutação FLT3).

Doença residual mínima (DRM)

A medida da doença residual é um indicador prognóstico independente na LMA e é importante para estratificação de risco e planejamento terapêutico, em conjunto com outros dados.

A DRM pode ser realizada por citometria de fluxo e protocolos moleculares e, apesar de os métodos ainda não estarem tão bem padronizados, o monitoramento por DRM deve ser considerado parte do cuidado básico para pacientes com LMA.

Recomendações da European Leukemia Net (ELN) 2017:

- Pacientes com NPM1 mutado, RUNX1-RUNX1T1, CBFB-MYH11, ou PML-RARA devem realizar a medida de doença residual por métodos moleculares.
- Para os pacientes com LMA que não se incluem nos subgrupos moleculares acima, a DRM deve ser realizada por citometria de fluxo.
- Os pacientes com RUNX1-RUNX1T1, CBFB-MYH11, NPM1 mutado e PML-RARA podem realizar DRM a cada 3 meses por pelo menos 2 anos após o final do tratamento.
- Falência em atingir resposta completa com DRM negativa ou aumento dos níveis de DRM durante ou após a terapia é associada com recaída de doença e pior resposta e deve-se considerar mudança na terapia.
- Quando realizar?
- Após a terapia de indução.
- Antes do TMO.
- Após o TMO.[18]

Quadro 19.10: **Critérios de resposta.**

- Resposta morfológica completa – Menos de 5% de blastos na medula óssea, ausência de blastos com bastonetes de Auer, independência transfusional, contagem de neutrófilos > 1.000/mcL, plaquetas > 100.000/mcL e ausência de doença extramedular.
- Resposta citogenética completa – citogenética normal nos casos com alterações ao diagnóstico.
- Resposta molecular completa – estudos moleculares negativos nos casos com alterações ao diagnóstico.
- Remissão parcial – diminuição de pelo menos 50% na contagem de blastos na medula óssea e normalização das contagens no sangue.
- Falha de tratamento – pacientes que não atingem resposta completa.
- Recaída – reaparecimento de > 5% de blastos na medula óssea (não atribuída à regeneração medular) ou doença extramedular após remissão completa.

Esquemas de segunda linha na recaída

- Mitoxantrone + Etoposide + Citarabina (MEC).
- Idarrubicina + Fludarabina + Citarabina + fator de crescimento de granulócitos – GCSF (Ida-FLAG).
- Clofarabina + Citarabina + GCSF.
- Cuidados paliativos.

Leucemia promielocítica aguda

Introdução

A leucemia promielocítica aguda (LPA) é um subtipo particularmente agressivo da LMA e compreende aproximadamente 10% das LMA. É caracterizada pela presença de t(15;17) (q22;q12)/PML-RARA, que pode ser monitorado pelo método de PCR.

A incorporação do ácido transretinoico (ATRA) às terapias de indução e consolidação associado à quimioterapia e o uso da estratificação de risco (baseada na contagem de leucócitos) no manejo da LPA aumentou substancialmente as taxas de remissão completa (em vários estudos maior que 90%). Atualmente, a LPA se tornou o subtipo mais curável de leucemia mieloide aguda do adulto.

Incidência

Estima-se que a incidência anual de APL, ajustada pela idade, seja de 0,23 para cada 100.000 pessoas. A média de idade ao diagnóstico é de 44 anos.

Quadro clínico

A LPA é frequentemente associada à coagulação intravascular disseminada, havendo alterações do coagulograma e sangramentos (principalmente cutâneo e mucoso). A coagulopatia é responsável pela alta taxa de mortalidade precoce nessa moléstia.[13] Portanto, na suspeita de LPA, deve-se iniciar o tratamento imediato com o ATRA, que tem a capacidade única de promover a diferenciação dos blastos e reverter a coagulopatia. Não há necessidade de esperar pelo resultado dos exames de citogenética e molecular.

A morfologia diferencia a LPA em típica, com predomínio de promielócitos anormais e blastos hipergranulares na medula óssea, e em variante hipogranular, em que predominam blastos com poucos grânulos e características nucleares específicas.

A abordagem inicial e o diagnóstico seguem os mesmos princípios da LMA.

O diagnóstico deve ser confirmado pela detecção molecular da fusão do PML-RARA, pelos exames de FISH, RT-PCR ou RQ-PCR.

Uma vez que o diagnóstico é suspeitado, a doença deve ser manejada como emergência médica, e o tratamento com ATRA (ácido transretinoico) deve ser imediatamente iniciado.

Quadro 19.11: **Classificação de risco.**

Risco	Leucócitos
Baixo	< 10.000
Alto	> 10.000

Quadro 19.12: **Tratamento da LPA.**

Baixo risco

Indução:

- 1ª opção: ATRA e ATO (trióxido de arsênico) sem quimioterapia: ATRA 45 mg/m² dividido em 2 doses diárias, VO, até remissão clínica + ATO 0,15 mg/kg, IV, diariamente. Obs.: reavaliar a medula óssea no dia 28, antes de iniciar a consolidação.
- 2ª opção: ATRA e quimioterapia com antraciclina: ATRA 45 mg/m², em 2 doses diárias, VO + Idarrubicina 12 mg/m² nos dias: 2, 4, 6 e 8. Obs.: realizar a consolidação quando houver recuperação medular.

Consolidação:

- 1ª opção: ATRA 45 mg/m²/dia, VO, por 2 semanas, a cada 4 semanas, no total de 7 ciclos + ATO 0,15 mg/kg, IV, 5 dias por semana, a cada 8 semanas, no total de 4 ciclos.
- 2ª opção: ATRA 45 mg/m², em 2 doses diárias, 15 dias + Idarrubicina 5 mg/m², 4 dias, por 1 ciclo. Então: ATRA 15 dias + Mitoxantrone 10 mg/m²/dia, 3 dias, por 1 ciclo. Então: ATRA 15 dias + idarrubicina 12 mg/m², 1 dose, por 1 ciclo.

Após as consolidações:

- Se PCR para PML-RARA negativo, tratamento de manutenção por 2 anos (esquemas que incluem metotrexate, Purinethol® e ATRA) apenas para os pacientes que fizeram ATRA e quimioterapia – 2ª opção. Sem necessidade de monitoramento da DRM.

(Continua)

(*Continuação*)
Quadro 19.12: **Tratamento da LPA.**

Alto risco
Indução:
- Consolidação para alto risco
  - ATRA 45 mg/m², 15 dias + Idarrubicina 5 mg/m² e Citarabina 1 g/m², 4 dias, por 1 ciclo. Então: ATRA 15 dias + Mitoxantrone 10 mg/m²/dia, 5 dias, por 1 ciclo. Então: ATRA 15 dias + Idarrubicina 12 mg/m², 1 dose + Citarabina 150 mg/m² em 8 horas, 4 dias, por 1 ciclo.
  - Considerar 4 a 6 doses de quimioterapia intratecal (IT) com metotrexate 15 mg e/ou Citarabina 40 mg com dexametasona para profilaxia de SNC (2 doses para cada ciclo de consolidação).
- Após as consolidações:
  - Se PCR para PML-RARA negativo, tratamento de manutenção por 2 anos (esquemas que incluem metotrexate, Purinethol® e ATRA). Monitoramento da DRM com PCR a cada 3 meses.
  - Se PCR para PML-RARA positivo, confirmar em 4 semanas e, se se mantiver positivo, iniciar tratamento de segunda linha.

Quadro 19.13: **Tratamento da recaída.**

- A terapia de salvamento deve levar em consideração o tratamento usado em primeira linha: **a.** se recaída após ATRA + quimioterapia, usar ATRA + ATO; **b.** se recaída após ATRA + ATO, usar ATRA + quimioterapia. Excluem-se nesse esquema os pacientes com recaída tardia (> 2 anos).
- TCTH autólogo é a primeira opção para pacientes que alcançam a segunda remissão. O TCTH alogênico é recomendado aos pacientes que não alcançaram a segunda remissão.
- Para pacientes não elegíveis ao transplante, opções incluem ciclos repetidos de ATO com ou sem ATRA, com ou sem quimioterapia.
- Para pacientes com recaída em SNC: quimioterapia intratecal 3 vezes/semana com metotrexate, citarabina e corticoide até completa remissão dos blastos no liquor, seguido de 6 a 10 tratamentos intratecais mais espaçados como consolidação. O tratamento sistêmico também deve ser administrado conforme as recomendações acima.

Avaliação de resposta molecular

A avaliação de remissão molecular deve ser realizada em amostra de medula óssea, pelo método de RT-PCR ou RQ-PCR, após o término da terapia de consolidação, e é crucial para determinar o risco de recaída.

O alcance da resposta molecular ao fim da terapia de manutenção corresponde à nova categoria de resposta do ELN (European Leukemia Net):[11] resposta completa sem doença residual mínima. Esse é o principal objetivo do tratamento da leucemia promielocítica aguda.

Para pacientes que apresentam positividade no PCR, isto é, DRM positiva, em qualquer momento após a consolidação, recomenda-se nova coleta de medula óssea para confirmação do exame, após 2 semanas do primeiro.

Terapia de manutenção

- Não é necessária para os pacientes de baixo risco tratados com ATRA e ATO.
- Deve ser realizada nos pacientes de alto risco e naqueles de baixo risco tratados com a combinação de ATRA e quimioterapia.

Monitoramento molecular (DRM – doença residual mínima) após a terapia de consolidação[14]

O monitoramento prolongado da DRM pode ser evitado nos pacientes de baixo risco que alcançaram a resposta completa e DRM negativa após a terapia de consolidação, tanto nos que usaram ATO e ATRA quanto nos que se trataram com ATRA e quimioterapia, devido à pequena probabilidade de recaída nessas populações.

Entretanto, para os pacientes de alto risco, o monitoramento de DRM em medula óssea deve ser realizado a cada 3 meses, por 3 anos após o término da terapia de consolidação. Nesses pacientes, a intervenção precoce após detecção de positividade da DRM mostra melhor resposta clínica do que o tratamento após a recaída hematológica.

Quando há conversão da DRM negativa para DRM positiva durante o seguimento de manutenção, recomenda-se repetir o exame em 4 semanas, antes de se instituir a terapia de salvamento.

Recomendações

1. A presença do FLT3 não deve influenciar no tratamento. Seu papel no prognóstico permanece controverso, mas estudos recentes não demonstram pior prognóstico em pacientes que recebem ATO e ATRA.
2. O tratamento com ATO deve ser restrito aos pacientes que têm confirmação do PML-RARA.
3. Transfusões de crioprecipitado, plaquetas e plasma fresco congelado devem ser realizadas para manter fibrinogênio acima de 100 a 150 mg/dL, plaquetas acima de 30 a 50.000 e RNI abaixo de 1,5 × o normal.
4. Punção lombar e procedimentos invasivos devem ser evitados antes e durante a terapia de indução, pelo alto risco de complicações hemorrágicas.
5. Para pacientes de alto risco, corticoides devem ser administrados para prevenir a síndrome de diferenciação, ocasionada pelo ATRA e ATO. Profilaxia: prednisona 0,5 mg/kg a partir do dia 1 por vários

dias. Tratamento: dexametasona 10 mg 12/12 horas até recuperação hematológica ou o término do risco da síndrome de diferenciação.

6. A profilaxia para sistema nervoso central (SNC) é considerada apenas para pacientes de alto risco ou que apresentaram hemorragia em SNC ao diagnóstico.

Leucemia aguda de linhagem ambígua

Esta leucemia é rara, provavelmente corresponde a menos de 1% das leucemias agudas. Pode apresentar características de duas linhagens celulares ou não expressar nenhum marcador específico para neoplasia linfoide ou mieloide. Possui maior expressão de CD34, citogenética anormal e infiltração extramedular, com prognóstico ruim, quando comparado à LMA e à LLA. As taxas de sobrevida livre de doença e sobrevida global são em torno de 5 a 10 meses, respectivamente.

Diagnóstico

Presença de mais de uma linhagem na mesma população de blastos ou presença de duas populações de blastos (uma com características da linhagem linfoide e outra da linhagem mieloide). A citometria de fluxo é o método de escolha para definição do diagnóstico.

Quadro 19.14: **Critérios definidores de linhagens.**

- Linhagem mieloide: mieloperoxidase (pela citometria de fluxo, imuno-histoquímica ou citoquímica) ou diferenciação monocítica (pelo menos dois de: NSE, CD11c, CD14, CD64, lisozima).
- Linhagem T: CD3 citoplasma ou membrana.
- Linhagem B: CD19 forte com pelo menos expressão forte de: CD79a, CD22 citoplasma ou CD10; ou CD19 fraco com pelo menos expressão forte de dois de: CD79a, CD22 citoplasma, CD10.

Quadro 19.15: **Classificação das leucemias de linhagem ambígua.**

- Leucemia aguda indiferenciada.
- Leucemia aguda de fenótipo misto com t(9;22)(q34;q11.2);BCR-ABL1.
- Leucemia aguda de fenótipo misto com t(v;11q23);MLL.
- Leucemia aguda de fenótipo misto, B/mieloide não especificada.
- Leucemia aguda de fenótipo misto, T/mieloide não especificada.
- Leucemia aguda de fenótipo misto não especificado.
- Outras leucemias de linhagem ambígua.

Tratamento

Esquemas habituais para LMA e LLA são usados, seguidos de TCTH alogênico, ou autólogo na falta de doador. As taxas de recaída são maiores que outras leucemias agudas e com maior resistência à quimioterapia após a recaída.[15]

Referências bibliográficas

1. Siegel RL, Miller KD, Jemal A. Cancer Statistics, 2017. CA Cancer J Clin 2017;67:7.
2. Siegel R, Naishadham D, Jemal A. Cancer statistics, 2013 CA Cancer J Clin. 2013 Jan;63(1):11-30.
3. INCA, Instituto Nacional do Câncer (homepage da internet). Estimativa 2016, Incidência de Câncer no Brasil (acesso em 02 nov 2017). Disponível em http:www.inca.gov.br.
4. Shihadeh F, Reed V, Faderl S et al. Cytogenetic profile of patients with acute myeloid leukemia and central nervous system disease. Cancer. 2012;118:112.
5. Bakst RL, Tallman MS, Douer D et al. How I treat extramedullary acute myeloid leukemia. Blood. 2011;118:3785.
6. Montesinos P, Lorenzo I, Martin G et al. Tumor lysis syndrome in patients with acute myeloid leukemia: identification of risk factors and development of a predictive model. Haematologica. 2008;51:187.
7. Howard SC, Jones DP, Pui CH. The tumor lysis syndrome. N Engl J Med 2011;364:1844.
8. Arber DA, Borowitz MJ, Cessna M et al. Initial Diagnostic Workup of Acute Leukemia: Guideline from the College of American Pathologists and the American Society of Hematology. Arch Pathol Lab Med. 2017:141:1341.
9. Dohner H, Estey E, Grimwade D et al. Diagnosis and management of AML in adults: 2010 ELN recomendations from an international expert panel. Blood. 2010;129:424.
10. Arber DA, Orazi A, Hasserjian R, et al. The 2016 revision to the World Health Organization classification of myeloid neoplasms and acute leukemia. Blood. 2016;127:2391.
11. Dohner H, Estey E, Grimwade D, et al. Diagnosis and management of AML in adults: 2017 ELN recomendations from an international expert panel. Blood. 2017;129:424.
12. Parker JE, Pagliuca A, Mijovic A, Cullis JO, Czepulkowski B, Rassam SM, Samaratunga IR, Grace R, Gover PA, Mufti GJ. Fludarabine, cytarabine, G-CSF and idarubicin (FLAG-IDA) for the treatment of poor-risk myelodysplastic syndromes and acute myeloid leukaemia. Br J Haematol. 1997 Dec;99(4):939.
13. Park JH, Qiao B, Panageas KS, et al. Early death rate in acute promyelocytic leukemia remains high despite all-trans retinoic acid. Blood. 2011;118:1248-1254.
14. Sanz MA, Fenaux P, Tallman MS et al. Management of acute promyelocytic leukemia: updated recommendations from an expert panel of the European LeukemiaNet. Blood 2019;133:1630-1643.

15. Wolach O, Stone RM. How I treat mixed-phenotype acute leukemia. Blood. 2015;125:2477.
16. Burnett AK, Hills RK, Milligan D et al. Identification of patients with acute myeloblastic leukemia who benefit from the addition of gemtuzumab ozogamicin: results of the MRC AML 15 trial. J Clin Oncol. 2011;29:369-377.
17. Di Nardo CD, De Botton S, Stein EM et al. Ivosidenib(AG-120) in mutant IDH1 AML and advanced hematologic malignancies: Results of a phase 1 dose escalationand expansion study. Blood. 2017;130:725.
18. Schuurhuis GJ, Heuser M, Freeman S et al. Minimal/measurable residual disease in AML: consensus document from ELN MRD Working party. Blood. 2018;131:1275-1291.

Capítulo 20

Leucemia linfoblástica aguda

Fernanda Maria Morselli Ramalho

Introdução

A leucemia linfoblástica aguda (LLA) é uma doença hematológica heterogênea caracterizada pela proliferação de células linfoides imaturas na medula óssea, no sangue periférico ou em outros órgãos.

A taxa de incidência nos Estados Unidos é de 1,5 por 100.000 indivíduos por ano, com aproximadamente 6.000 casos novos e 1.440 mortes por ano. A média de idade ao diagnóstico é de 15 anos, com 60% dos diagnósticos antes de 20 anos, 26% de 45 a 64 anos e 11% após 65 anos. A LLA representa de 75 a 80% das leucemias na criança e cerca de 20% no adulto.

Os fatores de risco incluem idade avançada (> 70 anos), exposição prévia à quimio ou radioterapia e doenças de origem genética, como síndrome de Down, neurofibromatose, anemia de Fanconi, síndromes de Klinefelter, de Shwachman-Diamond e ataxia telangiectasia.

Tabela 20.1: Sobrevida global associada à LLA.

Idade	Taxa de sobrevida global
< 1 ano	55%
1 a 14 anos	86 a 89%
15 a 39 anos	42 a 63%
40 a 60 anos	24%
> 60 anos	< 18%

Diagnóstico

O diagnóstico de LLA é feito pela presença de mais de 20% de linfoblastos no sangue ou na medula óssea. Os casos com comprometimento de sítios nodais ou extranodais com menos de 20% de blastos são chamados de linfoma linfoblástico.

Quadro clínico

A apresentação clínica é variada, podendo apresentar fadiga e letargia, sintomas constitucionais (febre, sudorese noturna, perda de peso), dispneia, infecções e sangramentos espontâneos. A presença de linfadenopatia, esplenomegalia e/ou hepatomegalia ao exame físico ocorre em aproximadamente 20% dos pacientes. Sintomas neurológicos, como cefaleia e neuropatias, podem ocorrer nos casos com infiltração no sistema nervoso central.

Abordagem inicial

A abordagem inicial do paciente deve incluir história clínica, exame físico, exames laboratoriais, como hemograma, testes de função hepática e renal, coagulograma, avaliação de lise tumoral (DHL, ácido úrico, potássio, fosfato e cálcio), teste de gravidez para mulheres e avaliação testicular para os homens.

Exames de imagem: tomografia computadorizada se suspeita de envolvimento extramedular, ecocardiograma para avaliação cardíaca pré-quimioterapia e PET/CT (recomendado para diagnóstico e seguimento). Além disso, devem-se investigar possíveis focos de infecção e realizar tipagem HLA para busca de doador. A coleta de liquor ao diagnóstico para investigação de infiltração em SNC também faz parte de todos os protocolos de tratamento.

Coleta de aspirado de medula óssea para: mielograma, imunofenotipagem, cariótipo banda G, FISH e/ou PCR para alterações moleculares.

Lembre-se: **Exames iniciais na LLA:**
- Hemograma, TGO/TGP, ureia, creatinina, coagulograma;
- DHL, ácido úrico, potássio, fosfato, cálcio (avaliação de lise tumoral);

- Mielograma com imunofenotipagem, cariótipo, FISH, PCR para BCR-ABL;
- LCR (citologia, bioquímica e, se possível, imunofenotipagem);
- PCR, culturas e sorologias para HIV e hepatites B e C (rastreio infeccioso);
- Beta-HCG (mulheres);
- USG de testículos ou exame físico minucioso (pacientes do sexo masculino);
- Tomografias computadorizadas ou PET-CT (se suspeita de doença extramedular).

Exames pré-tratamento da LLA:

- Tipagem HLA (HLA alta resolução do paciente);
- Ecocardiograma;
- Preservação de gametas (conduta individualizada e se tempo hábil).

Classificação

A LLA pode ser classificada conforme as suas características morfológicas, imunofenotípicas e citogenéticas. Atualmente, o modelo de classificação da WHO (2016) é considerado a forma mais completa de caracterizar a doença, sendo universalmente aceito. Outros modelos, como a classificação da FAB e a classificação imunofenotípica EGIL, também podem ser utilizados.

Quadro 20.1: **Classificação da Organização Mundial de Saúde.**

Leucemia/linfoma linfoblástico B não especificada.

Leucemia/linfoma linfoblástico B com alterações genéticas recorrentes:

- Leucemia/linfoma linfoblástico B com t(9;22)(q34.1;q11.2);BCR-ABL1(Ph).
- Leucemia/linfoma linfoblástico B com t(v;11q23.3); rearranjo KMT2A.
- Leucemia/linfoma linfoblástico B com t(12;21)(p13.2;q22.1); ETV6-RUNX1.
- Leucemia/linfoma linfoblástico B com hiperdiploidia.
- Leucemia/linfoma linfoblástico B com hipodiploidia.
- Leucemia/linfoma linfoblástico B com t(5;14)(q31.1;q32.3) IL3-IGH.
- Leucemia/linfoma linfoblástico B com t(1;19)(q23;p13.3);TCF3-PBX1.
- Entidade provisória: Leucemia/linfoma linfoblástico B, BCR-ABL1-*like*.
- Entidade provisória: Leucemia/linfoma linfoblástico B com iAMP21.

Leucemia/linfoma linfoblástico T:

- Entidade provisória: Leucemia linfoblástica de célula T precursora precoce.
- Entidade provisória: Leucemia/linfoma linfoblástico NK.

Fonte: WHO, 2016.

Quadro 20.2: Classificação morfológica e citoquímica FAB.

L1 (crianças)	Células pequenas, citoplasma escasso, nucléolo ausente.
L2 (crianças e adultos)	Células grandes, heterogêneas, com citoplasma abundante e nucléolos proeminentes.
L3 (tipo Burkitt)	Células grandes com citoplasma abundante, núcleo oval e regular, nucléolo proeminente, basofilia e vacúolos citoplasmáticos.

Quadro 20.3: Classificação imunofenotípica pelo grupo europeu EGIL para LLA-B.

LLA	Positivos	Negativos
B (75% das LLA do adulto)	**HLA-DR, TdT, CD19, e/ou CD79a, e/ou CD22 e/ou CD34**	
Pró-B	HLA-DR, TdT e CD19	CD10, Ig citoplasma
B comum	CD10 citoplasma	Ig
Pré-B	CD10 e imunoglobulina (Ig) citoplasma	
B madura/Burkitt	Ig membrana	TdT e CD34

Quadro 20.4: Classificação imunofenotípica pelo grupo europeu EGIL para LLA-T.

LLA	Positivos	Negativos
T (25% das LLA do adulto)	**TdT, CD3 e CD34**	
Pró T	CD7	CD2, CD4 e CD8
Pré T	CD2, CD7	CD4 e CD8
T cortical ou tímica	CD1a, CD2, CD4, CD5, CD7, CD8	
T madura	CD3memb, CD2, CD7 CD4 ou CD8	TdT, CD34 e CD1a

A LLA também deve ser classificada, ao diagnóstico, conforme seu risco clínico e citogenético. Esta avaliação nos permitirá traçar um plano terapêutico mais adequado ao paciente.

Quadro 20.5: **Classificação conforme o risco.**

Alto risco	• Leucócitos > 30.000 para LLA-B ou > 100.000 para LLA-T; • Hipodiploidia (< 44 cromossomos); • Próximo à triploidia (60 a 78 cromossomos); • t(v;11q23):t(4;11) e outros rearranjos KMT2A; • t(9;22)(q34;q11.2):BCR-ABL1; • Cariótipo complexo; • BCR-ABL1-*like* ou *Ph-like* LLA; • iAMP21 (amplificação intracromossomal do cromossomo 21); • Infiltração em SNC; • Doença extramedular; • Ausência de remissão completa após a indução; • Alto nível de doença residual mínima (DRM).
Baixo risco	• Nenhum dos acima; • Hiperdiploidia (51 a 65 cromossomos); • t(12;21)(p13:q22): ETV6-RUNX1; • Trissomia dos cromossomos 4, 10 e 17.

Tratamento

LLA adultos jovens (15 a 39 anos) Ph+

Terapia de indução com pesquisa clínica ou quimioterapia + inibidor tirosina-quinase (ITK) ou corticosteroides + ITK. Se resposta completa (RC), seguir consolidação com transplante de célula-tronco hematopoiética (TCTH) alogênico e manter ITK pós-TCTH por pelo menos um ano. Na falta de doador, seguir protocolo de quimioterapia (consolidação e manutenção + ITK).

Quadro 20.6: **Protocolos de quimioterapia para LLA adultos jovens Ph+.**

• COG AALL-0031 (Schultz KR. J Clin Oncol 2009;27:5175-5181); • EsPhALL (Biondi A. Lancet Oncol 2012;13:936-945); • ITK + HCVAD (Thomas DA. J Clin Oncol 2010;28:6506); • ITK + quimioterapia; • ITK + corticosteroides.

Fonte: Elaborado pela autoria.

LLA adultos (> 40 anos) Ph+

Terapia de indução com pesquisa clínica ou quimioterapia + ITK ou corticosteroides + ITK. Se RC, seguir consolidação com TCTH alogênico e manter ITK pós-TCTH por pelo menos um ano. Na falta de doador, comorbidade que contraindique o TCTH ou idade > 65 anos, seguir protocolo de quimioterapia (consolidação e manutenção + ITK) ou corticosteroide + ITK.

Quadro 20.7: **Protocolos de quimioterapia para LLA adultos Ph+.**

- ITK + HCVAD (Thomas DA. J Clin Oncol 2010;28:6506);
- ITK + quimioterapia;
- ITK + corticosteroides.

Fonte: Elaborado pela autoria.

LLA adultos jovens Ph-

Terapia de indução com pesquisa clínica ou quimioterapia (protocolos com base em protocolos pediátricos). Se RC, seguir consolidação com TCTH alogênico. Na falta de doador, seguir protocolo de quimioterapia (consolidação e manutenção).

Quadro 20.8: **Protocolos de quimioterapia para LLA adultos jovens Ph-.**

- CALGB 10403 (Stock W. 2014 ASH Annual Meeting. Abstract 796. December 9, 2014);
- COG AALL0232 (Borowitz MJ. Blood 2015;126:964-971);
- COG AALL 0434 (Winter SS. Children's Oncology Group study AALL0434);
- DFCI ALL (DeAngelo DJ. Blood 2007;110:587);
- GRAALL 2005 (Huguet F. J Clin Oncol 2009;27:911-918);
- PETHEMA ALL-96 (Ribera JM. J Clin Oncol 2008;26:1843-1849);
- Hyper-CVAD (Thomas DA. J Clin Oncol 2010;28:3880-3889);
- USC ALL (Douer D. J Clin Oncol 2014;32:905-911).

Fonte: Elaborado pela autoria.

LLA adultos Ph-

Terapia de indução com pesquisa clínica ou quimioterapia. Se RC, seguir consolidação com TCTH alogênico. Na falta de doador, comorbidade que contraindique o TCTH ou idade > 65 anos, seguir protocolo de quimioterapia (consolidação e manutenção) ou corticosteroide.

Quadro 20.9: **Protocolos de quimioterapia para LLA adultos Ph-.**

- CALGB 8811 (Larson RA. Blood 1995;85:2025-2037);
- GRAALL 2005 (Huguet F. J Clin Oncol 2009;27:911-918);
- Hyper-CVAD (Thomas DA. J Clin Oncol 2010;28:3880-3889);
- MRC UKALLXII (Rowe JM. Blood. 2005;106:3760-3767).

Fonte: Elaborado pela autoria.

Lembre-se: O momento ideal para TCTH é variável e recomenda-se negativar DRM antes do TCTH.

Os critérios de resposta a serem avaliados ao longo do tratamento encontram-se sintetizados no Quadro 20.10.

Quadro 20.10: **Critérios de resposta à LLA.**

Resposta completa (RC)	• Ausência de blastos circulantes, linfadenopatia, esplenomegalia e doença extramedular. • Neutrófilos > 1.000 e plaquetas > 100.000. • Mielograma com menos de 5% de blastos. • Ausência de recaída em 4 semanas.
Resposta completa com recuperação hematológica incompleta (RCi)	• Preenche critérios para RC, com exceção da contagem de neutrófilos e/ou plaquetas.
Doença refratária	• Falha em atingir RC após indução.
Doença progressiva	• Aumento de pelo menos 25% no número absoluto de blastos no sangue ou medula ou surgimento de doença extramedular.
Recaída de doença	• Reaparecimento de blastos no sangue ou medula (> 5%) ou doença extramedular após RC.

Pacientes refratários ou recaída

Para Ph+, realizar o teste de mutação ABL1 para uso de um novo ITK, associado aos esquemas de quimioterapia para LLA refratária/recaída.

Quadro 20.11: **Opções de tratamento ITK com base no tipo de mutação BCR-ABL1.**

Y253H, E255K/V ou F359V/C/I	Dasatinibe
F317L/V/I/C, T315A ou V299L	Nilotinibe
E255K/V, F317L/V/I/C, F359V/C/I, T315A ou Y253H	Bosutinibe
T315I	Ponatinibe

Quadro 20.12. Esquemas de tratamento para LLA refratária/recaída.

- Pesquisa clínica.
- Augmented HCVAD (Fardel S. Clin Lymphoma Myeloma Leuk 2011;11:54-59).
- Protocolos com citarabina (Weiss MA. Cancer 2002;95:581-587).
- Protocolos com agentes alquilantes (Schiller G. Am J Hematol 1993;43:195-199).
- MOpAD (Kadia TM. Am J Hematol 2015;90:120-124).
- Blinatumomab (Kartajian H. N Engl J Med 2017;376:836-847).
- Após falência de tratamento com 2 ITK, se Phi+.
- Inotuzumab ozogamicina (Kartajian H. N Engl J Med 2016;375:740-753).
- Nelarabina para LLA-T (DeAngelo DJ. Blood 2007;109:5136-5142).
- Clofarabina para LLA-B (Miano M. Leuk Lymphoma 2012;53:1693-1698).
- Vincristina lipossomal (Deitcher OR. Blood 2011;118:2592).
- Tisagenlecleucel/CAR-T (Buechner J. European Hematology Association Annual Meeting Abstracts 2017;Abstract S476).
- Pacientes < 26 anos com doença refratária ou > 2 recaídas.

Fonte: Elaborado pela autoria.

Doença residual mínima (DRM)

A melhor amostra para DRM é obtida do primeiro aspirado de medula óssea. A DRM refere-se à presença de células leucêmicas em menores quantidades detectadas em pacientes em RC, por meio do método morfológico convencional. O alvo do exame são as alterações fenotípicas ou moleculares detectadas ao diagnóstico.

Os métodos para medir a DRM são citometria de fluxo (detecta imunofenótipos anormais associados à leucemia) e reação em cadeia pela polimerase (PCR) para detectar mutações (BCR-ABL, MLL, E2APBX1, ...), rearranjos clonais nos genes da cadeia pesada da imunoglobulina ou do receptor das células T. As duas técnicas devem estar associadas para maior sensibilidade.

A monitorização de DRM deve ser realizada pelo menos a cada três meses. Se DRM positiva, considerar tratamento com Blinatumomab, anticorpo biespecífico atualmente utilizado tanto para LLA-Ph+ quanto para LLA-Ph-. Estudos em adultos mostram que a DRM é um fator prognóstico independente na LLA, havendo uma forte correlação entre a medida da DRM e o risco de recaída.

Referências bibliográficas

1. Arber DA, Orazi A, Hasserjian R, Thiele J, Borowitz MJ, et al. The 2016 revision to the World Health Organization classification of myeloid neoplasms and acute leukemia. Blood. 2016 May 19;127(20):2391-405.

2. Bene MC, Castoldi G, Knapp W, Ludwig WD, Matutes E, Orfao A, vant Veer MB. Proposals for the immunological classification of acute leukemias. European Group for the Immunological Characterization of Leukemias (EGIL). Leukemia. 1995 Oct; 9(10):1783-6.
3. Bennett JM, Catovsky D, Daniel MT, Flandrin G, Galton DA, Gralnick HR, Sultan C. Proposals for the classification of the acute leukaemias. French-American--British (FAB) cooperative group. Br J Haematol. 1976 Aug;33(4):451-8.
4. Campana D. Minimal residual disease in acute lymphoblastic leukemia. Hematology Am Soc Hematol Educ Program. 2010;2010:7-12.
5. Esparza SD, Sakamoto KM. Topics in pediatric leukemia--acute lymphoblastic leukemia. MedGenMed. 2005 Mar 7;7(1):23.
6. Faderl S, O'Brien S, Pui CH, Stock W, Wetzler M, Hoelzer D, Kantarjian HM. Adult acute lymphoblastic leukemia: concepts and strategies. Cancer. 2010 Mar 1;116(5):1165-76.
7. Jabbour EJ, Faderl S, Kantarjian HM. Adult acute lymphoblastic leukemia. Mayo Clin Proc. 2005 Nov;80(11):1517-27.
8. Ma H, Sun H, Sun X. Survival improvement by decade of patients aged 0-14 years with acute lymphoblastic leukemia: a SEER analysis. Sci Rep. 2014 Feb 27;4:4227.
9. Mortuza FY, Papaioannou M, Moreira IM, Coyle LA, Gameiro P, Gandini D, Prentice HG, Goldstone A, Hoffbrand AV, Foroni L. Minimal residual disease tests provide an independent predictor of clinical outcome in adult acute lymphoblastic leukemia. J Clin Oncol. 2002 Feb 15;20(4):1094-104.
10. Pui CH, Relling MV, Downing JR. Acute lymphoblastic leukemia. N Engl J Med. 2004 Apr 8;350(15):1535-48.
11. Pulte D, Jansen L, Gondos A, et al. Survival of adults with acute lymphoblastic leukemia in Germany and the United States. PLoS One. 2014 Jan 27;9(1):e85554.
12. Rowe JM, Buck G, Burnett AK et al. Induction therapy for adults with acute lymphoblastic leukemia: results of more than 1500 patients from the international ALL trial: MRC UKALL XII/ECOG E2993. Blood. 2005 Dec 1;106(12):3760-7.

Capítulo 21

Doenças mieloproliferativas crônicas

Marinus de Moraes Lima ○ Fabio Pires de Souza Santos

As doenças mieloproliferativas crônicas são doenças clonais das células-tronco hematopoiéticas caracterizadas pela proliferação de uma ou mais linhagens mieloides (granulocítica, eritroide e/ou megacariocítica) na medula óssea.

Nessas doenças, há aumento da proliferação de células precursoras e manutenção da diferenciação. Devido a isso, as células maduras continuam sendo produzidas (em quantidade aumentada), e as citopenias usualmente não são um problema inicial.

A mieloproliferação anormal surge da ativação constitucional de vias de transdução de sinais, causadas por rearranjos genéticos ou mutações que afetam as proteínas tirosina-quinases ou moléculas relacionadas.

Acometem principalmente adultos, com maior frequência entre a 5ª e a 7ª décadas de vida. A incidência de todas as doenças mieloproliferativas combinadas é de aproximadamente 6 a 9 casos/100.000 pessoas/ano. A classificação das doenças mieloproliferativas crônicas, segundo a OMS, é a seguinte:

- Leucemia mieloide crônica (LMC).
- Policitemia vera (PV).
- Trombocitopenia essencial (TE).
- Mielofibrose primária (MF).
- Leucemia neutrofílica crônica (LNC).
- Leucemia eosinofílica crônica (LEC).
- Mastocitose sistêmica (MS).
- Doença mieloproliferativa crônica inclassificável (DMCI).

Leucemia mieloide crônica (LMC)

É uma doença que se origina de célula hematopoiética pluripotente que sofreu uma translocação recíproca entre os cromossomos 9 e 22, a t(9;22)(q34;q11), que dá origem ao cromossomo Philadelphia (Ph). Este está associado à fusão dos genes ABL1 (cromossomo 9) e BCR (cromossomo 22), formando o gene quimérico BCR-ABL1. **A LMC é uma doença de definição genético-molecular**: ou seja, a presença do cromossomo Ph e/ou do gene quimérico BCR-ABL1 na presença de neoplasia mieloproliferativa **é critério essencial** para o diagnóstico de LMC e excludente de outras patologias mieloproliferativas.

Incidência

Um a dois casos para cada 100 mil habitantes/ano e representa aproximadamente 15% de todas as leucemias. A idade mediana no diagnóstico é de 55 a 60 anos. Há leve predominância do sexo masculino.

Sintomas

Ao diagnóstico, aproximadamente 40% dos pacientes são assintomáticos. Classicamente, a doença evolui em três fases: crônica (FC), acelerada (FA) e crise blástica (CB). Os sintomas dependem de cada fase:

- **Fase crônica:** (apresentação clássica): esplenomegalia volumosa, hepatomegalia e leucocitose com desvio à esquerda, eosinofilia e basofilia. Pode haver discreta anemia e geralmente há aumento do número das plaquetas.
- **Fase acelerada:** diminuição progressiva da diferenciação celular, ocorrendo aumento de blastos e piora das citopenias e organomegalias.
- **Crise blástica:** aumento de blastos semelhante ao quadro de uma leucemia aguda. Os blastos podem ser linfoides, mieloides ou indiferenciados. Nas fases mais avançadas da doença os pacientes em geral são sintomáticos, com febre, dor óssea, sangramento e sudorese.

Diagnóstico

Importante: É necessária a comprovação da fusão do gene BCR-ABL1 por meio citogenético ou molecular.

Quadro 21.1: Critérios diagnósticos.

Fase crônica	• Ausência de critérios para fase acelerada ou blástica.
Fase acelerada	• Presença de um ou mais dos seguintes critérios: • Presença de blastos em sangue periférico ou medula óssea entre 15 e 29%. • Presença de blastos e promielócitos em sangue periférico ou medula óssea > 30%. • Basofilia em sangue periférico ≥ 20%. • Plaquetopenia < 100.000/mm³ (excetuando toxicidade medicamentosa). • Anormalidades citogenéticas clonais *major route* (+8, +Ph, i(17)(q10)) em células Ph-positivo, que surgem durante o tratamento.
Crise blástica	• Presença de blastos em sangue periférico ou medula óssea ≥ 30%. • Presença de doença extramedular (exceto no baço).

Fonte: European LeukemiaNet, 2013.

Tratamento

1ª linha:

- Imatinibe (dose inicial):
  - FC: 400 mg 1 vez ao dia;
  - FA/CB: 600 mg 1 vez ao dia.

Importante:

- Atualmente, os **inibidores da tirosina-quinase**, mais notavelmente o **imatinibe**, **dasatinibe** e **nilotinibe**, são considerados o tratamento padrão de pacientes com LMC.
- Estes fármacos são **eficazes** e **capazes** de controlar os sinais e sintomas da doença, com toxicidade relativamente leve.
- Estas medicações são de **uso oral** e podem ser usadas em **caráter ambulatorial**.

Em casos de intolerância ou progressão com imatinibe:

- Dasatinibe (dose inicial):
  - FC: 100 mg 1 vez ao dia;
  - FA/CB: 140 mg 1 vez ao dia.
- Nilotinibe (dose inicial):
  - FC/FA: 400 mg 2 vezes ao dia.

Atenção: A resposta ao tratamento é seguida basicamente por hemograma, citogenética e pesquisa molecular. Os objetivos do tratamento pelo tempo de início do inibidor de tirosina-quinase foram atualizados recentemente pelo grupo do European LeukemiaNet e estão definidos no Quadro 21.2.

Quadro 21.2: **Objetivos do tratamento com inibidores de tirosina-quinase.**

Tempo	Ideal	Alerta	Falha
3 meses	BCR-ABL1 $\leq$ 10% e/ou $\leq$ 35% metáfases Ph-positivo.	BCR-ABL1 >10% e/ou 36% –95% metáfases Ph-positivo.	• Sem resposta hematológica completa e/ou > 95% metáfases Ph-positivo.
6 meses	BCR-ABL1 < 1% e/ou 0% metáfases Ph-positivo.	BCR-ABL1 1 a 10% e/ou 1 a 35% metáfases Ph-positivo.	• BCR-ABL1 > 10% e/ou > 35% metáfases Ph-positivo.
12 meses	BCR-ABL1 < 0,1%	BCR-ABL1 > 0,1%	• BCR-ABL1 > 1% e/ou > 0% metáfases Ph-positivo.
Em qualquer momento	BCR-ABL1 < 0,1%	Alterações citogenéticas adicionais em metáfases Ph-negativo (–7 ou 7q-).	• Perda de resposta hematológica completa. • Perda de resposta citogenética completa (0% metáfases Ph-positivo). • Perda confirmada de resposta molecular maior (BCR-ABL1 < 0,1%). • Mutações resistentes ao imatinibe. • Surgimento de alterações citogenéticas adicionais em células Ph-positivo.

A absoluta maioria (70 a 80%) dos pacientes responderá ao tratamento com inibidores de tirosina-quinase. Porém, em uma fração dos pacientes, mesmo com a terapia adequada, a LMC pode progredir de uma doença relativamente indolente (FC) para um distúrbio mais agressivo (FA), período durante o qual o controle da doença é mais difícil, podendo culminar na CB, que geralmente é refratária ao tratamento. **Para pacientes refratários**

aos inibidores de tirosina-quinase, a melhor opção é o transplante de medula óssea alogênico. Este, porém, pode ser aplicado em apenas uma fração dos pacientes devido à necessidade de doador compatível e os riscos de morbimortalidade.

Policitemia vera (PV)

É uma doença mieloproliferativa caracterizada pelo aumento do volume total da massa eritrocitária, independentemente da ação dos mecanismos habituais de regulação da eritropoiese.

Incidência

Há maior incidência em homens e ocorre principalmente na 6ª década de vida. A média de sobrevida após o diagnóstico é de 15 anos. A mutação mais comumente encontrada nessa doença é a mutação JAK2V617F, que é observada em cerca de 90%. A mutação JAK2V617F ativa uma tirosina-quinase que leva à proliferação das células progenitoras eritroides.

Sintomas

Os sintomas mais comuns são: cefaleia, pletora, cansaço, tontura e sudorese. Pode ocorrer prurido devido à liberação de histamina e aumento do número de mastócitos na pele. Episódios trombóticos (AVC, síndrome de Budd-Chiari, trombose de veia porta, infarto do miocárdio, tromboembolismo pulmonar ou trombose venosa profunda) estão entre as complicações mais frequentes, porém sangramentos também são descritos.

Atenção: Trombose costuma ser a causa mais comum de morte e, na fase tardia da doença, há risco de fibrose medular ou transformação em leucemia aguda.

Cursa com três fases:

- **Fase prodrômica ou pré-policitêmica:** inicial, na qual há apenas eritrocitose discreta ou limítrofe.
- **Fase pletórica ou sintomática.**

- **Fase tardia ou de consumo:** há fibrose medular, e as queixas são de fraqueza, pela anemia, e desconforto abdominal pela esplenomegalia evidente.

Os critérios diagnósticos, de acordo com a OMS (2008), são:

- **Critérios maiores:** hemoglobina > 18,5 g/dL para homens e > 16,5 g/dL para mulheres ou outras evidências de aumento de massa eritrocitária; presença da mutação JAK2 V617F ou outra funcionalmente similar (p. ex.: éxon 12).
- **Critérios menores:** biópsia de medula óssea demonstrando hipercelularidade para a idade com panmielose (proliferação proeminente das séries eritroide, granulocítica e megacariocítica); eritropoetina sérica abaixo do valor de normalidade; formação *in vitro* de colônia eritroide endógena independentemente da presença de eritropoietina.

Diagnóstico diferencial

A poliglobulia secundária (PS) apresenta-se com um aumento do número de eritrócitos circulantes e da massa eritrocitária sem o aumento da leucometria, dos níveis plaquetários ou esplenomegalia. As PS estão associadas a distúrbios cardiopulmonares, doença pulmonar obstrutiva crônica, síndrome de apneia do sono, policitemia do fumante, policitemia renal dos tumores produtores de eritropoetina (EPO), doença renal policística, policitemia das altitudes e grandes miomas, entre outras etiologias.

Para o diagnóstico diferencial, é necessário:

- **Nível sérico de eritropoietina:** só é encontrado diminuído em policitemia vera e raros pacientes com mutações congênitas do receptor da eritropoietina.
- **Pesquisa da mutação JAK2V671F:** só é encontrada alterada em pacientes com policitemia vera e outras doenças mieloproliferativas, e nunca em poliglobulia secundária.

Estudos complementares, como gasometria arterial, ultrassonografia de abdômen, estudo do sono e avaliação ginecológica, entre outros, também podem ajudar no diagnóstico diferencial.

Tratamento

Quadro 21.3: Tratamento de acordo com a estratificação de risco.

Risco	Característica	Tratamento
Baixo risco	• < 60 anos • Sem história de trombose	• AAS 100 mg/dia • Flebotomia periódica para manter hematócrito inferior a 45%
Alto risco	• ≥ 60 anos e/ou • História de trombose	• AAS 100 mg/dia • Flebotomia periódica para manter hematócrito inferior a 45% Citorredução – opções: • Hidroxiureia 500 e 2.000 mg/dia • Interferon-alfa 3 e 5 milhões UI/3-5 x/semana • Peg-Interferon-alfa2a 90 mcg/semana

Trombocitemia essencial (TE)

É caracterizada pelo número elevado de plaquetas com a presença de alterações megacariocíticas.

Incidência

A média de idade ao diagnóstico é a partir da sexta década, porém acomete indivíduos desde os 18 até os 90 anos, com a incidência de um a dois casos/100 mil habitantes/ano. Cerca de um terço dos pacientes apresenta-se sintomático no diagnóstico. Em 60 a 70% das TE ocorre a mutação do gene JAK2V617F, responsável pela fosforilação da molécula transdutora de sinais ativadores de transcrição (STAT), que ativam o ciclo celular.

Sintomas

Os principais são vasomotores, sendo caracterizados por cefaleia, alterações visuais, síncope, dor torácica atípica, livedo reticular e eritromelalgia (queimação de mãos ou pés associada a dor, rubor e calor). **Trombocitose extrema (≥ 1.500.000/mm^3) é associada ao maior risco de sangramento.** Além de trombose venosa profunda e embolia pulmonar, pacientes com TE frequente podem desenvolver trombose de veia hepática (síndrome de Budd-Chiari) ou veia porta.

Sangramento, eventos trombóticos e complicações vasculares são as principais causas de morbimortalidade na TE.

Diagnóstico

Para o diagnóstico, faz-se necessário o preenchimento dos **quatro critérios** diagnósticos da classificação da OMS:

- Plaquetometria ≥ 450.000/mm sustentada.
- Biópsia de medula óssea demonstrando proliferação principalmente da linhagem megacariocítica com megacariócitos maduros aumentados em número e tamanho.
- Ausência de critérios da OMS para PV, MF, LMC BCR/ABL1+, síndrome mielodisplásica ou outra neoplasia mieloide.
- Presença da mutação JAK2V617F ou outras mutações.
- Para o diagnóstico de mielofibrose pós-TE, é necessário ter:
- Diagnóstico prévio documentado de TE.
- Fibrose medular.

Mais dois outros entre os seguintes fatores:

- Anemia.
- Leucoeritroblastose periférica.
- DHL aumentado.
- Aparecimento de sintomas constitucionais.
- Aumento da esplenomegalia (definida tanto como aumento do baço palpável para além de 5 cm do RCE ou aparecimento de baço palpável).

Diagnóstico diferencial

Causas de trombocitose reacional: hemorragia aguda, recuperação de trombocitopenia, inflamação aguda, infecção, resposta a exercício e reações a medicamentos, deficiência de ferro, hemólise, asplenia, quadros inflamatórios crônicos e neoplasias.

Observações: • Pacientes com trombocitose crônica mantida, na ausência de deficiência de ferro, provas inflamatórias alteradas e história de esplenectomia devem ser investigados para TE e outras neoplasias mieloproliferativas.

- A mutação JAK2V617F ajuda a diferenciar TE de trombocitoses reacionais, porém é encontrada em apenas 60 a 70% dos pacientes. Nos casos em que a mutação do JAK2V617F é negativa, podemos encontrar mutações do gene MPL (MPLW515K/L; 5% dos casos) e mutações do gene CALR (inserções/deleções *frameshift* no exon 9; 20 a 30% dos casos).
- A presença de trombocitose isolada também pode ser manifestação inicial de LMC, PV e mielofibrose primária, devendo ser realizada uma rigorosa avaliação de exames morfológicos, genéticos e moleculares antes de se chegar a um diagnóstico final.

Tratamento

A avaliação do risco trombótico é essencial. Recentemente, o escore IPSET determinou a seguinte escala para risco trombótico dos pacientes com trombocitemia essencial.

- Idade > 60 anos (1 ponto).
- História de trombose (2 pontos).
- Presença de fatores de risco cardiovasculares (diabetes, hipertensão, tabagismo) (1 ponto).
- Presença da mutação JAK2V617F (2 pontos).

Com base nesses fatores, podemos estratificar os pacientes em três grupos de risco para trombose e determinar a melhor estratégia terapêutica para eles.

Quadro 21.4: Tratamento de acordo com a estratificação de risco.

Risco	Característica	Tratamento
Baixo risco	• 0 a 1 ponto • Risco de trombose: 1,03%/ano	• AAS 100 mg/dia
Risco intermediário	• 2 pontos • Risco de trombose: 2,35%/ano	• AAS 100 mg/dia • Decidir caso a caso sobre necessidade de citorredução

(*Continua*)

(*Continuação*)

Quadro 21.4: Tratamento de acordo com a estratificação de risco.

Risco	Característica	Tratamento
Risco alto	• 3 a 6 pontos • Risco de trombose: 3,56%/ano	• AAS 100 mg/dia Citorredução – opções: • Hidroxiureia 500 a 2.000 mg/dia • Interferon-alfa 3 a 5 milhões UI/3-5 x/semana • Anagrelide 0,5 a 01 mg/dia (dose máxima de 10 mg/dia) • Peg-Interferon-alfa2a 90 mcg/semana

Estudo randomizado (PT-1) conduzido no Reino Unido mostrou que o controle a longo prazo da contagem de plaquetas é semelhante com o uso de hidroxiureia comparado ao uso de anagrelide. Porém, a incidência do desfecho composto de trombose arterial/venosa, hemorragia grave e morte por causas vasculares foi superior no braço de pacientes que recebeu anagrelide. Além disso, o uso de anagrelide esteve associado a um maior acúmulo de fibrose medular a longo prazo. Por isso, recomendamos o uso de hidroxiureia como terapia citorredutora de primeira linha para pacientes com TE com indicação de citorredução. Para pacientes jovens, considerar o uso de interferon-alfa (convencional ou peguilado).

A trombocitemia essencial é uma condição crônica com curso clínico prolongado e de comportamento relativamente benigno, mas sem cura. O manejo clínico está centrado na prevenção das complicações trombóticas e/ou hemorrágicas deletérias. Existem fatores clássicos associados às complicações na TE: a idade, a história pregressa individual ou familiar de fenômenos trombóticos ou hemorrágicos espontâneos e o número de plaquetas.

Mielofibrose primária (MF)

É uma doença mieloproliferativa caracterizada por aumento de proliferação de série granulocítica e megacariocítica que leva a alterações reacionais intensas do estroma medular, como fibrose colagênica, osteosclerose e aumento de angiogênese. Essa alteração da microarquitetura medular leva a um deslocamento da célula-tronco hematopoiética para o sangue periférico, que se instala em outros órgãos hematopoiéticos, como o fígado e o baço, e causa a organomegalia típica dessa doença.

Incidência

Atinge principalmente os indivíduos acima da sexta década de vida. É a menos comum entre as doenças mieloproliferativas crônicas, sendo a mais difícil de definir, dado o mimetismo fenotípico de uma grande variedade de doenças hematológicas e não hematológicas.

Atenção: A mutação JAK2 V617F tem sido detectada em cerca de 60 a 70% dos pacientes. Um quadro semelhante à MF pode ocorrer em pacientes com história prévia de PV ou TE.

Sintomas

Uma parte dos pacientes é assintomática, e o diagnóstico é feito por achados de exame físico ou laboratorial. Os demais apresentam sintomas secundários à anemia (fraqueza, cansaço, palpitação e dispneia), esplenomegalia (saciedade, desconforto ou dor abdominal), estado hipermetabólico (perda de peso, sudorese noturna ou febre), e principalmente eritropoiese extramedular e sangramentos (petéquias e hemorragia em trato gastrointestinal).

A doença tem duas fases: uma inicial, chamada de **fase pré-fibrótica**, com medula óssea hipercelular, que pode evoluir até a quase substituição do tecido hematopoiético por fibras reticulínicas, denominado **fase fibrótica**. A sobrevida varia de 5 a 6 anos após o diagnóstico.

As principais causas de óbito são: transformação leucêmica, infecção, sangramento, trombose e hipertensão portal.

Diagnóstico

São necessários três critérios maiores e dois menores para a confirmação do diagnóstico de MF.

Critérios maiores

- Presença de proliferação megacariocítica e atipia, geralmente acompanhada de fibrose reticulínica ou colagênica ou, na ausência de

fibrose significante, as alterações megacariocíticas devem ser acompanhadas de aumentada celularidade da medula à custa de proliferação granulocítica com diminuição da eritropoiese (fase pré-fibrótica).
- Ausência de critérios da OMS para PV, LMC BCR/ABL1+, síndrome mielodisplásica ou outra neoplasia.
- Presença da mutação JAK2V617F ou outro marcador clonal (MPLW515K/L, *indels frameshift* do exon 9 do gene CALR) ou, na ausência de marcador clonal, nenhuma evidência de que a fibrose medular ou demais alterações sejam secundárias a infecção, inflamação, tricocitoleucemia, neoplasia linfoide, metástase ou mielopatias tóxicas.

Critérios menores

- Leucoeritroblastose.
- Aumento de DHL sérico.
- Anemia.
- Esplenomegalia.

Diagnóstico diferencial

Fibrose medular pode ocorrer em outras doenças mieloproliferativas crônicas, ou, ainda, tricocitoleucemia, síndrome mielodisplásica com fibrose, síndrome mielodisplásica/mieloproliferativa, leucemia megacariocítica aguda, leucemias agudas com componente fibrótico e outras neoplasias não hematológicas com metástase medular. Os aspectos clínico-laboratoriais são distintos e devem ser considerados durante a investigação.

Tratamento

Nos pacientes assintomáticos, a conduta é observacional.

Atenção: O transplante de medula óssea é a **única medida curativa**, porém não está estabelecido o melhor momento para sua realização durante o curso da doença. Antigamente, limitado a pacientes mais jovens, pode ser indicado hoje para pacientes em idade mais avançada em condições não mieloablativas ou em regimes com doses reduzidas.

Importante: Para determinar o risco do paciente, é utilizado o modelo prognóstico DIPSS (*Dynamic International Prognostic Scoring System*), que inclui cinco fatores de risco, em que são atribuídos pontos a cada fator de risco.

É considerado:

- **Baixo risco:** se tiver zero ponto.
- **Intermediário-1:** se tiver de um a dois pontos.
- **Intermediário-2:** se tiver de três a quatro pontos.
- **Alto risco:** se tiver cinco ou seis pontos.

Quadro 21.5: DIPSS (*Dynamic International Prognostic Scoring System*)

Idade > 65 anos	1 ponto
Hemoglobina < 10 g/dL	2 pontos
Leucócitos > 25.000/mcL	1 ponto
Blastos circulantes > 1%	1 ponto
Presença de sintomas constitucionais	1 ponto

Pacientes com baixo risco só serão tratados se houver sintomas. Já pacientes com risco intermediário ou alto geralmente são sintomáticos. O manejo de sintomas é feito da seguinte forma:

- **Leucocitoses e plaquetoses:** hidroxiureia.
- **Anemia:** eritropoetina 40.000 U/semana, danazol 400 mg/dia ou talidomida 50 mg/dia + prednisona 0,5 mg/kg/dia, decrescendo a dose após resposta.
- **Esplenomegalia:** hidroxiureia 500 mg 3 x/dia + eritropoetina 40.000 UI/semana.

Na falha da hidroxiureia, considerar:

- Busulfan (2 a 6 mg/dia).
- Melfalan oral (2,5 mg 3 vezes por semana).
- Cladribina (0,14 mg/kg/dia em infusão de duas horas × cinco dias).
- Daunorrubicina semanal (50 mg/m 2 × 4 a 8 doses).

- Talidomida 50 mg/dia + prednisona.
- Radioterapia.
- Esplenectomia.

Atualmente, foi aprovado pelo FDA para tratamento da MFP risco alto e intermediário (determinado pelo IPSS/DIPSS) o ruxolitinibe (15 a 20 mg/dia), um inibidor de Jak2 que pode ser usado para diminuir sintomas, reduzir esplenomegalia maciça e melhorar a sobrevida dos pacientes.

Leucemia neutrofílica crônica

Doença mieloproliferativa rara, sendo caracterizada por uma neutrofilia periférica sustentada com hipercelularidade medular e hepatoesplenomegalia. Apresenta **etiologia desconhecida** e não se sabe a incidência, porém acomete indivíduos mais idosos. Recentemente, mutações ativadoras do receptor do fator de crescimento de colônia granulocítica (CSF3R) foram encontradas em 60% dos pacientes com leucemia neutrofílica crônica. Os sintomas decorrem da esplenomegalia e apresentam curso insidioso, porém progressivo.

Para o diagnóstico

- Presença de leucocitose no sangue periférico > 25.000/μL, com > 80% da contagem diferencial composta por segmentados e bastões.
- < 10% de granulócitos imaturos (promielócitos, mielócitos e metamielócitos) e < 1% de mieloblastos, sem outro motivo que justifique essa alteração laboratorial.
- Biópsia de medula óssea deve ser hipercelular, com aumento percentual e absoluto de granulócitos, com padrão normal de maturação, menos de 5% de mieloblastos e megacariócitos normais.
- Devem ser afastadas as demais neoplasias mieloproliferativas. O tratamento é de suporte, com uso de hidroxiureia para controle da leucocitose quando exacerbada.

Leucemia eosinofílica crônica

Doença caracterizada por uma mieloproliferação persistente na medula óssea e sangue periférico por eosinófilos clonais. Pode haver lesão orgânica devido à infiltração celular ou por mediadores citoquímicos.

Incidência

É mais comum em homens (9:1) do que em mulheres, com pico de incidência entre 20 e 50 anos. Há registro de casos em lactentes e crianças.

Para o diagnóstico

- Eosinófilos > 1.500/µL no sangue periférico.
- Ausência do cromossomo Philadelphia, BCR/ABL1+ ou outras NMP (PV, MF e TE) e síndrome mielodisplásica/mieloproliferativa.
- Ausência de t(5;12)(q31-35;p13) ou outro rearranjo PDGFRb.
- Ausência de rearranjo FIP1L1/PDGFRa ou outros PDGFRa.
- Ausência de rearranjo FGFR1.
- Contagem de blastos no sangue periférico e na medula óssea < 20%, e não há inv(16)(p13;q22) ou t(16;16) (p13;q22) ou outra característica diagnóstica de LMA.

Sintomas

Aproximadamente 10% dos pacientes são assintomáticos, com o diagnóstico suspeitado em exames de rotina. Nos demais, pode haver sintomas como febre, fadiga, tosse, angioedema, dores musculares, prurido e diarreia. A anemia, trombocitopenia, ulceração de mucosas, fibrose endomiocárdica e esplenomegalia também podem ser achadas.

A infiltração cardíaca levando à endomiocardiofibrose é a manifestação mais grave, podendo levar à cardiomegalia restritiva, que é irreversível. A doença tem três estágios distintos, com evolução progressiva, e, por vezes, fatal.

Pacientes com eosinofilia e presença de rearranjo envolvendo os genes PDGFRA ou PDGFRB são classificados atualmente como "neoplasias mieloides/linfoides com rearranjo do PDGFRA/PDGFRB". A presença destas alterações genéticas indica um subtipo de neoplasia mieloproliferativa com **alta taxa de resposta ao inibidor de tirosina-quinase imatinibe**, devendo ser essa a terapia de primeira linha para esses pacientes.

> Em todo aumento significativo (> 5%) e duradouro dos eosinófilos na circulação periférica, deve-se fazer o diagnóstico diferencial com doenças parasitárias, alérgicas e inflamatórias.

Mastocitose sistêmica

Doença caracterizada pelo acúmulo de mastócitos em vários órgãos, podendo se manifestar por meio de um amplo espectro de alterações clínicas. Tem prevalência difícil de determinar, pois muitos casos são autolimitados ou não diagnosticados.

Incidência

Na infância, a doença é considerada uma **condição benigna** (na maioria das vezes), cuja apresentação característica é cutânea e ocorre com maior frequência em menores de um ano. Em adultos, acomete mais comumente a segunda e a terceira décadas e manifesta-se de forma sistêmica, sendo mais grave.

Fisiopatologia

A fisiopatologia da mastocitose está ligada à presença de mutações ativadoras da tirosina quinase KIT, que podem ser encontradas em quase 100% dos casos de mastocitose sistêmica e em uma fração considerável dos casos de mastocitose cutânea. A mutação mais comum é a D816V, e leva à ativação constitucional da tirosina quinase KIT, com aumento de proliferação e resistência à apoptose dos mastócitos envolvidos.

Sintomas

Podem ser restritos ao órgão envolvido ou sistêmicos, devido à liberação local ou generalizada de histamina ou outros mediadores. Pode envolver órgãos internos, incluindo a medula óssea, trato gastrintestinal, sistema esquelético e reticuloendotelial.

Tratamento

Consiste em aliviar os sintomas, principalmente o prurido, além de evitar os fatores desencadeantes da degranulação dos mastócitos: fricção, mudança brusca de temperatura, exercício físico, alteração emocional, anestesia geral, bebida alcoólica, alguns medicamentos, tais como anti-inflamatórios não esteroidais, narcóticos, contraste radiológico e radiação ionizante. Em casos mais graves, uso de terapia citorredutora, como interferon-alfa ou cladribina, é necessário.

Doença mieloproliferativa crônica inclassificável

Diagnóstico de exclusão entre as neoplasias mieloproliferativas. É determinado quando se evidencia um processo mieloproliferativo clonal e quando o quadro clínico não se encaixa dentro dos critérios diagnósticos das demais doenças relacionadas.

Referências bibliográficas

1. Beer PA, Erber WN, Campbell PJ, et al. How I treat essential thrombocythemia. Blood. 2011;117:1472-82.
2. Cools J, DeAngelo DJ, Gotlib J, et al. A tyrosine kinase created by fusion of the PDGFRA and FIP1L1 genes as a therapeutic target of imatinib in idiopathic hypereosinophilic syndrome. N Engl J Med. 2003;348:1201-14.
3. Cortelazzo S, Finazzi G, Ruggeri M, et al. Hydroxyurea for patients with essential thrombocythemia and a high risk of thrombosis. N Engl J Med. 1995;332:1132-6.
4. Druker BJ, Guilhot F, O'Brien SG, et al. Five-year follow-up of patients receiving imatinib for chronic myeloid leukemia. N Engl J Med. 2006;355:2408-17.
5. Gangat N, Caramazza D, Vaidya R, et al. DIPSS plus: a refined Dynamic International Prognostic Scoring System for primary myelofibrosis that incorporates prognostic information from karyotype, platelet count, and transfusion status. J Clin Oncol. 2011;29:392-7.
6. Harrison CN, Campbell PJ, Buck G, et al. Hydroxyurea compared with anagrelide in high-risk essential thrombocythemia. N Engl J Med. 2005;353:33-45.
7. James C, Ugo V, Le Couedic JP, et al. A unique clonal JAK2 mutation leading to constitutive signalling causes polycythaemia vera. Nature. 2005;434:1144-8.
8. Kiladjian JJ, Chevret S, Dosquet C et al. Treatment of polycythemia vera with hydroxyurea and pipobroman: final results of a randomized trial initiated in 1980. J Clin Oncol. 2011;29:3907-13.
9. Landolfi R, Marchioli R, Kutti J, et al. Efficacy and safety of low-dose aspirin in polycythemia vera. N Engl J Med. 2004, 350:114-24.
10. Santos FP, Verstovsek S: Therapy with JAK2 inhibitors for myeloproliferative neoplasms. Hematol Oncol Clin North Am. 2012;26:1083-99.
11. SwerdLow S, Campo E, Harris N et al. WHO classification of tumors of haematopoietic and lymphoid tissues. 4th ed. Lyon: IARC Press; 2008.
12. Talpaz M, Shah NP, Kantarjian H, et al. Dasatinib in imatinib-resistant Philadelphia chromosome-positive leukemias. N Engl J Med. 2006;354:2531-41.
13. Tefferi A. How I treat myelofibrosis. Blood. 2011;117:3494-504.
14. Valent P, Sperr WR, Akin C. How I treat patients with advanced systemic mastocytosis. Blood. 2010;116:5812-7.
15. Verstovsek S, Mesa RA, Gotlib J et al. A double-blind, placebo-controlled trial of ruxolitinib for myelofibrosis. N Engl J Med. 2012;366:799-807.

Capítulo 22

Leucemia linfocítica crônica

Guilherme Fleury Perini

Introdução

A leucemia linfocítica crônica (LLC) é o tipo mais comum de leucemia nos países ocidentais, com uma incidência anual de cerca de 2 a 6 casos por 100.000 indivíduos. A incidência da LLC tende a aumentar com a idade, chegando até a razão de 12,8 casos/100.000 aos 65 anos, idade média ao diagnóstico. A LLC faz parte do diagnóstico diferencial das linfocitoses, sendo a mais comum das chamadas doenças linfoproliferativas crônicas (DLPC).

Definição

A LLC é definida como a proliferação neoplásica de linfócitos B maduros, com imunofenótipo característico conforme os critérios de Matutes (Tabela 22.1). A definição de LLC exige que o número de linfócitos monoclonais em sangue periférico seja maior que 5.000/mm^3 por pelo menos três meses consecutivos, e este número pode ser menor, desde que haja acometimento extramedular comprovado por biópsia ou citopenias. Casos em que a contagem de linfócitos monoclonais seja menor que 5.000/mm^3 são atualmente considerados linfocitose B monoclonal (LBM).

O termo linfoma linfocítico de pequenas células (LLPC) é utilizado para formas não leucêmicas da LLC, geralmente com apresentação nodal. Além de biópsia do gânglio com morfologia e imunofenótipo característico de LLC, a definição como LLPC exige a ausência de citopenias por infiltração medular e linfocitose menor que 5.000/mm^3 em sangue periférico.

Tabela 22.1: Critérios de Matutes para o diagnóstico de LLC/LLPC.

Marcador	1 ponto	0 pontos
CD5	+	–
CD23	+	–
Imunoglobulina de superfície	Fraca/ausente	Forte
FMC7	–	+
CD79b ou CD22	Fraca/ausente	Forte

O diagnóstico de LLC/LLPC é feito na presença de ≥ 4 pontos.

Quadro clínico

Cerca de 70% dos pacientes com LLC são assintomáticos ao diagnóstico, sendo eles geralmente diagnosticados por meio de exames laboratoriais de rotina. Nos pacientes sintomáticos, o achado mais comum é de linfadenomegalias. Sintomas sistêmicos, como febre, sudorese noturna e perda de peso podem estar presentes, mas são incomuns na LLC. Os pacientes ocasionalmente podem apresentar infecções de repetição ou fenômenos autoimunes (anemia hemolítica autoimune, púrpura trombocitopênica autoimune, vasculites) nos meses que precedem o diagnóstico. A infiltração de órgãos extralinfáticos (p. ex.: pleura, pele, pulmões) é extremamente rara na LLC.

Algumas alterações citogenéticas estão relacionadas com apresentações clínicas distintas. Por exemplo, a del (11 q) é particularmente comum em pacientes jovens com massas *bulky*, e a del (17 p) está relacionada com quadros agressivos e transformação da LLC para linfomas agressivos (chamada de Síndrome de Richter).

Prognóstico

O prognóstico de pacientes com LLC é muito variável, com pacientes assintomáticos vivendo mais de 10 anos, e pacientes com evolução rápida e possivelmente fatal. A primeira tentativa de se estratificar estes pacientes foi feita por escores clínicos, sendo consagrados dois deles na prática clínica, os escores de Rai e de Binnet (Tabelas 22.2 e 22.3, respectivamente). O estadiamento clínico tem sido o parâmetro mais utilizado para indicação de tratamento e prognóstico em pacientes com LLC, apesar de algumas limitações. Outros fatores clínicos têm sido incluídos na estratificação de pacientes com LLC, como o tempo de duplicação de linfócitos no SP (< 12 meses) e a elevação de marcadores que demonstram alta proliferação celular, como β-2 microglobulina e timidina quinase.

Tabela 22.2: Estadiamento de Rai.

Rai	Estadiamento	Achados clínicos	Sobrevida (anos)
Baixo risco	0	Linfocitose apenas	14,5
Risco intermediário	I	Linfocitose Linfadenomegalias	
	II	Linfocitose hepatomegalia ou esplenomegalia	7,5
Alto risco	III	Linfocitose hemoglobina < 11 g/dL	2,5
	IV	Linfocitose plaquetas < 100.000/mL	

Tabela 22.3: Estadiamento de Binnet.

Estadiamento	Achados clínicos	Sobrevida (anos)
A	Ausência de anemia e plaquetopenia < 3 áreas de aumento nodal	15,5
B	Ausência de anemia e plaquetopenia ≥ 3 áreas de aumento nodal	5,5
C	Hemoglobina < 10 g/dL ou plaquetas < 100.000/mL	3

Fatores de risco biológicos

Recentemente, diversos fatores biológicos têm sido estudados em pacientes com LLC. Pacientes com IGHV (região variável da cadeia pesada da imunoglobulina) não mutado têm prognóstico inferior comparado com pacientes com IGHV mutado. A expressão da proteína ZAP-70 também tem valor prognóstico, e pacientes com expressão aumentada da ZAP-70 têm prognóstico inferior.

Porém, o fator prognóstico biológico mais importante atualmente em pacientes com LLC são as alterações citogenéticas. Até 80% dos pacientes com LLC podem ter alterações detectadas pela técnica FISH (*fluorescence in situ hybridization*), e são estas alterações que, em parte, explicam a evolução variável desta doença. Por exemplo, a deleção do braço longo do cromossomo 13, del(13)(q14), achado em cerca de 50% dos casos, tem prognóstico favorável. Deleções do 11q22-23 e 17p13, por outro lado, resultam em anormalidades dos genes ATM e TP53, respectivamente, e estão relacionadas com rápida progressão e menor sobrevida global.

Tratamento

Critérios para início do tratamento

- Presença de sintomas relacionados à doença.
- Transformação para linfoma agressivo.
- Presença de citopenias.
- Presença de massa *bulky*.
- Disfunção orgânica.
- Desejo do paciente.

Apesar de grandes avanços no tratamento nas últimas décadas, a LLC permanece como uma doença incurável, com exceção dos raros casos submetidos a transplante alogênico de medula óssea. Além disso, não há benefício de sobrevida em tratar pacientes com doença em fases iniciais (Binnet A ou Rai 0). Portanto, para pacientes assintomáticos e sem repercussão sistêmica, uma estratégia de observá-los (*watch and wait)* é apropriada, poupando-os de toxicidade desnecessária.

Para pacientes com doença sintomática ou avançada, a escolha do tratamento se baseia tanto em fatores relacionados à doença quanto a fatores relacionados ao próprio paciente e sua tolerabilidade à quimioterapia. Para pacientes jovens, o tratamento de escolha permanece a combinação do anticorpo monoclonal antiCD20 (rituximabe) com ciclofosfamida e fludarabina (FCR). A exceção se faz para pacientes com mutações do TP53, que geralmente não respondem ao FCR; para eles, é indicada atualmente a utilização do ibrutinibe, uma terapia-alvo que inibe a tirosina-quinase de Bruton (BTK), um importante componente da via de sinalização do receptor da célula B (BCR), que tem mostrado resultados muito importantes em LLC recaída/refratária e em primeira linha de pacientes com del17p. Recentemente, uma série de estudos tem demonstrado o valor dos BTKi em outras indicações além da del17p. Nestes estudos, os BTKi se mostraram superiores e menos tóxicos do que a quimioterapia, independentemente da idade e comorbidades do paciente.

Para pacientes com comorbidades, em que exista a preocupação com a toxicidade dos esquemas com fludarabina, atualmente o esquema de escolha é a combinação de anticorpo antiCD20 com clorambucila (RC). Recentemente, um novo anticorpo antiCD20, obinutuzumab, demonstrou resultados superiores à combinação de RC, sendo considerado a melhor terapia para LLC com comorbidades. Outras opções para pacientes com comorbidades incluem a combinação de bendamustina com rituximabe e a utilização do ibrutinibe em primeira linha.

Novos agentes

Novos agentes recém-aprovados para LLC devem mudar a escolha de tratamento de parte dos pacientes. Por exemplo, novos anticorpos monoclonais, como obinutuzumab, têm demonstrado melhores taxas de resposta do que o rituximabe em pacientes com comorbidades. A bendamustina, um agente quimioterápico com ações tanto alquilante quanto de análogos de purina, tem apresentado resposta muito satisfatória em pacientes com LLC, com perfil de toxicidade aceitável, sendo uma opção em pacientes com poucas comorbidades. O venetoclax, um inibidor do bcl-2, também tem se mostrado uma droga valiosa no subgrupo de LLC de alto risco (del17p/mutação do p53). Atualmente, vem sendo estudado em combinação com antiCD20 tanto no cenário de recaída (Rituximabe + Venetoclax) como no cenário de primeira linha (Obinutuzumab + Venetoclax), ambos com a vantagem de serem terapias finitas. Novos inibidores da BTK, como o acalabrutinibe também estão sendo estudados no cenário da LLC. Por fim, para casos refratários a múltiplas linhas, os linfócitos T com receptores de antígenos quiméricos (CAR-T cells), uma forma de terapia celular, podem ser eficazes no controle/cura da doença.

Referências bibliográficas

1. SwerdLow SH, Campo E, Harris NL, et al. WHO classification of tumours of haematopoietic and lymphoid tissues. Lyon, France: IARC Press; 2008.
2. Cramer P, Hallek M. Prognostic factors in chronic lymphocytic leukemia-what do we need to know? Nature Reviews Clinical Oncology. 2011;8(1):38-47.
3. Weinberg JB, Volkheimer AD, Chen Y et al. Clinical and molecular predictors of disease severity and survival in chronic lymphocytic leukemia. American Journal of Hematology. 2007;82(12):1063-1070.
4. Smolewski P, Witkowska M, Korycka-Wołowiec A. New insights into biology, prognostic factors, and current therapeutic strategies in chronic lymphocytic leukemia. ISRN Oncol. 2013:740615.
5. Hallek M, Cheson BD, Catovsky D, et al. Guidelines for the diagnosis and treatment of chronic lymphocytic leukemia: a report from the International Workshop on Chronic Lymphocytic Leukemia updating the National Cancer Institute-Working Group 1996 guidelines. Blood. 2008;111(12):5446-5456.
6. Hallek M, Cheson BD, Catovsky D, Caligaris-Cappio F, Dighiero G, Döhner H et al. Guidelines for diagnosis, indications for treatment, response assessment and supportive management of chronic lymphocytic leukemia. Blood. 2018 Mar 14.

Capítulo 23

Discrasias de plasmócitos

Manuella de Souza Sampaio Almeida ❍ Walter Moisés Tobias Braga

Introdução

As neoplasias de plasmócitos caracterizam-se pela expansão clonal de células B diferenciadas secretoras de uma imunoglobulina monoclonal, também denominada proteína monoclonal (Proteína-M). De acordo com a classificação da WHO (2017), as discrasias de plasmócitos podem ser divididas em:

- Gamopatia monoclonal de significado indeterminado (GMSI) não IgM e IgM.
- Mieloma múltiplo (MM).
- Plasmocitoma solitário (ósseo e extraosseo).
- Doenças de depósito de imunoglobulinas (amiloidose primária e doenças de cadeias pesada e leve sistêmicas).
- Neoplasia de plasmócitos associada à síndrome paraneoplásica (Síndromes de POEMS e TEMPI).

Neste capítulo, abordaremos as GMSI não IgM e o mieloma múltiplo.

Gamopatia monoclonal de significado indeterminado (GMSI) não IgM

Conceito

Na GMSI não IgM, identifica-se a presença de uma proteína monoclonal, porém não haverá progressão para neoplasia em todos os casos. A GMSI não IgM é definida pela presença de proteína-M IgG, IgA ou raramente IgD na concentração < 3 g/dL; plasmocitose clonal na medula óssea < 10%, ausência de lesão em órgão-alvo relacionado à proteína-M e ausência de linfomas células B ou outra doença produtora de proteína-M.

Epidemiologia

A GMSI é encontrada em aproximadamente de 3 a 4% das pessoas acima de 50 anos e em mais de 5% acima de 70 anos. A proporção entre homens e mulheres é em torno de 1,5:1, sendo mais frequente em afro-americanos.

Etiologia

A GMSI pode se associar às doenças do tecido conectivo, neuropatias periféricas, doenças hepáticas, endócrinas ou dermatológicas. Outros fatores podem estar relacionados com seu desenvolvimento, como: idade avançada, sexo masculino, história familiar, imunossupressão e exposição a determinados pesticidas.

Patogenia

As anormalidades citogenéticas são raras na GMSI, sendo semelhantes às encontradas no MM. As translocações envolvendo o gene da cadeia pesada da imunoglobulina (14q32) ocorrem em metade dos casos, e deleções do cromossomo 13q em 35 a 40% dos casos.

Quadro clínico

Os pacientes com GMSI são assintomáticos. Não encontramos lesões de órgãos-alvo relacionadas ao depósito de proteína-M ou a proliferação de plasmócitos clonais. Aproximadamente 60% dos pacientes são do isótipo IgG 15% IgA, 1% IgD, 1% IgE, e 3% biclonal. Cerca de 20% das GMSI não IgM são de cadeia leve. Mais raramente, pode ocorrer produção de cadeia leve isolada.

Diagnóstico

Os critérios diagnósticos encontram-se descritos no Quadro 23.1. O aspirado da medula óssea contém quantidade normal de plasmócitos ou aumento discreto, sendo difícil a caracterização da população clonal por meio da citometria de fluxo.

Quadro 23.1: **Critérios diagnósticos de mieloma múltiplo.**

1. Mielograma e/ou biópsia de medula óssea com ≥ 10% de plasmócitos clonais (evidência em imunofenotipagem e/ou imuno-histoquímica) acompanhado de um ou mais eventos abaixo definidores de doença.
2. Eventos definidores de mieloma:
   a) Hipercalcemia: valores de cálcio 1 mg/dL acima do limite superior ou > 11 mg/dL.
   b) Insuficiência renal: *clearance* de creatinina < 40 mL por minuto ou creatinina > 2 mg/dL.
   c) Anemia: queda do valor de hemoglobina > 2 g/dL abaixo do limite inferior normal ou valores de hemoglobina < 10 g/dL.
   d) Lesões ósseas: uma ou mais lesões líticas ósseas em radiografia óssea de corpo inteiro, tomografia computadorizada ou PET-CT.
   e) Plasmocitose clonal em medula óssea ≥ 60%.
   f) Razão das cadeias leves livres séricas (*Freelite®*) envolvida/não envolvida ≥ 100.
   g) > 1 lesão focal em avaliação óssea em ressonância magnética.

Fonte: Rajkumar et al., 2014.

Prognóstico

O risco de progressão da GMSI para MM ou neoplasias relacionadas é de 1% ao ano. Portanto, é importante lembrar que a grande maioria dos pacientes com GMSI nunca progredirá para MM. Existem vários fatores associados com risco aumentado de progressão na GMSI, como:

- Níveis elevados de proteína-M ao diagnóstico.
- Proteína-M não IgG.
- Relação alterada das cadeias leves livres.
- Porcentagem de plasmócitos clonais na medula óssea.
- Supressão das imunoglobulinas não envolvidas.
- Presença de plasmócitos clonais circulantes.
- Anormalidades na densidade óssea.
- Idade avançada.
- Proteinúria de Bence Jones.
- Concentração da proteína-M.

Tratamento

Atualmente, não se recomenda tratamento de pacientes com GMSI fora de ensaios clínicos. Os pacientes terão acompanhamento por tempo indefinido e deverão realizar dosagem de proteína-M a cada 3 a 6 meses, dependendo dos fatores de risco para progressão.

Mieloma múltiplo

Conceito

O MM é uma neoplasia hematológica caracterizada pela proliferação de plasmócitos clonais, que levam à produção de uma proteína-M no soro e/ou na urina e, consequentemente, à destruição óssea, anemia, insuficiência renal e hipercalcemia.

Epidemiologia

Representa 1% das neoplasias e de 10 a 15% das neoplasias hematológicas. A idade média é de aproximadamente 70 anos ao diagnóstico. Até recentemente, existiam poucos dados sobre a epidemiologia do MM na América Latina e no Brasil. Em um levantamento epidemiológico realizado no Brasil após análise de 1.112 pacientes com MM, demonstrou-se que 50,3% dos pacientes eram do sexo masculino, com idade média de 60,5 anos, e a maioria dos pacientes apresentava doença avançada ao diagnóstico.

Etiologia

Os fatores de risco para o desenvolvimento do MM ainda não estão bem estabelecidos. Numerosos vírus e outros agentes infecciosos têm sido relacionados à patogênese do MM, assim como exposição a substâncias tóxicas ou radiação.

Patogenia

O desenvolvimento do MM é um processo com várias etapas, surgindo com a proliferação de plasmócitos clonais pré-neoplásicos. Na fase inicial, ocorrem em até 60% mutações genéticas adquiridas, como translocações envolvendo o gene da cadeia pesada da imunoglobulina (14q32) e, em uma fase posterior, evidenciamos alterações genéticas adicionais, translocações secundárias envolvendo oncogenes, como MYC (8q24), K-RAS e TP53 (17p). Na progressão do MM, existe uma interação anormal entre os plasmócitos neoplásicos e o microambiente da medula óssea, além do aumento da angiogênese. A doença óssea no MM é causada por um desequilíbrio na função dos osteoblastos e dos osteoclastos.

Quadro clínico

No MM, evidenciamos danos orgânicos relacionados à neoplasia, como hipercalcemia, insuficiência renal, anemia e lesões ósseas. As lesões ósseas (lesões líticas, fraturas patológicas ou osteopenia acentuada) ocorrem em 80% dos pacientes, estando dor óssea presente em 58% dos pacientes ao diagnóstico. A anemia ocorre em 73% dos pacientes ao diagnóstico devido à proliferação neoplásica da medula óssea, à inibição específica da eritropoiese pelas citocinas do microambiente e à alteração renal. O comprometimento renal é relatado em 20 a 40% dos pacientes ao diagnóstico, sendo causado por vários fatores, como precipitação de cadeias leves monoclonais filtradas levando à disfunção tubular, hipercalcemia, desidratação, infecção e uso de anti-inflamatórios não hormonais. Amiloidose secundária ocorre em 10 a 15% dos pacientes, podendo produzir síndrome nefrótica e/ou insuficiência renal. A incidência de infecções em MM é 15 vezes maior do que em indivíduos normais, contribuindo com cerca de 25% das mortes em MM nos primeiros 6 meses após o diagnóstico. Os patógenos mais comuns de infecção são *Streptococcus pneumoniae* e *Haemophilus influenzae,* porém, atualmente, os micro-organismos Gram-negativos são responsáveis por mais de 50% das infecções. A hiperviscosidade ocorre em 6% dos pacientes, e os sinais mais frequentes são decorrentes de alterações da coagulação, principalmente sangramento de mucosas. A maioria dos pacientes tem proteína-M IgG (60%), seguido de IgA (15%), cadeia leve isolada (20%), e raramente outras imunoglobulinas ou não secretor (Kyle; Rajkumar, 2009).

Diagnóstico

O diagnóstico do MM é feito por meio de exames como mielograma e/ou biópsia de medula óssea com evidência de ≥ 10% de plasmócitos, mais os achados laboratoriais definidores de doença como descritos no Quadro 23.1. No esfregaço de sangue periférico, podemos evidenciar a formação de hemácias empilhadas (*Rouleaux*), dependendo da quantidade e do tipo de proteína-M. A realização de imunoeletroforese sérica e urinária é essencial para identificação da proteína-M, principalmente nos MM de cadeia leve (16% dos casos), nos quais a eletroforese de proteína sérica é normal ou apresenta uma hipogamaglobulinemia. A dosagem de cadeia leve livre (Freelite®) hoje é considerada definidor de doença e auxilia nos casos de MM com imunoeletroforese negativa, além de ter valor prognóstico no MM, na GMSI e nos plasmocitomas solitários. Biopsias direcionadas nas lesões radiográficas podem ser necessárias em algumas situações para diagnóstico definitivo. Os critérios diagnósticos propostos pelo International Myeloma Working Group para o MM assintomático (*smoldering*) foram revistos e envolvem a presença de plasmocitose clonal medular entre 10 e 60% e/ou componente monoclonal (IgA ou IgG) acima de 3 g/dL e/ou proteína urinária monoclonal ≥ 500 mg/24 h na ausência de eventos definidores de doença ou amiloidose (Quadro 23.2).

Quadro 23.2: **Critérios diagnósticos para mieloma múltiplo assintomático.**

Ambos os critérios devem ser encontrados	
1	Proteína monoclonal sérica (IgG ou IgA) ≥ 3 g/dL e/ou plasmocitose clonal medula óssea entre 10 e 60% e/ou proteína monoclonal na urina ≥ 500 mg/24 horas.
2	Ausência de eventos definidores de mieloma ou amiloidose.

Fonte: Rajkumar et al., 2014.

Prognóstico

A sobrevida do MM varia desde poucos meses a mais de 10 anos. A heterogeneidade da doença está relacionada às características do próprio MM e do paciente. O sistema de estadiamento *Durie-Salmon* foi desenvolvido há mais de 30 anos para avaliação da carga tumoral no MM ao diagnóstico. Esse sistema separa os pacientes em três grupos (I, II, III), de acordo com hemoglobina, cálcio sérico, nível de proteína-M soro e/ou urina e número de lesões osteolíticas, além da avaliação da creatinina (A: < 2 mg/dL e B: ≥ 2 mg/dL). O sistema de estadiamento prognóstico mais objetivo e reprodutível, com base nos níveis séricos de B2-microglobulina e albumina séricas, denominado International Staging System (ISS), foi definido em 2005 e dividia os pacientes em três grupos prognósticos. Em 2015, foram revisados os critérios prognósticos e acrescentadas as anormalidades cromossômicas observadas no FISH de plasmócitos dos pacientes com MM ao diagnóstico, sendo evidenciado pior prognóstico os pacientes que apresentam t(4;14), t(14;16) ou deleção 17p, além dos níveis elevados de desidrogenase lática (DHL), criando-se o R-ISS (Tabela 23.1).

Tabela 23.1: **Sistema de estadiamento internacional (R-ISS) no MM ao diagnóstico.**

Estádio	Dosagem sérica de β 2microglobulina e albumina	Sobrevida média (meses)
I	β 2microglobulina < 3,5 mg/L e albumina > 3,5 g/dL DHL normal, FISH alterações de baixo risco	NA
II	Não se encaixa nem no estádio I ou III	83
III	β 2microglobulina > 5,5 mg/L + DHL elevado ou/e FISH com alterações cromossômicas de alto risco – t(4;14), t(14;16) ou del17p	43

Fonte: Palumbo et al., 2015.

Tratamento

A introdução da quimioterapia de altas doses seguida de transplante de células-tronco hematopoiéticas (TCTH) e a disponibilidade de novos medicamentos, como a talidomida e o bortezomibe, transformaram o tratamento do MM nos últimos 20 anos, com aumento da sobrevida global. No MM *smoldering*, está indicado ainda apenas o acompanhamento clínico. Já o MM necessita de tratamento imediato. A escolha do tratamento dependerá da idade, do *performance status* e da disfunção dos órgãos acometidos para que se possa avaliar a possibilidade de TCTH autólogo. A estratificação de risco por citogenética tem sido levada em conta na decisão do tratamento, porém, no Brasil, há dificuldade para realização do FISH por não estar ainda disponível em todos os serviços de saúde pública e mesmo em muitos privados. Os critérios de resposta ao tratamento proposto foram desenvolvidos para uniformizar a avaliação das diversas terapias empregadas no MM, e, atualmente, utilizamos os critérios do IMWG (Quadro 23.3). Vários estudos e metanálises vêm demonstrando que a obtenção de respostas profundas, como resposta completa estringente e doença residual mínima negativa (resposta completa + infiltração clonal de plasmócitos na medula óssea de $< 1/10^5$), após o tratamento, têm levado a incrementos em sobrevida livre de progressão e maior sobrevida global.

Quadro 23.3: Critérios de resposta propostos pelo International Myeloma Working Group.

Resposta	Definição
Resposta completa estringente (sRC)	• Resposta completa. • Relação k/λ normal em Freelite®. • Ausência de plasmócitos monoclonais em imuno-histoquímica de biopsia de medula óssea (relação k/λ ≤ 4:1 ou ≥ 1:2 em ≥ 100 plasmócitos avaliados).
Resposta completa (RC)	• Imunofixação negativa no soro e urina. • Desaparecimento de plasmocitoma. • ≤ 5% de plasmócitos na medula óssea.
Resposta parcial muito boa (VGPR)	• Proteína-M no soro e na urina detectável por imunofixação, mas com eletroforese normal. ou • Redução ≥ 90% na proteína-M sérica e nível de proteína-M urinária < 100 mg/24 horas.
Resposta parcial (RP)	• Redução ≥ 50% de proteína-M sérica e redução de proteína-M urinária em 24 horas ≥ 90% ou < 200 mg em 24 horas. Se a proteína-M não for mensurável: • Redução ≥ 50% na diferença entre a cadeia leve envolvida e não envolvida ou redução ≥ 50% nos plasmócitos na medula óssea (% base acima de 30%). Se plasmocitoma no diagnóstico: • Redução ≥ 50% no tamanho do tumor.
Doença estável	Sem critérios para RCs, RC, RPmb, RP ou progressão de doença.

Fonte: Kumar et al., 2016.

Paciente elegível ao TCTH autólogo

A terapia de indução pode ser realizada com protocolo de quimioterapia contendo pelo menos um inibidor do proteassoma (bortezomibe) ou um imunomodulador (talidomida ou lenalidomida) associado a outros agentes quimioterápicos (4 a 6 ciclos), seguido de quimioterapia de alta dose com melfalano e TCTH autólogo (Figura 23.1). Estudos recentes demonstram o benefício da combinação de pelo menos três medicamentos diferentes para alcançar maiores taxas de resposta, pois a resposta completa aumenta a sobrevida em longo prazo (Kumar et al., 2017). A terapia de manutenção com talidomida ou lenalidomida (imunomoduladores) após o TCTH aumenta a sobrevida livre de progressão, apesar da toxicidade associada em longo prazo (Kumar et al., 2017). O transplante alogênico deve ser realizado dentro de estudos clínicos, devido à mortalidade e complicações elevadas durante o procedimento.

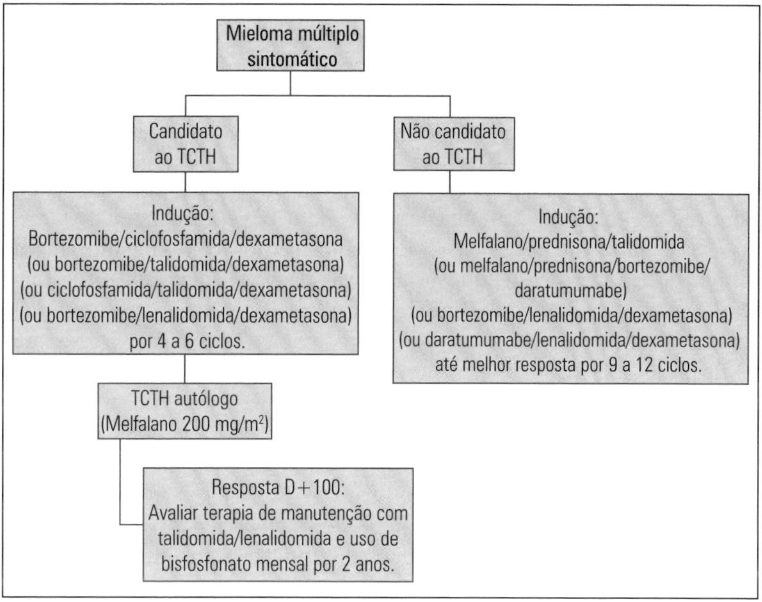

Figura 23.1: Tratamento inicial do mieloma múltiplo.

Paciente não elegível ao TCTH autólogo

Cerca de 60 a 70% dos pacientes com MM pertencem à situação de não elegibilidade ao TCTH. Como para os pacientes elegíveis, os novos agentes quimioterápicos constituem uma importante estratégia de tratamento. Houve um aumento das taxas de respostas completas associadas à melhor sobrevida após o uso de novos quimioterápicos, como os imunomoduladores (talidomida e lenalidomida) e os inibidores de proteassoma (bortezomibe). A terapia deve ser administrada até obtenção de melhor resposta após 9 a 12 ciclos. Os protocolos com três drogas demonstram melhores resultados de sobrevida quando comparados com duas drogas, mas é importante lembrar que, no tratamento dos pacientes mais idosos, devemos equilibrar eficácia e toxicidade (Kumar et al., 2017).

Pacientes recidivados e refratários

A maioria dos pacientes com MM eventualmente evoluirá com recaídas, precisando de tratamento de resgate. À medida que os pacientes passam por várias recidivas, a eficácia dos regimes de resgate é reduzida, associada com uma duração cada vez menor das respostas e levando, assim, ao desenvolvimento de refratariedade às drogas. Essa redução da eficácia é impulsionada pela crescente complexidade genômica das células tumorais e a aquisição de mutações e/ou alterações epigenéticas, destacando a necessidade de novas classes de medicamentos, com diferentes mecanismos de ação. Para este fim, várias novas classes de medicamentos estão sendo aprovadas em todo o mundo, e, no Brasil, tivemos a aprovação recente do anticorpo monoclonal daratumumabe e do inibidor irreversível do proteassoma carfilzomibe e imunomoduladores como a lenalidomida.

Tratamento de suporte

Anemia

É uma complicação frequente no MM e sua patogênese é multifatorial. Pode ocorrer, ainda, devido à toxicidade do tratamento quimioterápico. Se o paciente permanece com anemia após tratamento quimioterápico, pode-se utilizar eritropoietina (EPO). Descontinuar EPO quando valores de Hb > 12 g/dL ou se não houver incremento de pelo menos 1 g/dL de Hb após seis semanas de uso. Transfusão de concentrado de hemácias pode ser utilizada nos pacientes com sintomas de anemia e Hb < 8 g/dL, além dos pacientes com contraindicação para uso de EPO.

Doença óssea

É uma das manifestações principais no MM. Os bisfosfonatos continuam sendo o tratamento principal e reduzem significativamente os eventos esqueléticos, como fraturas vertebrais, compressão na coluna espinhal, hipercalcemia, necessidade de radioterapia e dor. Dentre os bisfosfonatos, os aminobifosfonatos são de uso preferencial, com destaque para o ácido zoledrônico e o pamidronato. Um estudo importante demonstrou aumento da sobrevida nos pacientes que utilizaram ácido zoledrônico (Morgan et al., 2012). A duração de tratamento preconizado é de dois anos. Realizar suplementação de cálcio e vitamina D para os pacientes com necessidade de equilíbrio eletrolítico. O tratamento analgésico para as dores ósseas com anti-inflamatórios não esteroides deve ser evitado, devido ao potencial risco de lesão renal. Outros tratamentos para dor óssea podem ser a radioterapia, cirurgia ou vertebroplastia (Ludwig et al., 2013). Recentemente, houve a aprovação do uso do Denosumabe (anticorpo monoclonal antiRANK ligante) para o tratamento da doença óssea de pacientes com MM.

Infecções

São complicações frequentes e geralmente sérias. Estão relacionadas com a própria doença, devido ao seu caráter danoso ao sistema imunológico humoral. Além disso, a terapia imunossupressora celular potencializa infecções por agentes encapsulados. O risco de infecção é maior nos primeiros ciclos de terapia e, subsequentemente, durante episódios de reatividade da doença. A profilaxia antibiótica é controversa, mas recomendada para pacientes em uso de doses mais elevadas de corticoide. No tratamento com bortezomibe, é preconizado o uso de aciclovir profilático. O uso de imunoglobulina venosa é restrito a casos específicos. Infecções ativas devem ser diagnosticadas imediatamente, e tratamento empírico iniciado assim que possível.

Eventos tromboembólicos

No MM, existem fatores relacionados ao paciente (obesidade, tromboembolismo prévio, complicações cardiovasculares, doenças associadas ou cirurgias) e fatores relacionados à terapia, como tratamento com talidomida ou eritropoietina. Dependendo dos fatores de risco presentes ao diagnóstico, deve-se realizar profilaxia com aspirina (100 mg/dia) ou até anticoagulação plena (varfarina ou heparina de baixo peso molecular).

Referências bibliográficas

1. Bianchi G, Munshi NC. Pathogenesis beyond the cancer clone(s) in multiple myeloma. Blood. 2015 May 14;125(20):3049-58.
2. Brown LM, Linet MS, Greenberg RS, et al. Multiple myeloma and family history of cancer among blacks and whites in the U.S.Cancer 1999; 85:2385-2390.
3. Greipp PR, San MJ, Durie BG, Crowley JJ, Barlogie B, Blade J, et al. International staging system for multiple myeloma. J Clin Oncol 2005 May 20;23(15):3412-20.
4. Hungria VTM, Maiolino A, Martinez G, Colleoni GWB, Coelho EOD, Rocha L et al. Confirmation of the utility of the International staging system and identification of a unique pattern of disease in Brazilian patients with multiple myeloma. Haematologica 2008 May; 93(5):791-792.
5. Kyle RA, Rajkumar SV. Criteria for diagnosis, staging, risk stratification and response assessment of multiple myeloma. Leukemia 2009 Jan; 23(1):3-9.
6. Kumar SK, Rajkumar V, Kyle RA, et al. Multiple myeloma. Nat Rev Dis Primers. 2017 Jul 20;3:17046.
7. Kumar SK and Miguel JS. Plasma cell disorders. In: American Society of Hematology Self-Assessment Program. (6);23: 639-681.
8. Landgren O, Kyle RA, Hoppin JA et al. Pesticide exposure and risk of monoclonal gammopathy of undetermined significance in the agricultural health study. Blood. 2009;113:6386-91.
9. Ludwig H, Miguel JS, Dimopoulos MA, et al. International myeloma working group recommendations for global myeloma care. Leukemia 2013 Oct 9. doi: 10.1038/leu.2013.293.
10. McKenna RW, Kyle RA, Kuehl WM, Grogan TM, Harris NL, Coupland RW. Plasma cell neoplasms. In: SwerdLow SH, Campo E, Harris NL, et al. WHO classification of tumours of haematopoietic and lymphoid tissus. Revised 4th edition. Lyon: International Agency for Research on Cancer (IARC); 2017. page 241-258.
11. Morgan GJ, Davies FE, Gregory WM, et al. Effects of induction and maintenance plus long-term bisphosphonates on bone disease in patients with multiple myeloma: MRC Myeloma IX trial. Blood. 2012;119:5374-5383.
12. Palumbo A, Anderson K. Multiple myeloma. N Engl J Med 2011; 364: 1046-60.
13. Palumbo A, Avet-Loiseau H, Oliva S, et al. Revised International Staging System for Multiple Myeloma: A Report From International Myeloma Working Group. J Clin Oncol. 2015 Sep 10;33(26):2863-9.
14. Raje N, Terpos E, Willenbacher W, et al. Denosumab versus zoledronic acid in bone disease treatment of newly diagnosed multiple myeloma: an international, double--blind, double-dummy, randomised, controlled, phase 3 study. Lancet Oncol. 2018 Mar;19(3):370-381.
15. Rajkumar SV, et al. International Myeloma Working Group updated criteria for the diagnosis of multiple myeloma. Lancet Oncol; 15, 538-548 (2014).

Capítulo 24

Linfoma de Hodgkin

Adriana Marques Damasco Penna ○ Mariane Cristina Gennari de Assis

O linfoma de Hodgkin (LH) é uma neoplasia linfoide de origem B composta por células de Hodgkin-Reed-Sternberg (HRS) que residem em um microambiente inflamatório. Apresenta maior incidência em adultos jovens, mas tem um segundo pico de incidência após os 50 anos de vida. Representa 1% de todas as neoplasias e 30% de todos os linfomas. Trata-se de doença curável em 75 a 85% dos casos. Nos pacientes refratários ao tratamento de primeira linha, o transplante autólogo de medula óssea promove resposta completa em até 50% dos casos.

Diagnóstico

- Marcos essenciais ao diagnóstico.
- Biópsia excisional de linfonodo.
- Imuno-histoquímica.
- TCs ou PET-CT.
- BMO bilateral (poderá ser excluída se PET-CT for realizado ao diagnóstico).
- Dosagem sérica de albumina, VHS e hemograma.

O diagnóstico do LH deve ser suspeitado em pacientes que apresentarem linfonodomegalia maior que 2 cm de diâmetro, firme, indolor e que persiste por mais de quatro semanas sem causa infecciosa ou inflamatória aparente.

O diagnóstico é feito por meio de biópsia excisional do linfonodo suspeito. A biópsia mostra morfologia característica da doença com a presença de células de HRS em um microambiente inflamatório composto por células não neoplásicas. As células de HRS são linfócitos B que perderam seus marcadores imunofenotípicos característicos. As células de RS expressam os marcadores imuno-histoquímicos CD30 e CD15, o que confirma o diagnóstico.

Subtipos histológicos (WHO)

O LH é dividido em LH clássico e LH predomínio linfocitário nodular. O que diferencia estes subtipos são as características morfológicas e imuno-histoquímicas das células de HRS.

O LH clássico é dividido com base nas características morfológicas do infiltrado inflamatório e, até certo ponto, das células de Reed-Sternberg em 4 subtipos: esclerose nodular (70%), celularidade mista (20 a 25%), rico em linfócitos (5%) e depleção linfocitária (< 1%).

O LH predomínio linfocitário nodular é caracterizado pela presença de células em pipoca que expressam o marcador imuno-histoquímico CD20.

Estadiamento

Para o planejamento terapêutico, é necessário o estadiamento do paciente. Já para a conclusão do estadiamento, fazem-se necessários alguns passos fundamentais:

- História e exame físico cuidadoso.
- Biópsia do linfonodo.
- Biópsia da medula óssea (poderá não ser realizada se PET-CT não mostrar doença em MO).
- Exames laboratoriais: hemograma, VHS, eletroforese de proteínas, DHL, TGO, TGP, FA, GGT, U, Cr, ácido úrico, sorologias para hepatites B e C e HIV.
- Tomografias (CT) de tórax, abdômen e pelve com e sem contraste. Quando possível, realizar o PET-CT (tomografia por emissão de pósitrons), por ser este um método mais sensível na detecção de atividade da doença, além de ser uma ferramenta complementar para avaliação de resposta ao tratamento.

O estadiamento do LH segue a última classificação proposta no encontro de Cotswolds, em 1989. Ela é uma modificação da classificação de Ann Arbor, de 1971, e está descrita no Quadro 24.1.

Quadro 24.1: **Estadiamento segundo Cotswolds.**

Estadiamento	Envolvimento nodal
I	Envolvimento de uma região linfonodal única ou estrutura linfoide (baço, timo, anel de Waldeyer).
II	Envolvimento ≥ 2 regiões linfonodais no mesmo lado do diafragma; número de sítios extranodais deve ser indicado por um sufixo, por exemplo, II_3.
III	Envolvimento de regiões linfonodais de estruturas em ambos os lados do diafragma.
III1	Com ou sem linfonodos portais, celíacos e hilar esplênico.
III2	Com nódulos mesentéricos, ilíacos e para-aórticos.
IV	Envolvimento de sítios extranodais além dos designados em E.
Designações	A = sem sintomas B. B = com sintomas B (febre, sudorese noturna, perda de peso). X = doença *bulky* = mediastino > 1/3 ou massa tumoral > 10 cm. E = Envolvimento extranodal único ou contíguo ou proximal à região nodal.

Fonte: Adaptado de Lister TA et al., 1989.

Além do estadiamento, os pacientes devem ser classificados de acordo com os fatores prognósticos descritos nos Quadros 24.2 e 24.3. Estes fatores quantificam o risco de recidiva atribuído ao paciente.

Quadro 24.2: **Fatores prognósticos em doença localizada (estádios I e II).**

- Idade superior a 50 anos.
- VHS maior do que 50 mm em pacientes assintomáticos.
- VHS maior do que 30 mm em pacientes com sintomas B.
- Grande massa mediastinal.
- Doença localizada com mais de três regiões linfonodais acometidas.

Fonte: Adaptado de: Hasenclever D, Diehl V, 1998.

Quadro 24.3: **Fatores prognósticos em doença avançada (estádios III e IV).**

- Albumina sérica < 4 g/dL.
- Hemoglobina < 10,5 g/dL.
- Sexo masculino.
- Idade > 45 anos.
- Leucócitos > 15.000/mm³.
- Linfócitos < 600/mm³ ou < 8%.

Fonte: Adaptado de: Hasenclever D, Diehl V, 1998.

Tratamento

O tratamento do LH clássico segue critérios baseados no estadiamento da doença e no fator prognóstico. O regime quimioterápico mais usado é o chamado ABVD (Quadro 24.4), associado ou não à radioterapia, pois apresenta maior taxa de resposta com a menor toxicidade. Para os pacientes jovens de alto risco de recidiva (estádio IV com mais de quatro fatores de mau prognóstico), alguns centros preconizam o uso do regime BEACOPP (Quadro 24.5).

Quadro 24.4: **Protocolo ABVD.**

- Doxorrubicina: 25 mg/m² IV no D1 e D15.
- Bleomicina: 10 U/m² IV no D1 e D15.
- Vimblastina: 6 mg/m² IV no D1 e D15.
- Dacarbazina: 375 mg/m² IV no D1 e D15.
- Repetir o ciclo a cada 28 dias.

Fonte: Adaptado de Canellos GP et al., 1992.

Quadro 24.5: **Protocolo BEACOPP.**

- Bleomicina: 10 mg/m² IV no D8.
- Etoposídeo: 200 mg/m² IV do D1 ao D3.
- Doxorrubicina: 35 mg/m² IV no D1.
- Ciclofosfamida: 1.250 mg/m² IV no D1.
- Vincristina: 1,4 mg/m² IV no D8 (dose máxima: 2 mg).
- Procarbazina: 100 mg/m² VO do D1 ao D7.
- Prednisona: 40 mg/m² VO do D1 ao D14.
- Filgrastim: 5 μg/kg/dia, SC, iniciando no D8 até a recuperação dos neutrófilos.
- Repetir o ciclo a cada 21 dias.

Fonte: Adaptado de Diehl V et al., 2003.

Nos pacientes com LH clássico com doença localizada, ou seja, estádios I e II, preconizam-se de 2 a 4 ciclos de quimioterapia, associada à radioterapia dos sítios envolvidos.

Para os pacientes com doença avançada (estádios III e IV), o tratamento de escolha é 6 ciclos de quimioterapia, sendo a radioterapia indicada para os casos com massa *bulky* (grandes massas > 8 cm).

Os pacientes com LH predomínio linfocitário nodular geralmente têm doença localizada, e o tratamento pode ser menos intensivo, com radioterapia localizada exclusiva, observação e anticorpo monoclonal antiCD20 (rituximabe). Já nos pacientes com doença avançada, o tratamento é similar ao LH clássico.

Em casos de recaída ou refratariedade, os pacientes recebem quimioterapia de salvamento seguida de transplante de células hematopoiéticas (TMO) autólogo.

O TMO alogênico fica reservado para os pacientes que recaem após o transplante autólogo. Novas modalidades de transplante alogênico, tais como o haploidêntico ou de cordão umbilical, ambos não mieloablativos, têm merecido destaque, com resultados melhores e menor morbidade quando comparados ao transplante alogênico mieloablativo padrão.

Além disso, foi desenvolvido um anticorpo monoclonal antiCD30 (brentuximabe vedotin) que apresenta uma excelente resposta em pacientes com doença recidivada após TMO autólogo (Quadro 24.6). Esta medicação é um anticorpo antiCD30 conjugado a uma potente droga antitúbulo (MMAE-monometil auristatina E). O brentuximabe vedotin está indicado no tratamento da doença recidivada após TMO, para os pacientes que recaem e não têm indicação de tratamento com TMO autólogo e como tratamento de consolidação pós-TMO autólogo para pacientes de alto risco. Novas indicações estão sendo testadas, mas ainda não têm aprovação para uso no Brasil. Recentemente, a aprovação no Brasil do inibidor de *checkpoint* nivolumabe (Quadro 24.7) representa um grande avanço no tratamento dos pacientes com LH recidivado pós-TMO.

Quadro 24.6: **Posologia do brentuximabe vedotin.**

- Dose: 1,8 mg/kg a cada 3 semanas.
- Manter até recaída ou por no máximo 16 ciclos.

Fonte: Adaptado de Younes A et al., 2010.

Quadro 24.7: **Posologia do nivolumabe.**

- Dose: 3 mg/kg a cada 2 semanas.
- Manter até recaída ou toxicidade intolerável.

Fonte: Adaptado de Armand P et al., 2018.

Reestadiamento

Os pacientes devem ser reestadiados após o segundo ciclo de quimioterapia com PET-CT para avaliar a resposta ao tratamento (*ínterim Pet*) e, quando negativo, constitui um preditor de boa resposta ao tratamento. Após o término do tratamento, novos exames de imagem (idealmente PET-CT) devem ser realizados, e o paciente deve ser seguido periodicamente, sem a necessidade de realização de novo PET-CT ou CTs. Apenas o exame clínico e a avaliação laboratorial são suficientes para o acompanhamento desses pacientes.

Referências bibliográficas

1. Canellos GP et al. Chemotherapy of advanced Hodgkin's disease with MOPP, ABVD, or MOPP alternating with ABVD. NEJM. 1992;327:1478-84.
2. Cerci JJ et al. 18FDG PET after 2 cycles of ABVD predicts event-free survival in early and advanced Hodgkin lymphoma. J Nucl Med. 2010;51(9):1337-1343.
3. Diehl V et al. Standard and increased-dose BEACOPP chemotherapy compared with COPP-ABVD for advanced Hodgkin's disease. N Engl J Med. 2003 Jun 2;348(24):2386-95.
4. Diehl V, Thomas RK, Re D. Part II: Hodgkin's lymphoma: diagnosis and treatment. Lancet Oncol. 2004;5:19-26.
5. El-Galaly TC et al. Positron emission tomography/computed tomography surveillance in patients with Hodgkin lymphoma in first remission has a low positive predictive value and high costs. Haematologica. 2012 Jun;97(6):931-6.
6. Hasenclever D, Diehl V. A prognostic score for advanced Hodgkin's disease: international prognostic factors project on advanced Hodgkin's disease. N Engl J Med. 1998;339:1506-1514.
7. Lister TA, Crowther D, Sutcliffe SB, Glatstein E, Canellos GP, Young RC et al. Report of a committee convened to discuss the evaluation and staging of patients with Hodgkin's disease: Cotswolds meeting. J Clin Oncol. 1989;7:1630-1636.
8. Patel V et al. Computed tomography and positron emission tomography/computed tomography surveillance after combined modality treatment of supradiaphragmatic Hodgkin lymphoma: a clinical and economic perspective. Leuk Lymphoma. 2013 Oct;54(10):2168-76.
9. Sarina B et al. Allogeneic transplantation improves the overall and progression-free survival of Hodgkin lymphoma patients relapsing after autologous transplantation: a retrospective study based on the time of HLA typing and donor availability. Blood. 2010;115:3671-77.
10. Stein H. Hodgkin lymphoma. In: SwerdLow EH, Campo E, Harris NL, Jaffe ES, Pileri SA, Stein H, Thiele J, Vardimam JW (eds). World Health Organization classification of tumours of haematopoietic and lymphoid tissues. Lyon: IARC Press; 2008. p. 321-334.
11. Younes A et al. Brentuximab vedotin (SGN-35) for relapsed CD30-positive lymphomas. N Engl J Med. 2010 Nov 4;363(19):1812-21.9-807.
12. Armand P et al. Nivolumab for relapsed/refractory classic Hodgkin lymphoma after failure of autologous hematopoietic cell transplantation: extended follow-up of the multicohort single-arm phase II checkmate 205 trial. J Clin Oncol. 2018 May 10;36(14):1428-1439.

Capítulo 25

Linfomas não Hodgkin indolentes, agressivos e muito agressivos

Guilherme Fleury Perini ○ Juliano Córdova Vargas

Introdução

Os linfomas não Hodgkin (LNH) são um grupo de mais de 30 subtipos de neoplasias, podendo ter sua origem em linfócitos B ou T. Neste capítulo, abordaremos os LNH derivados de linfócitos B, com enfoque nos subtipos mais comuns de LNH indolentes (linfoma folicular) e agressivos (linfoma difuso de grandes células B).

Definição e classificação

A classificação entre LNH indolente e agressivo é arbitrária, porém, de uma maneira geral, aceita-se que LNH indolente são os subtipos de linfoma que apresentam crescimento lento, e muitas vezes é possível até mesmo não ser tratado por meses ou até anos após o diagnóstico. Neste subgrupo, o tipo mais comum de linfoma é o linfoma folicular (LF). Estes LNH geralmente apresentam características anatomopatológicas de baixo grau, com baixo índice proliferativo e células com características mais maduras.

Em contrapartida, são considerados agressivos os linfomas que manifestam crescimento mais rápido e que geralmente apresentam sintomas e necessidade imediata de tratamento. Neste subgrupo, o linfoma mais comum é o Linfoma Difuso de Grandes Células B (LDGCB). Os LNH agressivos têm características morfológicas também de maior agressividade, com índice proliferativo aumentado e células com características mais imaturas (centroblásticas).

Existe ainda uma classificação de linfomas muito agressivos, que são os raros subtipos que apresentam crescimento muito rápido, com tempo de duplicação de poucos dias. Neste subgrupo, o tipo mais comum é o Linfoma de Burkitt.

Linfoma folicular

O LF é uma neoplasia composta de células do centro germinativo (tipicamente tanto centrócitos quanto centroblastos) que apresenta um padrão pelo menos parcialmente folicular. Esse linfoma apresenta geralmente um padrão característico à imuno-histoquímica (IHQ), com expressão de CD10, Bcl-2 e baixo índice proliferativo Ki-67. O LF é caracterizado pela translocação t(14;18), em que ocorre a junção do gene BCL2 com o gene da cadeia pesada da imunoglobulina (IGH).

O LF pode ser classificado conforme suas variantes clínicas (LF pediátrico, LF cutâneo e LF primário do intestino). O LF nodal pode ser também classificado conforme o seu grau histológico (graus 1, 2, 3a e 3b). Esta classificação se baseia no número de células imaturas (centroblastos) por campo de aumento, da seguinte maneira:

- **I – LF Grau 1:** 0 a 5 centroblastos/campo.
- **II – LF Grau 2:** 6 a 15 centroblastos/campo.
- **III – LF Grau 3:** > 15 centroblastos/campo, sendo classificado em 3a (quando há centrócitos mesclados aos centroblastos) e 3b (onde existem lençóis de centroblastos).

Linfoma difuso de grandes células B

Os LDGCB são assim chamados com base nos seus achados morfológicos, em que se observam linfócitos de fenótipo B de tamanho aumentado e com crescimento difuso. Porém, devido a características morfológicas, clínicas e biológicas, existem vários subtipos de LDGCB, incluindo o linfoma primário do mediastino, LDGCB primário do sistema nervoso central, LDGCB rico em T, entre outros. Portanto, quando nos referimos ao LDGCB, geralmente agregamos a sigla SOE (sem outras especificações).

Dentro dos LDGCB SOE também existe uma classificação clinicamente significativa, a chamada classificação por "célula de origem". Tal classificação, inicialmente realizada por *gene expression profiling*, pode ser facilmente realizada hoje por IHQ por meio do algoritmo de Hans. Tal divisão estabelece qual a célula de origem do LDGCB (células do centro germinativo, ou GCB *versus* células B ativadas, ou ABC) e tem papel importante atualmente, tanto do ponto de vista prognóstico quanto no uso de terapias-alvo.

Linfoma de Burkitt

O linfoma de Burkitt é um dos linfomas B mais agressivos, sendo este o primeiro tumor associado diretamente a um agente viral. O EBV (Vírus Epstein-Barr), além de também ter relação com uma translocação envolvendo gene MYC, é um dos linfomas que mais se mostrou responsivo com quimioterapia em monoterapia.

Esse linfoma se apresenta de três formas distintas: endêmico, esporádico e associado à imunodeficiência. A forma endêmica, descrita inicialmente por Dênis Burkitt, na África, em 1958, ocorre preferencialmente na população pediátrica, com acometimento mandibular, e tem íntima associação com vírus EBV.

A imunossupressão tem papel preponderante na etiopatogenia deste tipo de linfoma, como se demonstra em pacientes acometidos por HIV e pacientes com imunossupressão por transplante de órgãos sólidos, por exemplo. No caso do HIV, não há relação direta com contagem de linfócitos CD4, mostrando que outras vias de sinalização são implicadas.

A agressividade da doença, com tempo de duplicação da massa tumoral de poucas horas, requer tratamento com regimes quimioterápicos ditos intensivos, com infusão em forma contínua e com poliquimioterapia, agindo em diferentes estágios do ciclo celular. Um dos esquemas mais promissores é o R-DA-EPOCH, no qual se combinam doses de etoposídeo, oncovin, ciclofosfamida, antracíclico e prednisona, com ajuste de dose dependendo da toxicidade apresentada no ciclo anterior. Este esquema mostra taxas de sobrevida livre de doença de 95% em dois anos, sobretudo em pacientes HIV positivos. Outros esquemas, como CODOX-M-IVAC e Hyper-CVAD, também mostram resultados satisfatórios. Desta forma, apesar de muito agressivo, mostra-se muito responsivo à terapêutica e confere bom prognóstico em adultos jovens. Em pacientes idosos e com baixa *performance*, as taxas de resposta são menos expressivas.

Epidemiologia

Os LNH indolentes são linfomas que ocorrem predominantemente em pacientes idosos. O LF corresponde a cerca de 20% de todos os linfomas, com uma incidência maior nos Estados Unido e Europa e menor em países desenvolvidos. Existe uma pequena predileção no sexo feminino, com uma incidência de 1:1,7.

Já o LDGCB corresponde a cerca de 30% dos LNH em adultos e tem uma incidência maior em países em desenvolvimento. Apesar de também acometer principalmente pacientes idosos, o LDGCB pode acometer pacientes jovens e inclusive crianças. Alguns subtipos de LDGCB têm epidemiologia mais específica, como LNH primário de mediastino, com incidência maior em pacientes na 3ª e 4ª décadas de vida.

Fatores de risco

O principal fator de risco para os LNH é a presença de imunossupressão, seja ela relacionada a alguma doença (HIV, imunodeficiências primárias) ou iatrogênica (uso de imunossupressores e terapia de doenças autoimunes). Existe, inclusive, um subgrupo de linfomas agressivos que ocorrem pós-transplante de órgãos, que são chamados de PTLD (*post transplant lymphoproliferative disorders*).

Apesar de os mecanismos genéticos dos LNH não serem completamente conhecidos, existe um risco maior em pacientes com história familiar de doença linfoproliferativa. Este risco pode ser maior, como no caso de alguns subtipos, como linfoma linfocítico de pequenas células.

Patogênese e etiologia

A patogênese dos linfomas é bastante complexa. Na verdade, durante o processo de amadurecimento do linfócito, esta célula passa por uma série de processos de manipulação do seu material genético, principalmente através de 3 processos, chamados rearranjo do gene VDJ, hipermutação somática e mudança da classe da cadeia de imunoglobulina. Acredita-se que, durante estes processos, erros em alguns genes são os responsáveis pelos diversos subtipos de LNH que temos.

No caso do LF, sabemos que uma mutação que une a cadeia pesada da imunoglobulina (IgH) com o gene BCL-2, uma proteína antiapoptótica, gera células que hiperexpressam a proteína BCL-2, sendo mais resistente à apoptose. Porém, outros eventos ocorrem durante a transformação neoplásica dessas células.

No caso do LDGCB, o processo é muito complexo. Uma série de genes e vias intracelulares encontra-se desregulada, levando a sinais intracelulares de proliferação e resistência à morte celular. Em outro linfoma agressivo, o Linfoma de Burkitt, existe uma translocação entre o gene da IgH com o gene MYC, colocando as células em grande nível proliferativo.

Quadro clínico

O quadro clínico dos LNH é muito variável, em especial em relação a três fatores: localização da doença, velocidade de crescimento e a presença ou não dos chamados sintomas B (sudorese noturna, perda de peso não intencional – > 10% do peso em 6 meses – e febre).

Na grande maioria dos LNH, porém, a queixa principal é de gânglios aumentados. Estes gânglios podem acometer uma ou várias regiões do corpo, e geralmente têm consistência endurecida e são indolores. Alguns pacientes podem referir dor nos linfonodos após consumo de álcool.

Alguns linfomas acometem principalmente sítios extranodais, portanto o quadro clínico está relacionado com sua localização. Por exemplo, pacientes com LDGCB primário do SNC podem apresentar quadro de confusão mental, confusão ou déficits neurológicos.

Diagnóstico

O diagnóstico de qualquer LNH é realizado por meio do exame anatomopatológico de alguma lesão biopsiada. De preferência, a biopsia deve ser excisional e de gânglio completo, pois a morfologia e o padrão de infiltração no linfonodo são de valia para o patologista. Punção aspirativa por agulha fina (PAAF) é contraindicada no diagnóstico dos LNH, pela alta chance de confusão diagnóstica. Em alguns casos de abordagem difícil, é aceitável a realização de biópsia tipo *core*.

Além da morfologia, o patologista lança mão de uma série de outras ferramentas que podem ajudar no diagnóstico. A imunofenotipagem associada à imuno-histoquímica ajuda na identificação de proteínas que são expressas na membrana celular e que correspondem à origem da célula neoplásica (B × T, centro germinativo × pós-centro germinativo etc.). O patologista também pode lançar mão da pesquisa das alterações genéticas definidoras dos subtipos de linfoma, seja por cariotipagem por bandas, seja por meio do FISH (*Fluorescent in situ hibridization*).

Alguns subtipos de linfoma são definidos pela presença de mutações específicas. Por exemplo, na leucemia de células pilosas (*hairy cell leucemia*), mais de 90% dos casos apresentam mutação no gene BRAF.

Estadiamento

O estadiamento clínico dos linfomas, sejam eles agressivos ou indolentes, baseia-se nos critérios de Ann Arbor, conforme disposto no Quadro 25.1. Esta classificação seleciona geralmente pacientes com doenças localizadas (estádios I e II) dos pacientes com doença avançada.

Alguns subtipos de linfoma, em especial os LNH extranodais, podem ter estadiamento específico, como a classificação de Lugano para linfomas do trato gastrointestinal.

Ainda, é preciso salientar que o estadiamento clínico dos pacientes deve ser feito por exames de imagem, associados com estudo da medula óssea. Os estadiamentos cirúrgicos estão proscritos nos LNH.

Quadro 25.1: **Critérios de Ann Arbor.**

Estádio I	Estádio II	Estádio III	Estádio IV
Somente um sítio nodal.	Dois ou mais linfonodos ou sítios nodais ou extranodais do mesmo lado do diafragma.	Duas ou mais cadeias nodais em ambos os lados do diafragma (com ou sem doença extranodal).	Doença difusamente disseminada, incluindo dois ou mais sítios extranodais.

Fonte: Adaptado de Lister TA. J Clin Oncol., 1989.

Prognóstico

O prognóstico dos LNH é geralmente individualizado a cada subtipo de linfoma. No LF, existem dois *scores* prognósticos descritos, FLIPI e FLIPI-2 (Quadro 25.2). Recentemente, um fator prognóstico importante do LF foi descrito, o chamado EFS24, que é a sobrevida livre de eventos após 2 anos sob tratamento com quimioimunoterapia. Pacientes que permanecem menos de 2 anos sem progressão após tratamento têm prognóstico pior e são candidatos a estudos clínicos ou terapias mais agressivas.

Quadro 25.2: *Scores* prognósticos de LF.

FLIPI	FLIPI-2
Idade > 60 Estádio III ou IV Hb < 12 g/dL DHL > VN Número de sítios nodais > 4	Idade > 60 Hb < 12 g/dL Medula óssea + B2M > VN Diâmetro nodal > 6 cm

Para os LDGCB, além da classificação relacionada à célula de origem já descrita, existem vários outros fatores. Entre os *scores* clínicos, o mais consagrado é o IPI (International Prognostic Index), que leva em conta 5 variáveis (Idade > 60 anos; Estádio > III; DHL elevado; ECOG *performance status* > 2; Estadiamento clínico > III; 2 ou mais sítios extranodais). Recentemente, uma série de novos marcadores prognósticos vem sendo descrita, com destaque para a presença dos genes MYC e BCL2/ BCL6. Pacientes que apresentam essas alterações genéticas (chamados *double hit lymphomas*) têm prognóstico muito ruim, tendendo a ser refratários à terapia e com baixas chances de sobrevida.

Tratamento

O tratamento dos LNH também é individualizado de acordo com seu subtipo. No caso dos linfomas indolentes, muitas vezes é possível não tratar o paciente, fazendo apenas vigilância atenciosa dos seus sintomas. Esta estratégia, chamada de *watch and wait*, pode ser empregada na grande maioria dos casos de linfomas indolentes, já que não há nenhum estudo que mostre que terapias mais precoces podem aumentar a sobrevida dos pacientes. Os principais indicadores da necessidade de tratamento são agrupados no chamado "Critérios GELF" (DHL > VN, massa > 7 cm, mais que 3 linfonodos com D > 3 cm, > 5 × 10^9 céls circulantes, Hb < 10 g/dL, neutrófilos < 1.500/mm^3, PLQ < 100.000, baço > 16 cm e a presença de derrame cavitário ou comprometimento de órgão).

Nos casos em que há necessidade de tratamento, os LNH indolentes costumam responder bem a ele, porém não é curativo. A história natural do LNH indolente é a de múltiplas recaídas, que se tornam progressivamente mais quimiorrefratárias e com menor período entre elas. Os tratamentos iniciais podem incluir o uso de anticorpos monoclonais antiCD20 (rituximabe) ou a combinação destes anticorpos com quimioterapia. Atualmente, muitos estudos focam em evitar o uso de quimioterápicos clássicos em LF, por meio do uso de terapias-alvo. A combinação rituximabe com lenalidomida, um análogo da talidomida, mostra altas chances de resposta, com perfil de toxicidade muito melhor.

Para os LNH agressivos, o tratamento se baseia na combinação de anticorpos monoclonais com quimioterapia. Ao contrário dos LNH indolentes, não é recomendado aguardar para iniciar o tratamento. O tipo de quimioterapia depende do subtipo do linfoma agressivo. Linfomas de altíssima agressividade, como Linfoma de Burkitt, exigem tratamento mais intensificado, ao passo que os LDGCB são tratados com quimioterapia menos agressiva. Com o tratamento, uma porcentagem dos pacientes com LNH agressivos é curada. Nos casos de recaída, o transplante autólogo de medula óssea é indicado em pacientes elegíveis.

Referências bibliográficas

1. World Health Organization Classification of Tumors of Haematopoietic and Lymphoid Tissues Lyon, France: IARC Press; 2008.
2. Lenz G, Staudt LM. Aggressive lymphomas. N Engl J Med 2010;362(15):1417-1429.
3. Roschewski M, Staudt LM, Wilson WH. Diffuse large B-cell lymphoma-treatment approaches in the molecular era. Nat Rev Clin Oncol 2014;11(1):12-23.
4. Shaffer AL III, Young RM, Staudt LM. Pathogenesis of human B cell lymphomas. Annu Rev Immunol2012;30:565-610
5. Jemal A, Siegel R, Ward E, et al. Cancer statistics, 2006. CA Cancer J Clin 2006;56:106-130.
6. Armitage JO, Weisenburger DD. New approach to classifying non-Hodgkin's lymphomas: clinical features of the major histologic subtypes. Non-Hodgkin's Lymphoma Classification Project. J Clin Oncol 1998;16:2780-2795.
7. Horning SJ. Natural history of and therapy for the indolent non-Hodgkin's lymphomas. Semin Oncol 1993;20:75-88.

Capítulo 26

Doença linfoproliferativa pós-transplante (PTLD)

Fábio do Nascimento Brito ○ Égyla Moreira Cavalcante ○ José Pedro Zampieri

Introdução

As doenças linfoproliferativas pós-transplante, comumente conhecidas pela sigla derivada do inglês PTLD (*post-transplant lymphoproliferative disorders*), compõem um grupo heterogêneo e distinto de doenças caracterizadas por proliferação linfoide ou plasmacítica inseridas em um contexto de imunossupressão decorrente de transplante de órgão sólido ou de células hematopoiéticas.[1] O clássico termo PTLD foi primeiramente cunhado em 1984, por Starzl et al., após a descrição de uma série de casos complicados por linfoproliferação posterior ao transplante de rim, coração, fígado e coração-pulmão.[2]

Esse grupo de neoplasias ocorre em 1 a 20% dos pacientes no período pós-transplante.[3] Engels et al.[4] realizaram um levantamento de mais 175.000 transplantes de órgão sólido (TOS), verificando um aumento de risco de neoplasia duas vezes maior que o da população em geral, observando o linfoma não Hodgkin como o mais comum e maior incidência de PTLD nos indivíduos que receberam transplante de pulmão.

No Brasil, em 2014, foram realizados 7.694 TOS, dos quais 5.409 foram transplantes de rim. Os dados demonstram que, nos últimos 13 anos, houve uma ascensão no número total de transplantes, e o renal acompanhou essa tendência, aumentando mais que o dobro nesse período, tornando-se o mais frequente entre os órgãos sólidos.[5] Os dados nacionais de PTLD nesta população são escassos e, em geral, são unicêntricos e obtidos de transplante de rim e fígado.[6,7]

Classificação

A Organização Mundial da Saúde classifica a PTLD em categorias, considerando os aspectos histopatológicos, imunofenotípicos, avaliação de presença de EBV e genéticos. Os linfomas de células B indolentes não são considerados processos linfoproliferativos secundários ao transplante.[1] Assim, a PTLD é classificada como descrito no Quadro 26.1.

Quadro 26.1: Classificação das PTLDs.

Categoria	Tipo	Características
Lesões precoces ou não destrutivas	Hiperplasia plasmocítica	• Arquitetura preservada. • Raros imunoblastos. • Aumento de plasmócitos.
	Mononucleose infecciosa-*like*	• Arquitetura histológica preservada. • Expansão paracortical. • Aumento na população de imunoblastos.
	Hiperplasia folicular florida	• Entidade patológica introduzida na última classificação da Organização Mundial de Saúde.
Lesões destrutivas	PTLD polimórfica	• Presença do EBV na maioria dos casos. • Presença de hipermutação somática. • Infiltração mista de pequenas e grandes células. • Figuras de mitose frequentes.
	PTLD monomórfica	• Histologia distorcida. • Subtipos mais comuns são o linfoma não Hodgkin de grandes células B, de Burkitt e mieloma múltiplo. • O subtipo T mais comum é o linfoma não Hodgkin de células T periférico sem outras especificações.
	PTLD linfoma de Hodgkin-*like*	• Presença de células de Reed-Sternberg. • EBV na maioria dos casos.

Fonte: Adaptado de OMS, 2016.

Quadro clínico

O desenvolvimento da PTLD ocorre em média 6 meses após o TOS, com 80% dos diagnósticos no 1º ano. Sintomas B e/ou disfunção orgânica por envolvimento direto pelo linfoma configuram o aspecto clínico mais frequente dos doentes. Doença extranodal está presente em até 75 a 85% dos pacientes. O órgão transplantado é acometido em 15 a 30% dos doentes, e o sistema nervoso central em 10 a 15%. Ademais, a maioria é composta de grupo etário menor que 60 anos, com IPI maior ou igual a 3.[8,9,13]

Fatores de risco

Múltiplos fatores têm sido descritos como associados à maior probabilidade para o surgimento da PTLD. Essas relações são também bastante diversificadas e diretamente proporcionais ao grau de imunossupressão (Quadros 26.2 e 26.3).

A maioria dos pacientes apresenta alguma associação com infecções, notadamente o vírus Epstein-Barr, que pode despertar do estado latente após perda da vigilância pelos linfócitos T secundária à imunossupressão. Outros vírus também já foram relatados como possíveis fatores de risco, entre eles o citomegalovírus, da hepatite C e o herpes humano 8.[14-17]

Transplantes de coração, pulmão, intestinal e de múltiplos órgãos apresentam incidência maior quando comparados aos receptores de rim e fígado, uma vez que o comprometimento da imunidade é menor nestes últimos.[17] No transplante alogênico de medula óssea, fatores como incompatibilidade HLA, não aparentado, gravidade da doença enxerto *versus* hospedeiro, doença base e regime de condicionamento, principalmente no uso da timoglobulina, elevam o risco nessa população de pacientes.[18]

As crianças e os idosos estão mais suscetíveis ao desenvolvimento da PTLD, notadamente naqueles dentro da faixa de idade menor que 10 e maior que 60 anos. Na infância, os pacientes ficam mais expostos à infecção primária pelo EBV no período pós-transplante, uma vez que é comum apresentarem sorologia negativa anterior à cirurgia. Em idades avançadas, a fragilidade imunológica estabelecida pré-procedimento justifica o maior risco.[17,19]

Com relação à associação entre o uso de drogas com a PTLD, os dados não são conclusivos, e há discordâncias e dificuldades metodológicas nos trabalhos.

Outros fatores, como genética, com base em polimorfismos de genes de citoquinas e a presença de determinados HLA, e ser caucasiano já foram relatados como associados à PTLD.[17]

Quadro 26.2: **Fatores de risco pós-transplante de órgão sólido.**

Risco	Comentários
Tipo de transplante	Em ordem decrescente de risco: • Múltiplo e intestinal • Pulmão • Pâncreas • Fígado • Coração • Rim
Status do EBV do doador e receptor	• Doador positivo e receptor negativo
Terapia imunossupressora	• Relacionada à intensidade e ao tempo
Drogas	• Tiroglobulina • OKT3 • Tacrolimus • Azatioprina • Belatacept em pacientes EBV negativo • Alentuzumabe, ciclosporina e inibidores mTOR? • Sem risco: micofenolato mofetil, basiliximab e daclizumab
Outros fatores (fraca associação)	• Doença de base • Etnia ou raça • Infecção pelo HBV ou CMV • Polimorfismo dos genes de citoquinas • Alelos de HLA, haplótipos e anticorpos

Fonte: Adaptado de Dierickx et al.

Quadro 26.3: **Fatores de risco pós-transplante de medula óssea.**

Risco	Comentários
Tipo de transplante	Em ordem decrescente de risco: • Haploidentical • Não aparentado • Cordão umbilical • Aparentado idêntico

(*Continua*)

(Continuação)

Quadro 26.3: Fatores de risco pós-transplante de medula óssea.

Risco	Comentários
Idade do paciente maior que 50 anos	
Esquema do regime de condicionamento	• Utilização de técnicas depletoras de células T • Prolongamento de imunossupressão, notadamente no GVHD crônico
Outros fatores (fraca associação)	• Doença de base, como linfoma de Hodgkin avançado e imunodeficiência primária • Esplenectomia prévia • Infecção pelo CMV • Alelos de HLA, haplótipos e anticorpos

Fonte: Adaptado de Dierickx et al.

Tratamento

As estratégias terapêuticas na PTLD abordam diversos aspectos, que são detalhados a seguir:

- **Redução da imunossupressão:** conduta essencial que se fundamenta na tentativa de restauração imune celular empenhada no combate contra o EBV. Essa abordagem pode ocasionar regressão em uma ampla variação de casos, de 20 a 80%,[23-25] sendo indicada para todos os subtipos, apesar da taxa de resposta durável baixa, de < 10 a 20%.[9] Inicialmente, pode-se realizar uma redução de pelo menos 50% nos inibidores de calcineurina, ciclosporina ou tacrolimus, e interromper o uso de agentes antimetabólicos, azatioprina ou micofenolato mofetil. Para pacientes críticos ou com doenças com comportamento muito agressivo, é necessária a suspensão de todos os imunossupressores, exceto corticoides. Após o reajuste no esquema destas drogas, uma nova avaliação para reestadiamento pode ser feita em 2 a 4 semanas. Deve-se atentar para possíveis sinais de rejeição, e aqueles com resposta parcial ou sem resposta precisarão de intervenções terapêuticas adicionais.[8] Pacientes sem EBV são mais propícios a não responder com a redução dos imunossupressores, apesar de que o efeito ainda pode ocorrer. Há fatores associados à falha desta conduta:[8,9]
    - Doença *bulky*;
    - Estadiamento avançado III ou IV;
    - Idade > 50 anos;
    - DHL elevada;

- Disfunção orgânica;
- PTLD de início tardio.

- **Rituximabe monoterapia:** opção para aqueles do subtipo polimórfico ou monomórfico com característica de grandes células B e que não responderam à redução da imunossupressão. A dose utilizada é 375 mg/m^2 1 vez por semana, com total de 4 doses. O anticorpo, associado ao manejo das drogas imunossupressoras, atinge taxa de resposta global de 44 a 79%, e a completa de 20 a 55%.[8] Uma fase de consolidação com rituximabe no D50, D72, D94 e D116 pode ser benéfica para os pacientes em remissão completa após a indução com rituximabe em monoterapia e com risco baixo.[26,27,28] Um interessante estudo em fase de recrutamento está utilizando rituximabe subcutâneo, análise ínterim do risco e refinando a estratégia terapêutica conforme estratificação mais criteriosa.[29]
- **Quimioterapia:** indicada para os pacientes sem resposta com as medidas iniciais (redução da imunossupressão e rituximabe monoterapia) ou subtipo histológico mais agressivo, como linfoma T, linfoma de Hodgkin, linfoma de Burkitt e linfoma primário do sistema nervoso central. O protocolo de quimioterapia em geral segue o padrão utilizado em pacientes não transplantados, apesar da preferência na literatura por esquemas similares ao CHOP. Nos linfomas de imunofenótipo CD-20 positivo, deve-se acrescentar o rituximabe. Em décadas anteriores, a quimioterapia mostrou-se relacionada a uma taxa de mortalidade alta, principalmente devido a infecções. Entretanto, houve melhora neste cenário com o emprego de G-CSF, cuidados gerais de suporte e a estratificação conforme risco e resposta às intervenções iniciais.[8]
- **Cirurgia e radioterapia:** podem ser uma opção em doentes com doença limitada (estágio I), cuidados paliativos ou objetivando rápido alívio sintomático.[8]
- **PTLD do sistema nervoso central:** entidade de difícil manejo, pois apresenta prognóstico sombrio, passagem inadequada através da barreira hematoencefálica pela maioria das drogas, incluindo o rituximabe, e poucos pacientes preenchem condições seguras para a infusão de metotrexato em altas doses, considerando as condições clínicas e funcionalidades renal e hepática. O uso de corticoide pode melhorar o quadro, porém não é curativo. A radioterapia apresenta um perfil com melhores respostas, comparada a outras estratégias, ainda assim com taxas elevadas de mortalidade.[25,30]

- **Inibidores de mTOR:** essa classe de imunossupressores tem sido investigada em diversos tipos de linfoma e apresentado alguma resposta.[31-33] A literatura evidencia algum efeito benéfico desses inibidores na PTLD, porém são estudos pequenos, relatos de caso e não randomizados.[34-36]
- **Imunoterapia adotiva:** consiste na infusão de células T citotóxicas direcionadas contra o EBV. Um estudo realizado com 5 pacientes com PTLD pós-transplante de medula óssea alogênico que receberam linfócitos T dos doadores obteve taxa de remissão de 100%, porém 2 pacientes faleceram e estão descritos casos de GVHD.[37] Entretanto, a opção de uso de células autólogas pode ter bons resultados nos casos EBV+ e que são refratários à redução de imunossupressão e quimioterapia.[13,25]

Os Algoritmos 26.1, 26.2 e 26.3 esquematizam o tratamento em três cenários diferentes:

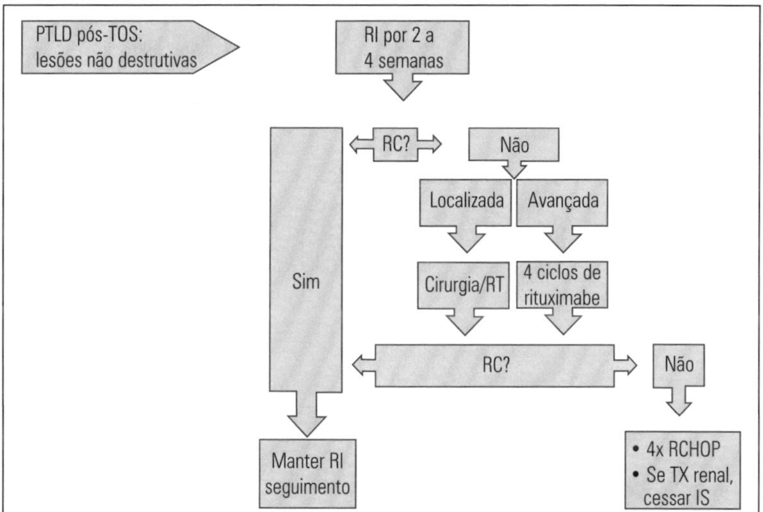

Algoritmo 26.1: **Algoritmo para tratamento de PTLD não destrutiva pós-transplante de órgão sólido (TOS).**

Legenda: RI: redução de imunossupressão; RC: resposta completa; RT: radioterapia; RCHOP: rituximabe, ciclofosfamida, doxorrubicina, vincristina e prednisona; Tx: transplante; IS: imunossupressão.
Fonte: Adaptado de Dierickx et al.

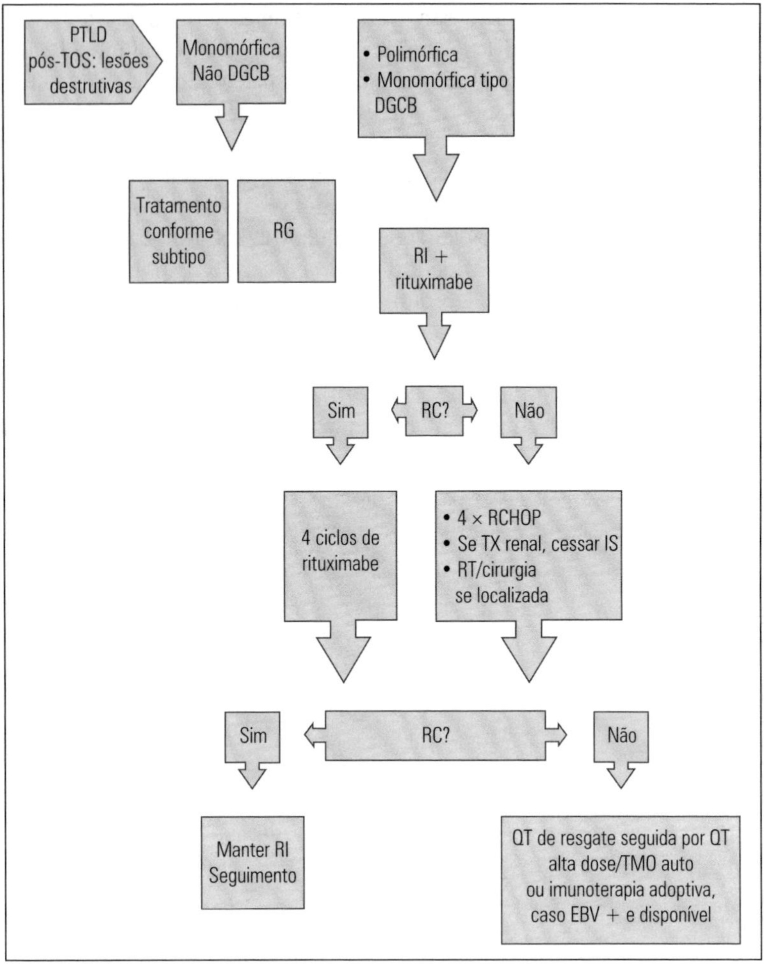

Algoritmo 26.2: **Algoritmo para tratamento de PTLD destrutiva após transplante de órgão sólido (TOS).**

Legenda: DGCB: linfoma não Hodgkin difuso de grandes células B; RI: redução de imunossupressão; RC: resposta completa; RT: radioterapia; RCHOP: rituximabe, ciclofosfamida, doxorrubicina, vincristina e prednisona; Tx: transplante; IS: imunossupressão; QT: quimioterapia; TMO: transplante de medula óssea; EBV: vírus Epstein-Barr.
Fonte: Adaptado de Dierickx et al.

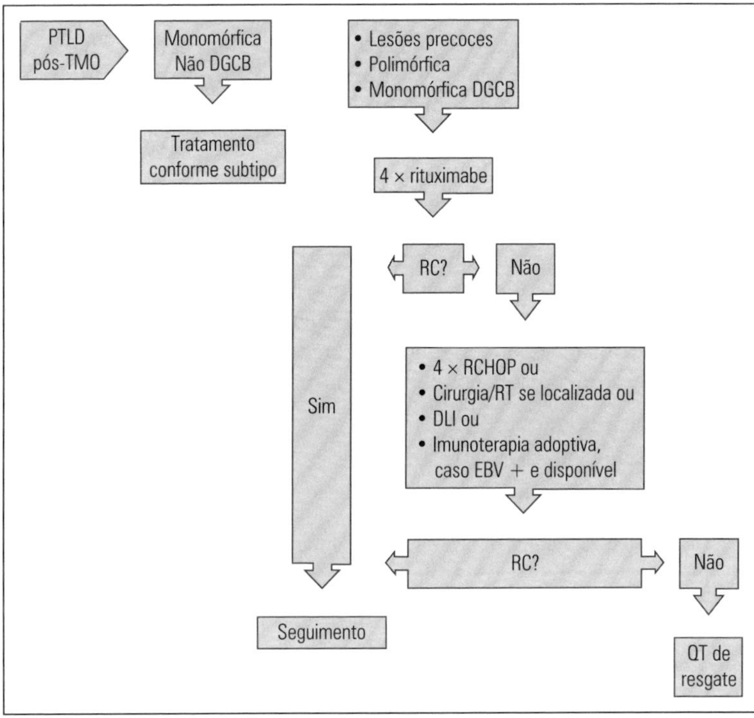

Algoritmo 26.3: **Algoritmo para tratamento de PTLD pós-transplante de medula óssea (TMO).**

Legenda: DGCB: linfoma não Hodgkin difuso de grandes células B; RI: redução de imunossupressão; RC: resposta completa; RT: radioterapia; RCHOP: rituximabe, ciclofosfamida, doxorrubicina, vincristina e prednisona; DLI: *donor lymphocytes infusion*; Tx: transplante; QT: quimioterapia; EBV: vírus Epstein-Barr.
Fonte: Adaptado de Dierickx et al.

Prognóstico

Com a introdução de novas medidas terapêuticas, mais pacientes têm atingido respostas melhores e maior sobrevida. Entretanto, quando comparada ao linfoma não Hodgkin difuso de grandes células B em pacientes não imunossuprimidos, a sobrevida global em cinco anos é menor, apresentando taxa de 40 a 60%.[13] Esses resultados refletem o maior risco de morte não relacionada com a PTLD, uma vez que intercorrências graves infecciosas são comuns, ocasionando grande parte desses óbitos.[38]

À luz da nova classificação da OMS, de 2016, mais de 200 pacientes com PTLD pós-transplante de órgão sólido tiveram seus diagnósticos revisados em um grande centro. A sobrevida encontrada para os tipos de linfoma de células B (monomórfico), linfomas de células T (monomórfico), polimórfico e não destrutivo foi, respectivamente, de 85, 12, 95 e 60 meses.[39]

Fatores como idade avançada, estado geral comprometido, desidrogenase lática elevada, albumina e estadiamento avançado são associados a piores resultados. Em geral, o índice prognóstico internacional (IPI) mantém a sua validade como definidor de prognóstico no contexto de PTLD. Um outro fator importante é a resposta ao rituximabe, uma vez que os pacientes transplantados de órgãos sólidos apresentam pior prognóstico quando a resposta à indução com rituximabe monoterapia não é adequada.[8,13]

Referências bibliográficas

1. SwerdLow SH, Webber SA, Chadburn A, Ferry JA. Post-transplant lymphoproliferative disorders. In: SwerdLow SH, Campo E, Harris NL, Jaffe ES, Pileri SA, Stein H, Thiele J, Vardiman JW. WHO classification of tumors haematopoietic and lymphoid tissues. 4ª ed. Lyon: IARC; 2008. p. 343-349.
2. Porter KA, Iwatsuki S, Rosenthal JT, Junior BW Shaw, Atchison RW et al. Reversibility of lymphomas and lymphoproliferative lesions developing under cyclosporin--steroid therapy. Lancet 1. 1984;1:583-87.
3. Petrara MR, Giunco S, Serraino D, Dolcetti R, De Rossi A. Post-transplant lymphoproliferative disorders: from epidemiology to pathogenesis-driven treatment. Cancer Letters. 2015;369:37-44.
4. Engels EA, Pfeiffer RM, Fraumeni JF, Kasiske BL, Israni AK, Snyder JJ et al. Spectrum of cancer risk among US solid organ transplant recipients. JAMA. 2011;302(17):1891-1901.
5. Ministério da Saúde. Transplantes realizados no Brasil – 2001 a 2014. 2015. Disponível em: http://portalsaude.saude.gov.br/imagens/pdf/2015/marco/23/serie-historica-tx-u.pdf%22%20%%5Ct%20%22_blank. Acesso em 23 de março de 2016.
6. Colleoni GWB, Oliveira JSR, Borducchi DMM, Fernandes MACF, Silva HT, Alves AC et al. Post-transplant lymphoproliferative disorders (PTLD) after renal transplantation: management and evolution of seven cases among 1002 renal transplants in São Paulo, Brazil. Leuk Lymphoma. 2000;39(1-2):145-50.
7. Wiederkehr JC, Coelho IM, Avilla SGA, Silva EM, Schuller S, Ouno DD et al. Prevalence of post-transplantation lymphoproliferative disease in pediatric liver transplant recipients. Transplant Proc. 2010;42(2):521-2.
8. Dierickx D, Habermann TM. Post-transplantation lymphoproliferative disorders in Adults. N Engl J Med. 2018;378(6):549-62.

9. Evens AM, Roy R, Sterrenberg D, Moll MZ, Chadburn A, Gordon LI. Post-transplantation lymphoproliferative disorders: diagnosis, prognosis, and current approaches to therapy. Curr Oncol Rep. 2010;12:383-394.
10. SwerdLow SH, Campo E, Pileri SA, Harris NL, Stein H, Siebert R et al. The 2016 revision of the World Health Organization classification of lymphoid neoplasms. Blood 2016; 127(20):2375-90.
11. Vakiani E, Nadula SV, Subramaniyam S, Keller CE, Alobeid B, Murty VV, Baghat G. Cytogenetic analysis of B-cell posttransplant lymphoproliferations validates the World Health Organization classification and suggests inclusion of florid follicular hyperplasia as a precursor lesion. Hum Pathol. 2007;38(2):315-25.
12. Krishnamurthy S, Hassan A, Frater JL, Paessler ME, Kreisel FH. Pathologic and clinical features of Hodgkin lymphoma-like post-transplant lymphoproliferative disease. Int J Surg Pathol. 2010;18(4):278-285.
13. Dierickx D, Tousseyn T, Gheysens O. How I treat post-transplant lymphoproliferative disorders. Blood. 2015;126(20):2274-83.
14. Nourse JP, Jones K, Gandhi MK. Epstein-Barr virus-related post-transplant lymphoproliferative disorders: pathogenetic insights for targeted therapy. Am J Transplant. 2011;11(5):888-95.
15. Buda A, Caforio A, Calabrese F, Fagiuoli S, Pevere S, Livi U et al. Lymphoproliferative disorders in heart transplant recipients: role of hepatitis C virus (HCV) and Epstein-Barr virus (EBV) infection. Transplant Int. 2000;13(Suppl 1):S402-5.
16. Manez R, Breinig MC, Linden P, Wilson J, Torre-Cisneros J, Kusne S, et al. Post-transplant lymphoproliferative disease in primary Epstein-Barr virus infection after liver transplantation: the role of cytomegalovirus disease. J Infect Dis. 1997;176(6): 1462-7.
17. Al-Mansour Z, Nelson BP, Evens AM. Post-transplant lymphoproliferative disease (PTLD): risk factors, diagnosis, and current treatment strategies. Curr Hematol Malig Rep. 2013;8:173-183.
18. Bhatia S, Ramsay NK, Steinbuch M, Dusenbery KE, Shapiro RS, Weisdorf DJ et al. Malignant neoplasms following bone marrow transplantation. Blood. 1996;87(9):3633-9.
19. Opelz G, Dohler B. Lymphomas after solid organ transplantation: a collaborative transplant study report. Am J Transplant. 2004;4(2):222-30.
20. Tiede C, Kolhoff BM, Klein C, Kreipe H, Hussein K. Risk factors and prognosis in T-cell post-transplantation lymphoproliferative diseases: reevaluation of 163 cases. Transplantation. 2013;95:479-88.
21. Martin ST, Powell JT, Patel M, Tsapepas D. Risk of posttransplant lymphoproliferative disorder associated with use of belatacept. Am J Health-Syst Pharm. 2013;70(22):1977-83.
22. Masson P, Henderson L, Chapman JR, Craig JC, Webster AC. Belatacept for kidney transplant recipients. Cochrane Database Syst Rev. 2014;(11):1-65.
23. Tsai DE, Hardy CL, Tomaszewski JE et al. Reduction in immunosuppression as initial therapy for posttransplant lymphoproliferative disorder: analysis of prognostic variables and long-term follow-up of 42 adult patients. Transplantation. 2001;71:1076-88.

24. Swinnen LJ, LeBlanc M, Grogan TM et al. Prospective study of sequential reduction in immunosuppression, interferon alpha-2B, and chemotherapy for post transplantation lymphoproliferative disorder. Transplantation. 2008;86:215-22.
25. Parker A, Bowles K, BradLey JA et al. Management of post-transplant lymphoproliferative disorder in adult solid organ transplant recipients – BCSH and BTS guidelines. Br J Haematol. 2010;149:693-705.
26. Trappe RU, Dierickx D, Zimmermann H, et al. Response to rituximab induction is a predictive marker in B-cell post-transplant lymphoproliferative disorder and allows successful stratification into rituximab or R-CHOP consolidation in an international, prospective, multicenter phase II trial. J Clin Oncol. 2017;35:536-43.
27. González-Barca E, Domingo-Domenech E, Capote FJ et al. Prospective phase II trial of extended treatment with rituximab in patients with B-cell post-transplant lymphoproliferative disease. Haematologica. 2007;92:1489-94.
28. Trappe R, Oertel S, Leblond V et al. Sequential treatment with rituximab followed by CHOP chemotherapy in adult B-cell post-transplant lymphoproliferative disorder (PTLD): the prospective international multicenter phase 2 PTLD-1 trial. Lancet Oncol. 2012;13:196-206.
29. Trappe RU. Risk-stratified sequential treatment of post-transplant lymphoproliferative disease (PTLD) with 4 courses of rituximab SC followed by 4 courses of rituximab SC, 4 courses of rituximab SC combined with CHOP-21 or 6 courses of rituximab SC combined with alternating CHOP-21 and DHAOx: The PTLD-2. 2015. Disponível em: https://clinicaltrials.gov/ct2/show/study/NCT02042391?term=02042391&rank=1. Acesso em: 22 de setembro de 2018.
30. Penn I, Porat G. Central nervous system lymphomas in organ allograft recipients. Transplantation. 1995;59:240-244.
31. Merli M, Ferrario A, Maffioli M, Arcaini L, Passamonti F. Everolimus in diffuse large B-cell lymphomas. Future Oncol. 2015;11(3):373-83.
32. Xu ZZ, Wang WF, Fu WB, Wang AH, Liu ZY, Chen LY et al. Combination of rituximab and mammalian target of rapamycin inhibitor everolimus (RAD001) in diffuse large B-cell lymphoma. Leuk Lymphoma. 2014;55(5):1151-7.
33. Coiffier B, Ribrag V. Exploring mammalian target of rapamycin (mTOR) inhibition for treatment of mantle cell lymphoma and other hematologic malignancies. Leuk Lymphoma. 2009;50(12):1916-30.
34. Ashrafi F, Shahidi S, Ebrahimi Z, Mortazavi M. Outcome of rapamycin therapy for post-transplant-lymphoproliferative disorder after kidney transplantation: case series. Int J Hematol Oncol Stem Cell Res. 2015;9(1):26-32.
35. Cullis B, D'Souza R, McCullagh P, Harries S, Nicholls A, Lee R, et al. Sirolimus--induced remission of post-transplantation lymphoproliferative disorder. Am J Kidney Dis. 2006;47(5):e67-72.
36. Majewski M, Korecka M, Joergensen J, Fields L, Kossev P, Schuler W et al. Immunosuppressive tor kinase inhibitor everolimus (rad) suppresses growth of cells derived from posttransplant lymphoproliferative disorder at allograft-protecting doses. Transplantation. 2003;75(10):1710-7.

37. Papadopoulos EB, Ladanyi M, Emanuel D, et al. Infusions of donor leukocytes to treat Epstein-Barr virus–associated lymphoproliferative disorders after allogeneic bone marrow transplantation. N Engl J Med. 1994;330:1185-91.
38. Dierickx D, Tousseyn T, Sagaert X, et al. Single-center analysis of biopsy confirmed post-transplant lymphoproliferative disorder: incidence, clinicopathological characteristics and prognostic factors. Leuk Lymphoma 2013;54(11):2433-2440.
39. Habermann TM, Fama A, Ristow KM, JM Matthew, Macon WR, Ansell SM, et al. Clinical characteristics and outcomes of an analysis of a single institution experience of the 2017 World Health Organization (WHO) classification of post-transplant lymphoproliferative disorders (PTLD). Blood. 2018;132:456.
40. Evens AM, Choquet S, Kroll A, Smith SM, Leblond V, Roy R, et al. Primary Central Nervous System (PCNS) Post-Transplant Lymphoproliferative Disease (PTLD): an international report of 65 cases in the modern era. Blood. 2011;118:879.

Capítulo 27

Urgências onco-hematológicas

Juliana Todaro

Introdução

As neoplasias hematológicas, em sua maioria, são caracterizadas pela alta proliferação celular e crescimento tumoral, o que lhes confere uma maior sensibilidade ao tratamento, tornando estes pacientes mais suscetíveis às urgências oncológicas, como neutropenia febril, leucostase, lise tumoral e compressão medular, descritos a seguir.

Neutropenia febril

O NCCN (National Comprehensive Cancer Network) define a neutropenia febril como uma temperatura oral > 38,3 °C ou > 38 °C por mais de 60 minutos em pacientes com contagem de neutrófilos inferior a 500/mcl ou inferior a 1.000/mcl, com previsão de queda nesse valor nas próximas 48 horas.

A neutropenia febril (NF) é considerada a principal complicação relacionada ao tratamento de pacientes onco-hematológicos, e sua suspeita clínica implica a administração empírica e precoce de antimicrobianos. A redução da mielopoiese, portanto, dos neutrófilos, seja associada ao tratamento da doença de base ou à presença de infiltração medular, causa uma resposta inflamatória ineficiente, desencadeando quadros infecciosos graves e de rápida evolução para sepse, em que a febre pode ser seu único sintoma.

Assim, pacientes onco-hematológicos devem ser orientados sobre o risco da NF ao longo do seu tratamento e a procurar assistência imediata na vigência de febre.

Lembre-se: **Diagnóstico de neutropenia febril =** Vigência de febre em paciente com contagem de neutrófilos inferior a 500/mcl ou inferior a 1.000/mcl, com previsão de queda neste valor nas próximas 48 horas.

Classicamente, os patógenos Gram-negativos eram considerados os principais agentes causais, mas, com o aumento do uso de cateteres e profilaxia antimicrobiana, houve um aumento da incidência de Gram-positivos. Sendo assim, o perfil de infecção de cada centro deve ser considerado.

Manejo clínico

A avaliação da NF se inicia pela história e exame físico detalhado, buscando determinar um possível foco e um melhor entendimento quanto ao diagnóstico do paciente, ao seu antecedente quimioterápico, ao uso de antibioticoterapia profilática ou corticosteroides, à presença de cateter venoso central, aos sintomas relacionados à mucosite e/ou aos antecedentes de infecção por agentes com alteração do perfil de sensibilidade a antimicrobianos.

Importante: Todos os pacientes com a hipótese de NF devem ser prontamente submetidos à contagem de neutrófilos e à coleta de hemocultura. A coleta de urina e secreções deve ser obtida conforme indicação clínica, lembrando que a investigação complementar não deve atrasar o início da antibioticoterapia empírica.

Uma vez que o grupo de pacientes com diagnóstico de NF é bastante heterogêneo, e que nem todos os pacientes teriam indicação de internação para seu manejo, foram criados escores que visam estratificar em critérios de alto e baixo risco para infecções severas e suas complicações.

Destaca-se em importância pelo número de estudos prospectivos determinando seu valor preditivo o instrumento MASCC (Multinational Association for Supportive Care – Tabela 27.1), que utiliza os dados clínicos associados à gravidade do quadro, como a presença de sintomas, desidratação e hipotensão, idade e antecedentes relevantes (infecção fúngica prévia, doença pulmonar obstrutiva crônica etc.).

Na NF de baixo risco, o uso de antibiótico por via oral é igualmente efetivo e seguro, e a monoterapia com moxifloxacino tem sido uma opção equivalente à combinação amoxicilina/clavulanato ao ciprofloxacino.

A NF de alto risco é considerada uma emergência médica, e a antibioticoterapia deverá ser endovenosa e realizada em regime de internação hospitalar. A recomendação é para monoterapia empírica com agentes betalactâmicos, com cobertura antipseudomonas, tais como cefepima, meropeném, imipeném ou piperacilina-tazobactam. O uso de vancomicina deve ser considerado na suspeita de infecções de cateter, lesões de pele ou tecido mole, pneumonia e/ou instabilidade hemodinâmica. A teicoplanina também é vista como opção.

- **Alto risco:** internação hospitalar e antimicrobiano de amplo espectro (cefepima, piperacilina-tazobactam ou carbapenêmico).
- **Baixo risco:** pode ter a opção de terapia antimicrobiana por via oral (amoxicilina/clavulanato e ciprofloxacina ou moxifloxacino).

Tabela 27.1: MASCC.

Características	Pontos
Intensidade de sintomas: • Assintomático • Sintomas leves • Sintomas moderados ou graves	 5 5 3
• Ausência de hipotensão	5
• Ausência de doença pulmonar obstrutiva crônica	4
• Portador de tumor sólido ou ausência de infecção fúngica	4
• Ausência de desidratação	3
• Não hospitalizado ao aparecimento da febre	3
• Idade menor que 60 anos	2

Nota: Pontuação $\geq$ 21 são considerados de baixo risco.

A febre persistente no contexto de estabilidade clínica, isoladamente, não é uma indicação para se modificar o regime de antibioticoterapia. Entretanto, a persistência de febre por 4 a 6 dias sem foco infeccioso esclarecido é indicação de terapia fúngica.

Segundo recomendações da ESMO, a suspensão precoce de antimicrobianos pode ocorrer quando os neutrófilos estiverem acima de 500/mcl, paciente afebril e assintomático ou, quando inferior a 500/mcl e afebril por 5 a 7 dias, à exceção de leucemias agudas e continuidade de tratamento com quimioterapia em altas doses.

Hiperleucocitose e leucostase

Define-se a hiperleucocitose pela contagem de leucócitos superior a 100.000/μL, entretanto a presença deste número não necessariamente determina as complicações a ela relacionadas e observadas em 5 a 20% dos pacientes com leucemia aguda. São considerados fatores de risco: idade jovem, determinadas anormalidades citogenéticas, como o rearranjo 11q23, e a diferenciação em subtipos monocíticos.

Os fatores patogênicos relacionados à hiperleucocitose incluem a rápida proliferação de células leucêmicas e a alteração de adesão e redução de afinidade pelo microambiente medular. Os aumentos dos níveis leucocitários assim desencadeados podem causar a coagulação vascular disseminada, a síndrome de lise tumoral e a leucostase.

A leucostase se refere aos sintomas clínicos e complicações associadas à hiperleucocitose e está associada a altas taxas de mortalidade, ocasionadas principalmente por hemorragia intracraniana e falência respiratória. Isto ocorre em função do aumento da viscosidade sanguínea associada à menor deformabilidade da célula blástica, além de alterações no processo de adesão celular ao endotélio e da liberação de citocinas inflamatórias.

Manejo clínico

Os sintomas da leucostase são principalmente observados em pacientes com leucemia mieloide aguda e podem ocorrer mesmo em contagens leucocitárias mais baixas, tais como 50.000/μL.

O diagnóstico da leucostase é empírico e realizado quando pacientes com hiperleucocitose se apresentam com sintomas respiratórios e neurológicos. São sintomas sugestivos de acometimento pulmonar a presença de dispneia, taquipneia e hipoxemia, acompanhada de estertoração na ausculta e imagem radiológica compatível com infiltrado intersticial. No

SNC, observam-se confusão, vertigem, cefaleia, zumbido, turvação visual, alteração do nível de consciência e ataxia. Outras manifestações comuns incluem a isquemia de membros, trombose e priapismo.

Lembre-se: No manejo da hiperleucocitose, além da citorredução obtida por meio do uso de agentes quimioterápicos ou leucoaférese, é importante realizar a prevenção de lise tumoral.

Apesar de a investigação radiológica fazer parte deste processo, devendo sempre ser realizada, há certa dificuldade em distinguir o quadro de leucostase dos processos comuns das doenças hematológicas, tais como infecção e hemorragia.

Uso da leucoaférese na hiperleucocitose

A leucostase é uma emergência médica, e o seu diagnóstico é indicação de citorredução imediata. Mas, apesar da alta frequência do uso de leucoaférese no manejo da hiperleucocitose, o benefício desta para a citorredução não é muito claro, pois, embora haja alívio sintomático, retrospectivamente, não é observado ganho de sobrevida. Além disso, a decisão por leucoaférese não deve atrasar o uso de drogas citotóxicas, seja hidroxiureia ou quimioterapia. O priapismo é uma das poucas situações cujo uso é imperativo. Estudos recentes demonstram que o mais importante na hiperleucocitose, sem sinais de leucostase, é a **citorredução química precoce**.

Síndrome de lise tumoral (SLT)

A SLT é definida como um evento metabólico causado pela degradação da célula maligna, que libera no plasma íons intracelulares, ácidos nucleicos e seus metabólitos, levando ao depósito de ácido úrico e/ou cristais de fosfato de cálcio nos túbulos renais, resultando em insuficiência renal aguda. A SLT é caracterizada laboratorialmente por **hiperuricemia, hipercalemia, hiperfosfatemia** e **hipocalcemia**.

A lise tumoral ocorre em adultos e crianças e pode se apresentar por alterações laboratoriais isoladamente ou por alterações clínico-laboratoriais, sendo frequente durante a indução quimioterápica de tumores de alta replicação celular, tais como as leucemias agudas e os linfomas de alto grau, embora possa também ocorrer de forma espontânea nestas patologias.

O quadro sindrômico é manifestado por meio da insuficiência orgânica, com destaque para a insuficiência renal e os sintomas causados pelos distúrbios hidroeletrolíticos, como vertigem e arritmias cardíacas.

Manejo clínico

A abordagem da SLT se inicia pelo reconhecimento dos pacientes de risco para o seu desenvolvimento e a introdução de medidas profiláticas para evitar a sua ocorrência, tais como a hidratação intravenosa e o uso de drogas uricosúricas, como o alopurinol e a rasburicase.

Hidratação

Embora não exista um volume exato, recomenda-se que esses pacientes recebam em torno de 2 a 3 L/m^2 por dia, mantendo a atenção quanto ao risco de hipervolemia, e, portanto, a mensuração do volume urinário, balanço hídrico e peso, e o uso de diurético pode ser uma alternativa para estimular o débito urinário, além de potencializar a excreção de potássio. A alcalinização urinária não é mais uma recomendação.

Alopurinol

A droga uricosúrica mais utilizada é o alopurinol, pela sua eficiência e disponibilidade, entretanto sua ação inicia-se apenas após 24 a 72 horas da introdução, o que limita o uso nos casos de muito alto risco. Na prática clínica, utiliza-se em adultos a dose fixa de 300 mg/dia em uma tomada, mas a recomendação é de 200 a 400 mg/m^2, podendo ser dividida em três administrações, tomando-se o cuidado de monitorizar os exames bioquímicos e a função renal.

A dose do alopurinol deve ser principalmente reconsiderada em pacientes com *clearance* de creatinina inferior a 0,33 mL/s, pois o seu metabólito oxipurinol é metabolizado por essa via. Nos pacientes com insuficiência renal, a dose diária deve ser reduzida para 200 ou 100 mg.

Rasburicase

A profilaxia com rasburicase apenas é recomendada em pacientes de extremo alto risco: leucemia linfocítica aguda com hiperleucocitose, linfomas de Burkitt e linfoblástico, linfoma de alto grau com doença *bulky*, ou ainda quando há contraindicação ao alopurinol. A dose preconizada é de 0,2 mg/kg por 5 a 7 dias, podendo ser reduzida a uma administração de 3 dias ou até a uma dose fixa de 3 mg.

Síndrome de compressão medular

No contexto das doenças hematológicas, a síndrome de compressão medular é observada principalmente no linfoma não Hodgkin e no mieloma múltiplo, e o diagnóstico é tardiamente realizado após o aparecimento de seus sintomas e demonstração radiológica.

Assim, a definição se baseia na compressão do saco dural e seus componentes (medula espinhal e/ou cauda equina) na presença dos seguintes sinais e sintomas: **dor intensa e progressiva, paralisia, perda sensorial** e **disfunção esfincteriana**.

Manejo clínico

Na suspeita de compressão medular, o paciente deverá ser imediatamente submetido à imagem radiológica, preferencialmente por ressonância magnética com gadolíneo.

O diagnóstico precoce e a intervenção terapêutica imediata visam evitar a mielopatia e a permanência de seus déficits. Assim, uma vez realizada a hipótese de compressão medular, é recomendado o início de glicocorticoides em doses altas, com o objetivo de reduzir o edema e subsequente injúria por isquemia/infarto.

Lembre-se: A dose de **dexametasona é de 10 mg EV**, seguida da administração de **16 mg/dia fracionada a cada 6 horas** até o tratamento ser estabelecido. A via oral pode ser utilizada nesta fase de manutenção.

As propostas terapêuticas para a compressão dural são a radioterapia e a descompressão cirúrgica, associadas ao tratamento quimioterápico quando indicado. A escolha por um procedimento ou outro dependerá de fatores como *performance*, extensão da doença, radiossensibilidade e a presença de instabilidade ou fragmentos ósseos intraespinais.

Nos casos em que for verificada a presença de instabilidade, é aceitável tanto a realização de procedimento cirúrgico quanto radioterapia, que são também indicados em caráter preventivo. A cirurgia de descompressão é particularmente indicada quando o tumor primário responsável não possui origem conhecida.

Referências bibliográficas

1. http://www.nccn.org/professionals/physician_gls/f_guidelines.asp#supportive.
2. Klastersky J, Awada A, Paesmans M, Aoun M. Febrile neutropenia: a review of the initial management. Critical Reviews in Oncology/Hematology. 2011;78:185-194.
3. Klastersky J, Naurois J, Rolston K, Rapoport B, Maschmeyer G et al. Management of febrile neutropaenia: ESMO Clinical Practice Guidelines. Annals of Oncology. 2016;27(Suppl. 5):111-118.
4. Knight T, Ahn S, Rice TW, Cooksley T. Acute oncology care: a narrative review of the acute management of neutropenic sepsis and immune-related toxicities of checkpoint inhibitors. European Journal of Internal Medicine. 2017;45:59-65.
5. Röllig C, Ehninger G. How I treat hyperleukocytosis in acute myeloid leukemia. Blood. 2015;125(21):3246-52.
6. Ganzel C, Becker J, Mintz PD, Lazurus HM, Rowe JM. Hiperleukocytosis and leukapheresis: practice management. Blood Reviews. 2012;26:117-22.
7. Aqui N, Doherty UO. Leukocytapheresis for the treatment of hyperleukocytosis secondary to acute leukemia. Hematology. 2014:457-60.
8. Will A, Thlouli E. The clinical management of tumors lysis syndrome in haematological malignancies. British Journal of Haematology. 2011;154:3-13.
9. Jones GL, Will A, Jackson GH, et al. Guidelines for the management of tumor lysis syndrome aim adult and children with haematological malignancies on behalf of the British Committee for Standards in Haematology. British Journal of Haematology. 2015;169:661-71.
10. Loblaw DA, Perry J, Chamber A, Laperriere NJ. Systematic review of the diagnosis and management of malignant extradural spinal cord compression: the cancer Ontario practice guidelines initiative's neuro-oncology disease site group. J Clin Oncol. 2005;23:2028-27.
11. Patel DA, Campian JL. Diagnostic and therapeutic strategies for patient with malignant epidural spinal cord compression. Curr. Treat Options in Oncol. 2017;18:53.

Parte 7

Transplante de células-tronco hematopoiéticas

Capítulo 28

Transplante de células-tronco hematopoiéticas

Camila Marca de Veiga Cabral ○ Maria Cecília Cordeiro Lima ○ Fábio Rodrigues Kerbauy

Revisão geral

Introdução

O transplante de células-tronco hematopoiéticas (TCTH) é uma modalidade terapêutica consagrada para o tratamento de uma grande variedade de doenças hematológicas benignas e malignas[1]. No Quadro 28.1, encontram-se listadas as principais doenças com indicação de TCTH[2].

A cada ano, cerca de 50 mil pessoas são submetidas ao TCTH no mundo[3]. Estima-se que, no ano de 2018, foram realizados aproximadamente 3.100 TCTH no Brasil, segundo dados do Registro Brasileiro de Transplantes, seguindo as perspectivas mundiais de incremento no número de procedimentos realizados[4]. O crescimento significativo do TCTH alogênico é resultado do aumento da disponibilidade de doadores alternativos e refinamento das indicações[5].

Grandes avanços científicos e tecnológicos relacionados ao TCTH ocorreram desde sua primeira experiência, há cerca de 60 anos, representados esquematicamente na Figura 28.1, contribuindo para a melhora contínua nos resultados do TCTH e consequente aumento de sua indicação nos últimos anos[6].

De acordo com o doador, o TCTH pode ser denominado:

- **Autólogo:** quando a célula-tronco hematopoiética (CTH) enxertada é do próprio paciente.
- **Alogênico:** quando provinda de outro doador.
- **Singênico:** quando o doador é um gêmeo univitelino[2].

Nos transplantes alogênicos, o doador pode ser:

- Aparentado (irmão ou familiar), com 100% de compatibilidade, ou parcialmente idêntico, denominado haploidêntico.
- Não aparentado, proveniente de doadores cadastrados nos bancos de medula óssea, provenientes de cordão umbilical (SCUP).

Quadro 28.1: Principais indicações de TCTH.

Autólogo	
Desordens malignas	Mieloma múltiplo Linfoma não Hodgkin Linfoma de Hodgkin Leucemia mieloide aguda Neuroblastoma Sarcoma de Ewing Tumores de células germinativas Outras neoplasias raras na infância
Desordens não malignas	Doenças autoimunes
Alogênico	
Desordens malignas	Leucemia mieloide aguda Leucemia linfoblástica aguda Leucemia mieloide crônica (refratária a inibidores de tirosino-quinases) Síndromes mielodisplásicas (alto risco) Neoplasia mieloproliferativa (alto risco) Linfoma não Hodgkin Linfoma de Hodgkin Mieloma múltiplo Leucemia linfocítica crônica
Desordens não malignas	
Adquiridas	Anemia aplástica severa Hemoglobinúria paroxística noturna (não elegível ao tratamento de inibição do complemento)
Congênitas	Anemia de Fanconi e outras síndromes de falência medular Talassemia Doença falciforme Síndrome de imunodeficiência congênita Erros inatos do metabolismo

Legenda: TCTH: transplante de células-tronco hematopoiéticas.

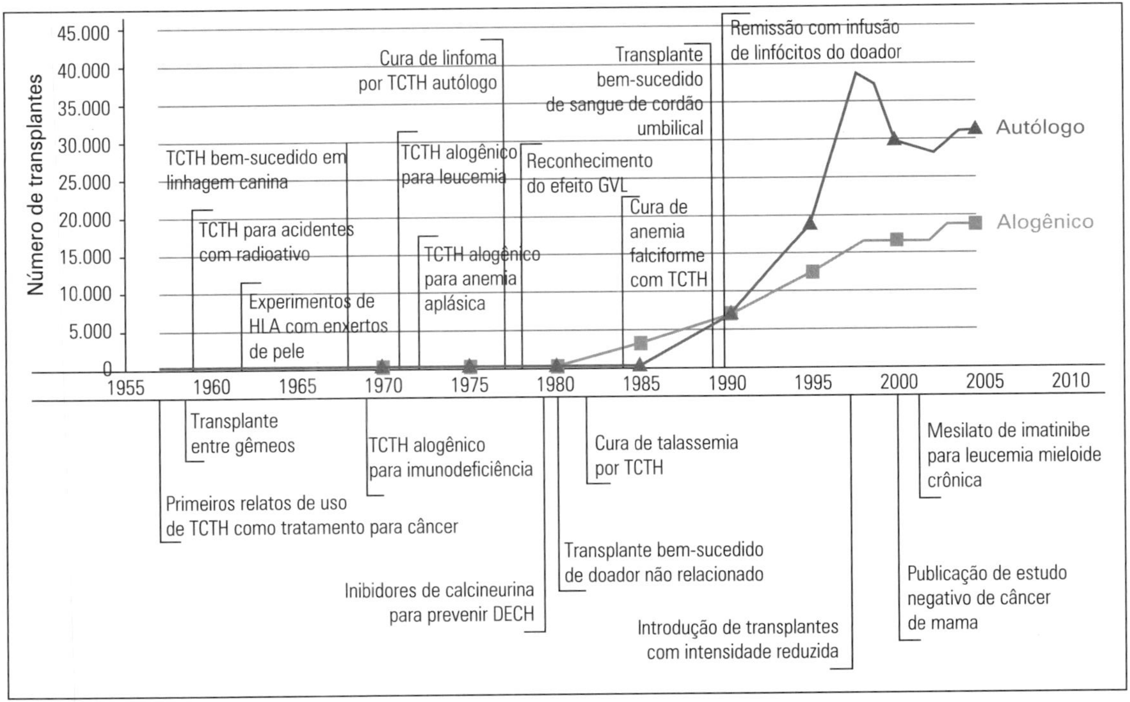

Figura 28.1: **Principais etapas de desenvolvimento do transplante de células-tronco hematopoiéticas no mundo.**

Fonte: Adaptada de Appelbaum F. Hematopoietic-cell transplantation at 48. N Eng J M. 2007;357:1472-5.

Transplante de células-tronco hematopoiéticas autólogo

O TCTH autólogo possui como princípio básico a utilização de altas doses de drogas quimioterápicas seguida de resgate com CTH, pois, caso contrário, não seriam tolerados pelo paciente devido à mielotoxicidade intensa, com aplasia muito prolongada. Possui como objetivo suplantar a resistência das células tumorais a doses convencionais de quimioterapia, melhorando a resposta ao tratamento[5].

Nessa modalidade de tratamento, as CTH ($CD34^+$) são do próprio paciente, coletadas por aférese e criopreservadas para serem devolvidas após administração de doses altas de quimioterapia ± radioterapia. As células são coletadas após 5 a 6 dias de estímulo com fator estimulador de colônias granulocíticas (GCSF) na dose de 10 ug/kg/dia por veia periférica[2].

As complicações desta terapia relacionam-se à toxicidade do regime de condicionamento, como: mucosite, alterações hepáticas, renais, cardíacas e de outros órgãos, além de complicações infecciosas durante o período de aplasia[2]. Ainda que o TCTH autólogo seja modalidade curativa para diversas patologias, a recidiva da doença de base ainda é a principal complicação pós-transplante.

Transplante de células-tronco hematopoiéticas alogênico

O TCTH alogênico consiste na reconstituição da medula óssea por meio da infusão intravenosa de CTH de um doador aparentado ou não aparentado após a utilização de um regime de condicionamento. Este último tem por objetivo não somente erradicar as células neoplásicas por citotoxicidade direta, mas também criar um espaço imunológico no receptor, pela imunoablação e imunossupressão, permitindo a enxertia das CTH alogênicas[7].

As disparidades genéticas mediadas por meio do complexo principal de histocompatibilidade (CPH) existentes entre o doador e receptor desencadearão as principais reações aloimunes que acometem o pós-TCTH: a rejeição, a doença do enxerto contra o hospedeiro (DECH) e o efeito enxerto contra o tumor (ECT). Os linfócitos T do doador foram considerados os principais efetores dessas reações aloimunes[8].

O efeito ECT tem um papel central no TCTH alogênico, pois as células T alorreativas do doador serão responsáveis por eliminar as células malignas residuais e, consequentemente, contribuindo com menor risco de recaída da doença de base[8]. Dessa forma, atualmente considera-se que o TCTH alogênico seja a forma mais eficaz de terapia celular antitumor.

Fonte de células

Durante muitos anos, as CTH eram coletadas exclusivamente por múltiplas aspirações da medula óssea pela crista ilíaca posterior. No entanto, um marco importante na difusão da técnica do TCTH foi a descoberta de outras fontes de CTH, como células periféricas e SCUP[2]. No Quadro 28.2, encontram-se as principais modalidades de TCTH e tipos de fontes de CTH.

Quadro 28.2: **Modalidades de transplante de células-tronco hematopoiéticas.**

Tipo de transplante	Fonte de células-tronco hematopoiéticas	Doador
Autólogo	• Medula óssea • Sangue periférico • Sangue de cordão umbilical e placentário	• Próprio paciente
Alogênico	• Medula óssea • Sangue periférico • Sangue de cordão umbilical e placentário	• *Aparentado* (irmão ou outro parente) • *Não aparentado*: qualquer pessoa sem laços familiares com o paciente • *Haploidêntico*: transplante entre pessoas parcialmente compatíveis, em geral aparentado
Singênico	• Medula óssea • Sangue periférico	• Irmão gêmeo idêntico

Nos últimos anos, o uso de células de cordão umbilical vem diminuindo, e o transplante haploidêntico tem emergido como fonte alternativa de células devido à disponibilidade quase universal de doadores de parentes de primeiro e até de segundo grau, bem como resultados similares aos TCTH aparentados e não aparentados[9,10]. O Quadro 28.3 apresenta as vantagens e desvantagens dessas duas modalidades de TCTH.

Quadro 28.3: Vantagens e desvantagens do uso do sangue de cordão umbilical no TCTH e transplante haploidêntico.

Fontes de CTH	Vantagens	Desvantagens
Sangue de cordão umbilical e placentário	• Prontamente disponível • Menos DECH (discutível) • Menor risco de contaminação por vírus • Menos risco e desconforto para o doador • Uso de cordões com até 75% de compatibilidade	• Pequeno volume disponível e número de CTH por unidade • Maior risco de falha de enxertia • Maior tempo de reconstituição hematopoiética e imune • Maior necessidade transfusional e maior tempo de hospitalização • Impossibilidade de coleta adicional de CTH em caso de falha de enxertia ou recaída da doença
Transplante haploidêntico	• Mais de 95% de chance de encontrar um doador • Disponibilidade imediata • Baixo custo • Possibilidade de uso das células do doador para imunoterapia (infusão de linfócitos) • Tempo de enxertia rápido	• Longo período de reconstituição imune • Aumento das complicações infecciosas • Potencial aumento de recaídas • Potencial aumento do risco de falha de enxertia

Legenda: TCTH: transplante de células-tronco hematopoiéticas; CTH: células-tronco hematopoiéticas; DECH: doença do enxerto contra o hospedeiro.

Seleção do doador

No TCTH alogênico, a seleção do doador com grau adequado de compatibilidade representa uma das estratégias essenciais para o sucesso do TCTH. Dentre os fatores genéticos que exercem mais influência no resultado desses transplantes, estão os genes do sistema HLA (do inglês, *Human Leukocyte Antigen*)[8].

De todas as possibilidades de doadores em potencial para o TCTH alogênico, o doador HLA aparentado totalmente compatível continua contribuindo para as melhores taxas de sobrevida global e livre de progressão[11]. Infelizmente, apenas 25 a 30% dos candidatos a TCH alogênicos apresentam doador HLA aparentado compatível. Portanto, em torno de 70% dos pacientes não possuem doador familiar sem incompatibilidades no sistema HLA. Existem três alternativas de fontes de CTH diante desta situação: células de doadores não aparentados cadastrados nos registros de medula óssea, células provenientes de cordão umbilical e placentário ou aquelas de doadores aparentados parcialmente idênticas (haploidêntico)[12].

A avaliação pré-transplante é etapa fundamental, uma vez que estabelece a modalidade de transplante mais adequada e o melhor doador. Uma minuciosa análise clínica e laboratorial deve ser realizada tanto para o paciente quanto para o doador. Os principais exames solicitados pré-transplante para pacientes e doadores estão listados no Quadro 28.4.

Quadro 28.4: Exames solicitados pré-TCTH.

Exames	Paciente	Doador
Tipagem HLA (com confirmação)	X	X
Hemograma completo	X	X
Tipagem ABO/Rh com título de AntiA e AntiB	X	X
Sorologia Chagas, sífilis, HIV, HLTV I e II, hepatites B e C, mononucleose, citomegalovírus, herpes e toxoplasmose	X	X
AST, ALT, TP, TTPA, bilirrubinas T e F	X	X
Ureia, creatinina	X	X
Parasitológico das fezes	X	X
Raio X de tórax	X	X
Eletrocardiograma	X	X
Biopsia e aspirado de medula óssea	X	
Ecocardiograma	X	
Espirometria	X	

Legenda: TCTH: transplante de células-tronco hematopoiéticas; HLA: do inglês *human leucocyte antigens*.

Regimes preparativos (condicionamento)

O regime preparativo ou de condicionamento tem o objetivo de reduzir e até mesmo erradicar uma doença neoplásica existente e induzir a imunossupressão no receptor para que permita enxertia das CTH. No Quadro 28.5, encontram-se os principais tipos de regime de condicionamento utilizados no TCTH alogênico[2].

Quadro 28.5: Tipos de regime de condicionamento.

Tipos de regime de condicionamento	Considerações
Mieloablativo (MA)	• Altas doses de quimioterapia ± radioterapia • Altamente mielotóxico • Alta toxicidade • Maior incidência de DECH
Não mieloablativo (NMA)	• Objetivo principal imunoablação/imunossupressão • Menos tóxico
Condicionamento mieloablativo de Intensidade Reduzida (CIR)	• Permite TCTH em pacientes com idade mais avançada ou com comorbidades • Toxicidade reduzida, intermediária entre MA e NMA

Legenda: DECH: doença do enxerto contra hospedeiro.

Referências bibliográficas

1. Copelan EA. Hematopoietic stem-cell transplantation. The New England journal of medicine. 2006;354(17):1813-26.
2. Passweg JR, Halter J, Bucher C, Gerull S, Heim D, Rovó A, Buser A, Stern M,Tichelli A. Hematopoietic stem cell transplantation: a review and recommendations for follow-up care for the general practitioner. Swiss Med Wkly. 2012 Oct 15;142:w13696.
3. Majhail NS, Rizzo JD, Lee SJ, Aljurf M, Atsuta Y, Bonfim C et al. Recommended screening and preventive practices for long term survivors after hematopoietic cell transplantation. Bone Marrow Transplant. 2012 March; 47(3):337-41.
4. RBT – Registro Brasileiro de Transplantes. Dimensionamento dos transplantes no Brasil e em cada estado 2011-2018 [relatório na internet]. São Paulo, 2018, Ano XXIV, n. 4 [acesso em 08 jun 2019]. Disponível em: http://www.abto.org.br/abtov03/Upload/file/RBT/2018/Lv_RBT-2018.pdf.
5. Lv M, Chang Y, Huang X. Everyone has a donor: contribution of the chinese experience to global practice of haploidentical hematopoietic stem cell transplantation. Front Med. 2019 Feb;13(1):45-56.

6. Voltarelli JC. Transplante de células-tronco hematopoiéticas. São Paulo: Atheneu; 2009.
7. Buchholz S, Ganser A. Hematopoietic stem cell transplantation. Indications, foundations and perspective. Internist (Berl). 2009 May;50(5):572-80.
8. Voltarelli JC. Transplante de células-tronco hematopoiéticas. São Paulo: Atheneu; 2009.
9. Passweg JR, Baldomero H, Peters C et al. European Society for Blood and Marrow Transplantation EBMT. Hematopoietic SCT in Europe: data and trends in 2012 with special consideration of pediatric transplantation. Bone Marrow Transplant. 2014; 49:744-50.
10. Elmariah H, Kasamon YL, Zahurak M et al. Haploidentical bone marrow transplantation with post-transplant cyclophosphamide using non-first-degree related donors. Biol Blood Marrow Transplant. 2018;24(5):1099-1102.
11. Symons HJ, Fuchs EJ. Hematopoietic SCT from partially HLA-mismatched (HLA-haploidentical) related donors. Bone Marrow Transplant. 2008 Sep;42(6):365-77.
12. Gyurkocza B, Rezvani A, Storb RF. Allogeneic hematopoietic cell transplantation: the state of the art. Expert Rev Hematol. 2010 Jun;3(3):285-99.

Capítulo 29

Complicações do transplante de células-tronco hematopoiéticas

Camila Marca de Veiga Cabral ○ Maria Cecília Cordeiro Lima ○ Fábio Rodrigues Kerbauy

Infecções no TCTH

Introdução

As doenças infecciosas são uma frequente causa de complicação do transplante de células-tronco hematopoiéticas (TCTH), resultando em internação mais prolongada e significativo risco de morbimortalidade aos pacientes. O melhor entendimento dos eventos infecciosos relacionados com essa prática tem o objetivo de preveni-los e tratá-los precocemente. A profilaxia de infecções em pacientes submetidos ao TCTH é ampla e começa na tentativa de diminuir o tempo de neutropenia, administrar tratamentos preemptivos e profiláticos de doenças oportunistas, englobando também o controle de infecção hospitalar[1].

Representam um grande desafio para a equipe multidisciplinar. Resultam da intensa depressão imunológica, causada por múltiplas condições: doença de base, tratamentos anteriores, o regime de condicionamento, esquemas de imunossupressão para a prevenção ou tratamento da doença do enxerto contra o hospedeiro (DECH) e a própria DECH[2]. As diferentes fases do processo do TCTH representam riscos diferentes em relação à micro-organismos e tipos de infecção (Figura 29.1)[3].

Os pacientes submetidos ao TCTH alogênico são aqueles em maior risco de infecções oportunistas e graves. No TCTH autólogo, a morbimortalidade relacionada à infecção é menor, uma vez que 95% destes são realizados utilizando fonte periférica de células-tronco hematopoiéticas (CTH), em que a neutropenia geralmente não dura mais que 14 dias[4].

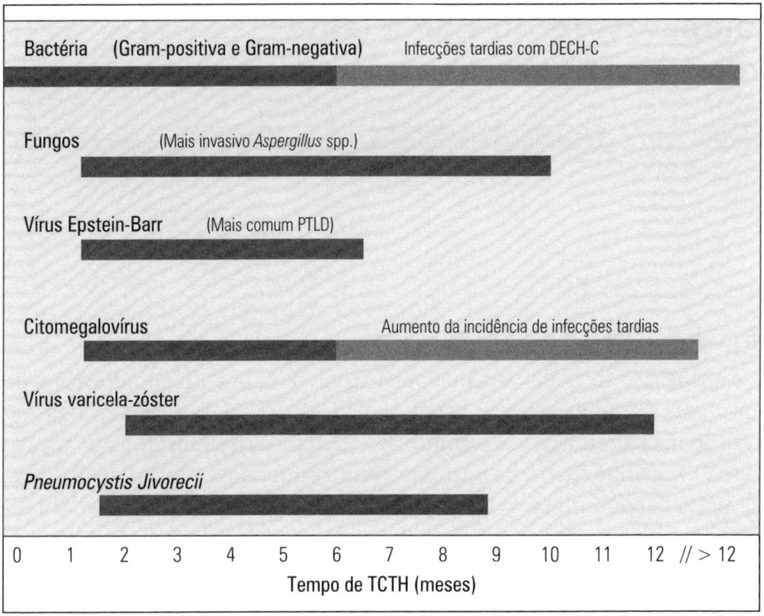

Figura 29.1: **Principais infecções no período de pós-TCTH alogênico.**

Fonte: Adaptada de Moss and Rickinson, 2005.

Infecções bacterianas

Estima-se que aproximadamente dois terços dos episódios de febre em pacientes neutropênicos sejam causados por infecção, destacando-se as infecções bacterianas. A ocorrência de febre na fase de neutropenia que segue o TCTH representa uma emergência médica, devendo ser iniciada imediatamente uma terapia antibacteriana de amplo espectro logo após a coleta de duas hemoculturas: uma de um cateter central e outra de sangue periférico[2].

As infecções da corrente sanguínea são as infecções bacterianas mais frequentes em pacientes com TCTH. Elas ocorrem em 5 a 10% dos pacientes com autoTCTH e em 20 a 50% dos pacientes com TCTH, com taxas mais altas antes do enxerto[12].

As infecções bacterianas que ocorrem durante a fase de neutropenia são geralmente derivadas da flora endógena do trato gastrointestinal, ou seja, bacilos Gram-negativos e resultantes da contaminação exógena por dispositivos vasculares, cuja principal causa de infecção é por micro-organismo Gram-positivo[4].

Durante a fase intermediária, a partir do enxerto (dias +30 a +100), os principais fatores de risco são cateter central, dano aos órgãos relacionados à DECH e seu tratamento e falta de reconstituição imunológica. Mais tarde, a imunidade humoral e celular incompetente (resultante da DECH, entre outros fatores) predispõe a infecções associadas a patógenos encapsulados (*Streptococcus pneumoniae* e *Haemophilus influenzae*)[12].

Profilaxia de infecções bacterianas

A profilaxia antibacteriana é baseada na eliminação da flora endógena gastrointestinal e na prevenção de contaminação de organismo exógeno. As medidas mais importantes e eficazes são: lavagem das mãos, higiene oral e dietas com baixo teor de bactérias. Na fase neutropênica, o uso de máscaras está indicado para todos os visitantes e profissionais de saúde em contato próximo ao paciente[4].

A profilaxia antimicrobiana está indicada nos pacientes que desenvolverão neutropenia por mais de sete dias e deve ser suspensa após recuperação dos neutrófilos. Usualmente é feita com fluoroquinolonas, mas deve ser baseada na epidemiologia hospitalar[5].

Atualmente, o benefício da profilaxia pode ser menor, uma vez que as taxas de resistência às fluoroquinolonas entre os bacilos Gram-negativos são altas. Os possíveis benefícios da profilaxia devem ser ponderados em relação ao seu potencial dano, incluindo risco de infecções por clostridium, efeitos colaterais e associação com colonização ou infecção por cepas resistentes a fluoroquinolonas ou a múltiplos fármacos[12].

As medidas de profilaxia contra bactérias encapsuladas estão bem estabelecidas: vacinação 6 a 12 meses após o TCTH (ou quando a DECH-C está sob controle) (Tabela 29.1), administração de penicilina (ou macrolídeo) durante o tratamento com imunossupressores e reposição de imunoglobulina (se hipogamaglobulinemia severa e infecções de repetição)[4].

Tabela 29.1: **Recomendação de vacinação pós-TCTH autólogo e alogênico.**

Vacina	Tempo pós-TCTH	Doses
Pneumococo (conjugado)	3 a 6 meses	3
Tétano	6 a 12 meses	3
Difteria	6 a 12 meses	3
Coqueluche (acelular)	6 a 12 meses	3
Haemophilus (conjugado)	6 a 12 meses	3
Meningococo (conjugado)	6 a 12 meses	1
Pólio (inativado)	6 a 12 meses	3
Hepatite B (recombinante)	6 a 12 meses	3
Influenza (inativado)	4 a 6 meses	1 a 2
Sarampo	24 meses	1 a 2
Caxumba	24 meses	1 a 2
Rubéola	24 meses	1 a 2

Infecções virais

Dentre as infecções de etiologia viral, os agentes que assumem maior relevância como causadores de doenças em receptores de TCTH são os vírus da família *Herpesviridae,* entre eles o citomegalovírus (CMV), o vírus do herpes simplex (HSV), varicela-zóster (VZV), Epstein-Barr (EBV) e o herpes-vírus humano 6 (HHV-6)[2].

Serão abordados a seguir os mais relevantes vírus que acometem os pacientes submetidos ao TCTH alogênico.

Citomegalovírus

Cerca de 40 a 80% das pessoas são infectadas pelo CMV durante a infância. Após a infecção (sorologia IgM positiva), o CMV fica latente durante a vida (sorologia IgG positiva). Diante de certas circunstâncias, como a imunossupressão que se segue ao TCTH, o vírus CMV latente pode reativar. O diagnóstico da infecção/reativação por CMV pode ser detectado por várias técnicas (principalmente por antigenemia e PCR por meio de amostra de sangue periférico).

Os pacientes com TCTH alogênico devem ser monitorados semanalmente quanto à replicação do CMV, pelo menos nos primeiros três meses após o TCTH. Pacientes com DECH e aqueles com replicação documentada de CMV devem ser monitorados por mais tempo[12].

Os órgãos mais afetados por esse vírus são pulmão, trato gastrointestinal, cérebro e olhos[4].

Vírus Epstein-Barr (EBV)

Em pacientes com TCTH, o EBV pode causar complicações que ameaçam a vida: doença linfoproliferativa pós-transplante (PTLD) ou doenças como encefalite/mielite, pneumonia ou hepatite[12].

O risco de PTLD aumenta em transplantes não relacionados e/ou TCTH com *mismatch*, uso de depleção de células T, infecção primária por EBV e esplenectomia. A monitorização da reativação do EBV por meio de PCR quantitativo (pelo menos uma vez por semana por três semanas) é recomendada para a população de alto risco para permitir o tratamento preemptivo se for observado um aumento da carga viral. Recomenda-se como terapia preemptiva rituximabe (375 mg/m^2, 1 ou 2 doses) e redução da imunossupressão quando possível. Drogas antivirais não são recomendadas[4].

Herpes-vírus humano 6 (HHV-6)

No cenário do TCTH, o HHV-6 reativa em 50 a 70% dos pacientes (tipicamente mais precoce que o CMV) e tem manifestações clínicas distintas que podem auxiliar no diagnóstico: encefalite, supressão medular (observada com retardo na enxertia ou falha de enxertia) e *rash* cutâneo são muito característicos. Qualquer um desses sinais ou sintomas é suspeito de reativação do HHV-6. O tratamento consiste no uso do Foscarnet ou ganciclovir[4].

Profilaxia de infecções virais

A profilaxia ou o tratamento preemptivo da citomegalovirose deve ser indicado para os pacientes de maior risco para a doença, que são os receptores IgG positivos ou os IgG negativos, porém com doador positivo.

A profilaxia contra infecção pelo HSV 1 e 2 deve ser realizada nos pacientes com sorologia positiva, submetidos ao TCTH alogênico, com aciclovir ou valaciclovir, sendo iniciada no condicionamento e mantida até a pega da medula e resolução do quadro de mucosite. Em casos de reativação viral frequente, pode ser indicada a profilaxia oral, mesmo após 100 dias de transplante.

A profilaxia da varicela-zóster inicia-se 4 a 6 semanas antes do TCTH, momento em que contactantes e pessoas próximas do paciente transplantado, que sejam susceptíveis à doença, devem ser vacinadas. Caso no primeiro ano após o TCTH ocorra contato com varicela ou com pessoas que tenham apresentado *rash* cutâneo após a vacinação, o transplantado deve receber a imunoglobulina humana contra varicela-zóster. As reativações após um ano devem sem tratadas e prevenidas com aciclovir ou valaciclovir, conforme frequência e gravidade.

Os pacientes transplantados estão especialmente sujeitos às infecções virais respiratórias da comunidade. Para evitar surtos em ambiente hospitalar, é importante a monitorização dos sintomáticos respiratórios, isolamento de contato e gotículas precoces, assim como disponibilidade de diagnóstico laboratorial etiológico, para viabilizar o tratamento específico oportuno. É importante que os transplantados recebam a vacina sazonal contra a *influenza*, assim como todos os seus contactantes.

Doença do enxerto contra o hospedeiro (DECH)

Conceito

É a complicação que ocorre em TCTH alogênico quando os linfócitos T do doador, presentes no enxerto, atacam os tecidos do receptor. Pode ocorrer desde alguns dias que precedem a enxertia medular até depois de muitos meses[7].

A DECH representa uma importante causa de morbimortalidade no TCTH, mesmo quando o doador e receptor são compatíveis pelo complexo principal de histocompatibilidade (MHC) ou antígeno leucocitário humano (HLA)[2].

Tradicionalmente, três fatores são necessários para a ocorrência da DECH: 1) o enxerto deve conter um número suficiente de células imunologicamente competentes; 2) o receptor deve ter antígenos que estão ausentes no doador; 3) o sistema imunológico do receptor tem de ser incapaz de montar uma resposta imunológica eficaz contra o enxerto, pelo menos por um tempo suficiente para que se manifeste a sua competência imunológica[7].

Classificação

Tipicamente, a DECH se divide em aguda (DECH-A) e crônica (DECH-C). Até pouco tempo, a DECH-A caracterizava-se por se manifestar até o dia +100 após o transplante, apesar de essa definição ser arbitrária e passível de críticas, uma vez que quadros clínicos e anatomopatológicos característicos de DECH-A são ocasionalmente encontrados depois deste período[8]. Mais recentemente, pelo atual consenso do National Institutes of Health (NIH), são as manifestações clínicas, e não o tempo de início dos sintomas após TCH, que determinam se clinicamente a DECH é aguda ou crônica[9]. Essa classificação está apresentada no Quadro 29.1.

Quadro 29.1: **Classificação da DECH.**

Classificação	Tempo dos sintomas	Características da DECH-A	Características da DECH-C
Agudo			
Clássico Persistente/recorrente/tardio	< 100 dias > 100 dias	Presente Presente	Ausente Ausente
Crônico			
Clássico Síndrome de sobreposição	Sem tempo limite Sem tempo limite	Ausente Presente	Presente Presente

Legenda: DECH: Doença do enxerto *versus* hospedeiro.

Fonte: Adaptado do Consenso do National Institutes of Health, 2005.

Fisiopatologia

A DECH é resultante de uma resposta inflamatória normal, porém exacerbada. Os mecanismos imunológicos que promovem as lesões agudas e crônicas, entretanto, não são idênticos[7].

Estudos experimentais em murinos sugerem que a fisiopatologia da DECH-A ocorra em três etapas. A primeira etapa consiste no dano tecidual causado pelo regime de condicionamento que atua como gatilho inicial na promoção de liberação de citocinas pró-inflamatórias no receptor que leva à ativação das células apresentadoras de antígenos e sua exposição antigênica às células T do doador. Na segunda etapa, ocorre ativação das células T do enxerto, por meio do reconhecimento de antígenos do hospedeiro, pelos linfócitos T do doador. E a terceira e última etapa é o dano tecidual causado por essas células T efetoras do doador expandidas, gerando insultos imunológicos nos tecidos do hospedeiro, principalmente pele, fígado e trato gastrointestinal, compondo o ciclo vicioso do processo inflamatório[2,4].

Já o desenvolvimento fisiopatológico da DECH-C não é muito bem compreendido, porém, envolve processos mais complexos, pois, além dos mecanismos alorreativos, envolve a autoimunidade. As células T autorreativas geram citocinas, diferentes das geradas na DECH-A, que atuam diretamente na sensibilização de linfócitos B e, consequentemente, na produção de anticorpos autorreativos, que escapam da seleção tímica ou periférica. O dano tecidual conduz à fibrose e disfunção do órgão afetado[4].

Fatores de risco

Os fatores de risco para a DECH atualmente reconhecidos pela literatura encontram-se no Quadro 29.2.

Quadro 29.2: Fatores de risco para a ocorrência de doença do enxerto contra o hospedeiro.

DECH-A	DECH-C
• Disparidades no HLA • Idade avançada do receptor • Idade avançada do doador • Doador feminino para receptor masculino • Multiparidade do doador • Regimes de condicionamento mieloablativos • Fonte periférica de CTH • Receptor CMV positivo	• Presença de DECH-A • Idade avançada do receptor • Idade avançada do doador • Esplenectomia prévia • Receptor CMV positivo • Disparidades no HLA • Doador CMV positivo • Doador feminino para receptor masculino

Quadro clínico

As características clínicas da DECH-A incluem lesões de pele, fígado e trato gastrointestinal, graduados e classificados segundo os critérios de Glucksberg-Seattle (Tabelas 29.2 e 29.3)[8].

Tabela 29.2: Estadiamento clínico de DECH-A.

Estágio	Achados cutâneos	Fígado (nível de bilirrubina em mg/dL)	Intestinal
+	Exantema maculopapular em < 25% da superfície corporal	2 a 3	Diarreia 500 a 1.000 mL/dia persistente ou náuseas
++	Exantema maculopapular em 25 a 50% da superfície corporal	3 a 6	Diarreia 1.000 a 1.500 mL/dia
+++	Eritrodermia generalizada	6 a 15	Diarreia > 1.500 mL/dia
++++	Descamação e bolhas	> 15	Dor com ou sem obstrução

Tabela 29.3: Classificação da DECH-A.

Grau/estágio	Pele	Fígado	Intestino	Distúrbio funcional
0 (nenhum)	0	0	0	0
I (leve)	+ a ++	0	0	0
II (moderado)	+ a +++	+	+	+
III (grave)	++ a +++	++ a +++	++ a +++	++
IV (com risco de vida)	++ a ++++	++ a ++++	++ a ++++	+++

O grau de DECH-A é preditivo da evolução do paciente, com as maiores taxas de mortalidade em pessoas com graus III e IV. A resposta ao tratamento também é preditiva de resultados em DECH-A dos graus II a IV. Pacientes sem resposta ou com progressão têm uma taxa de mortalidade tão elevada, de 75%, em comparação com 20 a 25% naqueles com uma resposta completa[9].

O diagnóstico de DECH-C tem base em manifestações clínicas. Os sinais e sintomas de DECH-C podem afetar qualquer órgão, contudo os sítios mais comumente envolvidos são: pele, unhas, boca, olhos, genitália feminina, trato gastrointestinal, fígado, pulmão e articulações. As recomendações do National Institutes of Health (NIH) de 2005 são utilizadas como critérios para o diagnóstico e classificação da DECH-C (Quadros 29.3 e 29.4)[10].

Quadro 29.3: Sinais e sintomas da DECH-C.

Órgão/sítio	Diagnóstico	Distintos*	Outras características	Comum (tanto aguda quanto crônica)
Pele	• Poiquilodermia • Líquen-plano *like* • Alterações de esclerose • *Morfea-like* • Esclerose não móvel • Líquen escleroso	• Despigmentação	• Alterações na sudorese • Ictiose • Ceratose pilar • Hipopigmentação • Hiperpigmentação	• Eritema • Lesões maculopapulosas • Prurido
Unhas		• Distrofias • Estrias longitudinais • Unhas opacas • Onicólise • Perda das unhas		
Cabelos		• Alopecia cicatrizante ou não • Descamação com pápulas no couro cabeludo	• Couro cabeludo com cabelos escassos e ásperos • Calvície precoce	
Boca	• Líquen-plano *like* • Placas hiperceratóticas • Restrição na abertura da boca pela esclerose	• Xerostomia • Mucocele • Atrofia de mucosa • Pseudomembranas • Úlceras		• Gengivite • Mucosite • Eritema • Dor

(*Continua*)

(Continuação)

Quadro 29.3: Sinais e sintomas da DECH-C.

Órgão/sítio	Diagnóstico	Distintos*	Outras características	Comum (tanto aguda quanto crônica)
Olhos		• Sensação de areia no olho • Ressecamento e dor ocular • Conjuntivite cicatricial • Ceratoconjuntivite *sicca*	• Fotofobia • Hiperpigmentação periorbitária • Blefarite	
Genitália	• Líquen-plano *like* • Sinéquia e estenose de vagina	• Erosões • Fissuras • Úlceras		
Trato gastrointestinal	• Membranas no esôfago • Estreitamento ou estenose do terço superior e médio do esôfago		• Insuficiência do pâncreas exócrina	• Anorexia • Náuseas e vômitos • Diarreia, perda ponderal • Déficit de crescimento
Fígado				• Bilirrubinas total e fosfatase alcalina > 2 vezes acima do normal • ALT e AST > 2 vezes o limite normal

(Continua)

(*Continuação*)

Quadro 29.3: Sinais e sintomas da DECH-C.

Órgão/sítio	Diagnóstico	Distintos*	Outras características	Comum (tanto aguda quanto crônica)
Pulmão	• Bronquiolite obliterante diagnosticada com biopsia pulmonar	• Bronquiolite obliterante diagnosticada com TFP e radiologia		• BOOP
Músculo, fáscia e articulações	• Fasciite • Articulações endurecidas ou contraturas secundárias a esclerose	• Miosite ou polimiosite	• Edemas • Câimbras musculares • Artralgia ou artrite	
Hematopoiético e imune			• Trombocitopenia • Eosinofilia • Linfopenia • Hipo ou hipergamaglobulinemia • Autoanticorpos (AHAI e PTI)	
Outros			• Derrame pericárdico e pleural • Ascite • Neuropatia periférica • Síndrome nefrótica • *Miastenia gravis* • Cardiomiopatia ou anormalidade de condução	

* Vistos na DECH-C, mas insuficientes para definir diagnóstico sozinho.

Legenda: ALT: aminotransferase alanina; AST: aminotransferase aspartase; BOOP: bronquiolite obliterante organizada com pneumonia; TFP: prova de função pulmonar; AHAI: anemia hemolítica autoimune; PTI: púrpura trombocitopênica idiopática.

Quadro 29.4: Consenso NIH para a graduação da DECH-C.

Número de órgãos/sítios	Leve	Moderado	Severo
1 sítio	Escore 1	Escore 2	Escore 3
2 sítios	Escore 1	Escore 2	Escore 3
3 sítios ou mais		Escore 1	Escore 3
Envolvimento pulmonar		Escore 1	Escore 2

Tratamento da DECH

Para o tratamento da DECH-A na pele, de grau I, a observação ou corticosteroide tópico é utilizado. Contudo, o tratamento sistêmico é indicado em pacientes com DECH-A de grau II a IV. O tratamento consiste na continuação da ciclosporina (CSA) e associação de metilprednisolona, sendo a dose mais comum utilizada de 2 mg/kg/dia, divididos em duas doses diárias. É definido como fracasso da terapia inicial a progressão de DECH-A após três dias do início do tratamento, ausência de resposta após sete dias ou resposta incompleta após 14 dias de terapia[9].

Já para o tratamento da DECH-C, quando considerada leve, é instituída terapia tópica. Entretanto, segundo os critérios definidos no consenso do NIH para tratamento sistêmico, englobam-se os pacientes com DECH-C que envolve três ou mais órgãos, ou com pontuação de 2 ou mais em qualquer órgão, e DECH-C leve com características de alto risco (plaquetometria $< 100.000/mm^3$ e uso de imunossupressor ao diagnóstico da DECH-C). O tratamento padrão é a introdução de prednisona (1 mg/kg/dia). Nos casos em que não se obtêm resultados satisfatórios de controle da DECH, é realizada a combinação da prednisona e CSA na dose de 10 mg/kg/dia, divididos em duas doses[11].

Referências bibliográficas

1. Schlesinger A. Infection-control interventions for cancer patients after chemotherapy: a systematic review and meta-analysis. Lancet Infect Dis. 2009(9):97-107.
2. Voltarelli JC. Transplante de células-tronco hematopoéticas. São Paulo: Atheneu; 2009.
3. Moss P, Rickinson A. Cellular immunotherapy for viral infection after HSC transplantation. Nat Rev Immunol. 2005 Jan;5(1):9-20.

4. Apperley J, Carreras E, Gluckman E and Masszi T. Haematopoietic stem cell transplantation. The EBMT Handbook; 2008.
5. Tomblyn M, Chiller T, Einsele H et al. Guidelines for preventing infectious complications among hematopoietic cell transplantation recipients: a global perspective. ASBMT. Biol Blood Marrow Transplant. 2009 Oct;15(10):1143-238.
6. Centers for Disease Control and Prevention; Infectious Disease Society of America; American Society of Blood and Marrow Transplantation. Guidelines for preventing opportunistic infections among hematopoietic stem cell transplant recipients. MMWR Recomm Rep. 2000 Oct;49(RR-10):1-125;CE1-7.
7. Ferrara JL, Levine JE, Reddy P, Holler E. Graft-versus-host disease. Lancet. 2009;373(9674):1550-61.
8. Glucksberg H, Storb R, Fefer A, Buckner CD, Neiman PE, Clift RA, Lerner KG, Thomas ED. Clinical manifestations of graft-versus-host disease in human recipients of marrow from HL-A-matched sibling donors. Transplantation. 1974 Oct;18(4):295-304.
9. Azevedo W. Doença enxerto versus hospedeiro aguda A-GVHD. Rev. Bras. Hematol. Hemoter. 2010;32:16-21.
10. Filipovich AH, Weisdorf D, Pavletic S et al. National Institutes of Health Consensus Development Project on Criteria for Clinical Trials in Chronic Graft-versus-Host Disease: I. Diagnosis and Staging Working Group Report. Biol Blood Marrow Transplant. 2005 Dec;11(12):945-56.
11. Bouzas LFS, Silva MM, Tavares RCBS, Moreira MCR, Correa MEP, Funke VAM et al. Diretrizes para o diagnóstico, classificação, profilaxia e tratamento da doença enxerto contra hospedeiro crônica. Rev. Bras. Hematol. Hemoter. 2010;32(Suppl 1):22-39.
12. Carreras E, Dufour C, Mohty M, Kröger N. The EBMT handbook hematopoietic stem cell transplantation and cellular therapies.

Parte 8

Atendimento multidisciplinar ao paciente hematológico

Capítulo 30

Nutrição no paciente onco-hematológico

Lidiane Pereira Magalhães

Introdução

O comprometimento do estado nutricional do paciente oncológico é um fator prognóstico negativo, pois está associado a maior morbidade e mortalidade, com maior tempo de internação hospitalar, maior risco para infecções, suspensão ou pausa em tratamentos, entre outros aspectos.

Devido a isso, é fundamental o conhecimento das carências nutricionais para que possa ser realizada a intervenção adequada a tempo de recuperar ou não agravar a condição em que o indivíduo se encontra.

Cabe ao nutricionista a avaliação nutricional, devendo ser individualizada, considerando triagem, parâmetros antropométricos, laboratoriais, tipo de doença e tratamento a que está ou será submetido, além de história nutricional, hábitos de vida, comorbidades e outros fatores para que se tenha um diagnóstico fidedigno do paciente.

Avaliação nutricional

Existem questionários validados para triagem nutricional, pois é a partir dela que se classificam pacientes em risco, desnutridos ou sem risco nutricional.

Uma das mais utilizadas é a NRS (*Nutrition Risk Screening*), de 2002, que consiste em um questionário de simples aplicação, em que são avaliados se houve perda de peso não intencional, diminuição da ingestão alimentar, se o paciente é portador de doença grave, se o IMC é menor que 20,5 kg/m^2, e, a partir destas informações, atribuem-se pontos, e, se o paciente for classificado com um valor superior a 3 pontos, ele é considerado em risco nutricional e isso indica que deve ser feita a intervenção o mais breve possível. Existem outros instrumentos de triagem, como a ASGPPP (Avaliação Subjetiva Global Produzida pelo Paciente), que inclui as informações acima, além de outras, tornando-a mais completa. No entanto, a primeira parte deve ser preenchida pelo paciente e necessita de maior tempo de aplicação; entretanto, isso nem sempre é possível.

Parâmetros antropométricos são muito utilizados na prática clínica, pois são de fácil execução, baixo custo, não invasivos e apresentam alta confiabilidade, desde que as informações obtidas sejam coletadas por indivíduos treinados e os equipamentos constantemente calibrados. O objetivo é identificar a quantidade e a distribuição dos componentes corporais, e, para isso, utilizam-se as medidas de peso, estatura, pregas cutâneas e circunferências.

O peso é uma das medidas mais utilizadas, pois refere-se à soma de todos os componentes corporais. No entanto, situações como edemas, ascite, tumores, hérnias, entre outras, superestimam o peso, não devendo ser considerado um valor fidedigno. Podem-se utilizar valores aferidos, habitual, desejado, ajustado, peso ideal para amputados, alteração de peso ou estimado, estes últimos calculados por meio de fórmulas padronizadas e validadas.

A estatura é aferida com o paciente descalço, sem adereço na cabeça, com panturrilha, glúteos, ombro e cabeça tocando a parede ou superfície vertical do dispositivo de medida e com a face voltada para a frente no plano de Frankfurt (olhar para o horizonte). Em indivíduos acamados, deficientes físicos ou com escoliose severa, devem-se utilizar fórmulas para estimar a altura ou medida de envergadura de braços ou estatura recumbente.

Tendo essas duas medidas, é possível calcular o IMC (índice de massa corpórea) do paciente. Esse valor tem boa correlação com dados de morbimortalidade, e estudos revelam que valores baixos de IMC predispõem o indivíduo a doenças associadas à desnutrição, enquanto valores altos de

IMC o predispõem àquelas associadas à obesidade. Deve-se observar este valor com atenção, pois não faz distinção de compartimentos corpóreos e não avalia a distribuição da gordura. O cálculo é obtido pelo valor do peso, em quilos, dividido pela altura em metros ao quadrado, e é classificado de acordo com a Tabela 30.1.

Tabela 30.1: **Classificação do estado nutricional de adultos segundo o IMC.**

IMC (kg/m^2)	Classificação
< 16	Magreza grau 3
16 a 16,9	Magreza grau 2
17 a 18,4	Magreza grau 1
18,5 a 24,9	Eutrofia
25 a 29,9	Pré-obesidade
30 a 34,9	Obesidade grau 1
35 a 39,9	Obesidade grau 2
> 40	Obesidade grau 3

Legenda: IMC: índice de massa corporal.

Para idosos, devido às alterações em sua composição corporal, utilizam-se outros parâmetros de classificação, como os demonstrados na Tabela 30.2.

Tabela 30.2: **Classificação do estado nutricional de idosos segundo o IMC.**

IMC (kg/m^2)	Classificação
< 22	Magreza
22 a 27	Eutrofia
> 27	Excesso de peso

Legenda: IMC: índice de massa corporal.

Medidas de circunferências e de pregas cutâneas complementam a avaliação nutricional, na medida em que fornecem informações de locais específicos, e não em conjunto, como os de peso, por exemplo. Portanto, são importantes para a avaliação nutricional completa.

A composição corporal demonstra a proporção entre os diferentes componentes corporais e a massa corporal total. A massa tecidual humana é classicamente dividida em gordura corporal e massa magra, esta última constituída por proteínas, água intracelular e conteúdo mineral ósseo. Para a avaliação, existem vários métodos, como a somatória das pregas cutâneas, a bioimpedância elétrica, a DEXA (*Dual Energy X-Ray Absorptiometry*), ressonância magnética, ultrassom, entre outros, que dependerão da disponibilidade do serviço de saúde.

É importante conhecer as alterações metabólicas nos pacientes em decorrência do câncer, pois têm grande importância para o conhecimento do impacto da terapia nutricional, sobre a evolução e o prognóstico.

Resumidamente, estão descritas no Quadro 30.1 as principais alterações encontradas no metabolismo de glicose, lipídios e proteínas.

Quadro 30.1: **Principais alterações metabólicas nos macronutrientes em pacientes oncológicos.**

Macronutriente	Alterações metabólicas	Consequências
Carboidratos	• Célula tumoral capta de 10 a 50 vezes mais glicose comparada à célula normal • ↑ Produção de glicose hepática (ciclo de Cori) e gliconeogênese (proteólise) • Intolerância à glicose e resistência à insulina	• Perda de peso e massa corpórea
Proteínas	• Hiperestimulação da via ubiquitina-proteassoma • Produção de PIF (fator indutor de proteólise) pelo tumor	• Catabolismo muscular
Lipídios	• Citocinas pró-inflamatórias – TNFα (fator de necrose tumoral) inibem a atividade da lipase lipoproteica • Fator de mobilização de lipídios (LMF) → estímulo à lipólise	• Depleção das reservas • ↑ dos lipídios circulantes

O gasto energético total é composto pelo gasto energético de repouso, somados à termogênese, efeito térmico dos alimentos e gasto energético da atividade física. Há várias maneiras de se determinar este valor. O padrão-ouro é a calorimetria indireta, mas, pelo alto custo do equipamento, não está disponível em todos os serviços. Em contrapartida, há diversas fórmulas preditivas que podem ser utilizadas para determinar esse valor, mas a mais utilizada é a fórmula de bolso, que pode ser verificada na Tabela 30.3, que foi validada para o paciente oncológico no Consenso Nacional de Nutrição Oncológica do Instituto Nacional do Câncer – INCA, em 2015, lembrando que os micronutrientes devem ser calculados de acordo com a ingestão dietética de referência (*Dietary Reference Intake* – DRI).

Tabela 30.3: Recomendações para o paciente oncológico.

	Situação	Recomendação
Calorias	Pacientes obesos	20 a 25 kcal/kg/dia
	Manutenção de peso	25 a 30 kcal/kg/dia
	Ganho de peso	30 a 35 cal/kg/dia
Proteínas*	Pacientes sem complicações	1,0 a 1,2 g/kg/dia
	Pacientes com estresse moderado	1,2 a 1,5 g/kg/dia
	Pacientes com estresse grave	1,5 a 2,0 g/kg/dia
Ingestão hídrica	Semelhante aos indivíduos saudáveis	30 a 35 mL/kg/dia ou 1,0 mL/kcal

* Verificar função renal.

Nutrição no linfoma de Hodgkin e não Hodgkin

Não há, na literatura atual, a comprovação de que alimentos podem causar linfomas. No entanto, dietas ricas em verduras e frutas podem ter efeito protetor contra o linfoma não Hodgkin.

Em vista disso, é importante observar os sintomas associados ao tratamento quimioterápico, como demonstrado no Quadro 30.2.

Quadro 30.2: Efeitos colaterais mais frequentes no tratamento de linfomas que podem interferir no estado nutricional.

Medicamento	Nome comercial	Categoria	Efeitos colaterais
Asparaginase	Elspar®	Antineoplásico	Anorexia e cólicas abdominais, náusea e vômito, pancreatite aguda, hiperglicemia e/ou intolerância à glicose, febre, crises convulsivas, depressão, fadiga, sonolência
Bendamustina	Treanda® Ribomustin®	Antineoplásico alquilante	Distúrbios gastrointestinais, astenia, fadiga, xerostomia, sonolência, tosse, dor de cabeça, mucosite e estomatite
Bleomicina	Blenoxane®	Antineoplásico, antibiótico	Estomatite, mucosite, anorexia, perda de peso, taquipneia, reações febris agudas
Bortezomibe	Velcade®	Antineoplásico, inibidor do proteassoma	Diarreia, náusea, constipação, anorexia, vômito, dor abdominal, dispepsia, disgeusia, anemia, desidratação, edema, febre, distúrbio psiquiátrico, disestesia, cefaleia, tontura, insônia, ansiedade, dispneia, tosse, mialgia
Brentuximabe	Adcetris®	Antineoplásico, anticorpo monoclonal	Fadiga, febre, dor, dor de cabeça, insônia, tontura, calafrios, ansiedade, náusea, diarreia, dor abdominal, vômito, constipação, anorexia, perda de peso, tosse, dispneia
Carboplatina	Paraplatin®	Antineoplásico, alquilante	Vômito, dor abdominal, náusea, anemia, aumento da fosfatase alcalina, aumento de AST, fraqueza, dor
Carmustina	Becenun® Gliadel®	Antineoplásico, alquilante	Náusea e vômito graves, hipotensão arterial, ataxia, tontura, crise convulsiva, edema cerebral
Ciclofosfamida	Genuxal®	Antineoplásico, alquilante	Náusea, vômito, anorexia, diarreia, estomatite e mucosite

(*Continua*)

(Continuação)

Quadro 30.2: Efeitos colaterais mais frequentes no tratamento de linfomas que podem interferir no estado nutricional.

Medicamento	Nome comercial	Categoria	Efeitos colaterais
Cisplatina	Platistine®	Antineoplásico, alquilante	Náusea, vômito, aumento de enzimas hepáticas, insuficiência renal aguda e crônica, neuropatia periférica (sensibilidade aumentada para extremos de temperatura do alimento)
Citarabina	Aracytin®	Antineoplásico, antimetabólito	Anorexia, diarreia, inflamação e ulceração anal, mucosite, náusea, vômitos, anemia, disfunção hepática, febre
Dacarbazina	Detimedac®	Antineoplásico, alquilante	Náusea, vômito, diarreia
Dexametasona	Decadron®	Corticosteroide anti-inflamatório	Distensão abdominal, apetite aumentado, hemorragia gastrointestinal, perfuração gastrointestinal, náusea, pancreatite, úlcera péptica, esofagite ulcerativa, ganho de peso, diabetes *mellitus*, edema, hipertensão, depressão, instabilidade emocional, euforia, cefaleia, insônia, catabolismo de proteína, retenção de sódio
Doxorrubicina	Adriblastina®	Antineoplásico, antraciclina	Anorexia, diarreia, dor abdominal, mucosite, náusea, necrose de cólon, ulceração GI, vômito, ICC, taquiarritmia, taquicardia, alteração da cor da saliva, anemia, fraqueza
Doxorrubicina lipossomal	Caelyx®	Antineoplásico, antraciclina	Estomatite, vômito, náusea, constipação, anorexia, diarreia, mucosite, dispepsia, obstrução intestinal, anemia
Etoposídeo	Vepesid®	Antineoplásico	Náusea ou vômito, anorexia, diarreia, mucosite ou esofagite, anemia
Filgrastim	Granulokine®	Fator de crescimento hematopoiético	Náusea, vômito, febre, dor no estômago, fraqueza

(Continua)

(Continuação)

Quadro 30.2: Efeitos colaterais mais frequentes no tratamento de linfomas que podem interferir no estado nutricional.

Medicamento	Nome comercial	Categoria	Efeitos colaterais
Fludarabina	Fludara®	Antineoplásico, antimetabólito	Náusea ou vômito, anorexia, sangramento gastrointestinal, edema, febre, fadiga, dor, anemia, fraqueza, mialgia, tosse, dispneia
Gencitabina	Gemzar®	Antineoplásico, antimetabólito	Náusea ou vômito, constipação, diarreia, estomatite, edema, anemia, dor, febre, sonolência, dispneia
Ifosfamida	Holoxane®	Antineoplásico, alquilante	Náusea, vômito, sonolência, agitação, confusão mental, delírio, alucinações, psicose depressiva, incontinência, paralisia
Leucovorina	Legifol®	Antídoto, vitamina hidrossolúvel	Obstipação
Lomustina	Citostal®	Antineoplásico, alquilante	Náusea, vômito
Melfalano	Alkeran®	Antineoplásico, alquilante	Vômito
Mesna	Mitexan®	Antídoto	Vômito
Metilprednisolona	Solu-medrol®	Glicocorticoide sintético	Retenção de sódio e líquidos, alcalose hipocalêmica, diminuição da tolerância a carboidratos, manifestação de diabetes *mellitus* latente, convulsões, soluços persistentes, úlcera péptica, hemorragia gástrica, pancreatite, esofagite e perfuração intestinal, fraqueza muscular
Metotrexato	Miantrex®	Antineoplásico, antimetabólito	Náusea ou vômito, gengivite, diarreia, estomatite, mucosite, anorexia, glossite e perfuração intestinal, insuficiência renal
Mitoxantrona	Evomixan®	Antineoplásico, antracíclico	Edema, arritmia, função cardíaca alterada, febre, dor, fadiga, cefaleia, hiperglicemia, náusea, vômito, diarreia, mucosite, estomatite, anorexia, perda/ganho de peso, constipação, hemorragias gastrointestinais, dor abdominal, dispepsia, dispneia, tosse

(Continua)

(Continuação)

Quadro 30.2: Efeitos colaterais mais frequentes no tratamento de linfomas que podem interferir no estado nutricional.

Medicamento	Nome comercial	Categoria	Efeitos colaterais
Oxaliplatina	Eloxatin®	Antineoplásico, alquilante	Náusea, vômito, constipação, dor abdominal, diarreia, estomatite, anemia, aumento de transaminases, dor, febre, cefaleia, insônia
Prednisona	Meticorten® Corticorten® Predcort®	Corticoide sintético	Úlcera péptica com possível perfuração e hemorragia, pancreatite, distensão abdominal, esofagite ulcerativa, convulsões, tontura, dor de cabeça, redução da tolerância aos carboidratos, manifestação de diabetes *mellitus*, perda de proteína, alterações do humor, depressão grave, retenção de fluidos, fraqueza muscular
Procarbazina	Natulanar®	Antineoplásico, alquilante	Edema, hipotensão arterial, anemia hemolítica, anorexia, constipação, diarreia, disfagia, dor abdominal, estomatite, hematêmese, melena, náusea, vômito, xerostomia, disfunção hepática, mialgia, depressão, dor, fadiga
Rituximabe	Mabthera®	Antineoplásico, anticorpo monoclonal	Febre, calafrios, cefaleia, dor, náusea, dor abdominal, fraqueza, tosse
Vimblastina	Velban®	Antineoplásico, alcaloide da vinca	Anorexia, diarreia, estomatite, disgeusia
Vincristina	Oncovin®	Antineoplásico, alcaloide da vinca	Anorexia, cólicas abdominais, constipação, diarreia, flatulência, náusea (leve), perda de peso, disgeusia, ulceração oral, vômito
Vinorelbina	Navelbine®	Antineoplásico, alcaloide da vinca	Náusea, constipação, vômito, diarreia, anemia, aumento de AST, aumento de bilirrubinas totais, fraqueza, neuropatia periférica, fadiga

Nutrição nas leucemias

Dentre os fatores de risco conhecidos para a leucemia, não se encontram fatores alimentares. No entanto, são necessárias novas pesquisas para que isso seja confirmado.

Há alguns estudos que relacionam o consumo de álcool durante a gestação e maior incidência de leucemia aguda em crianças menores de dois anos, pois poderia ocorrer alteração no DNA fetal, uma vez que o álcool atravessa a placenta e induziria a morte celular por apoptose, aumentando o estresse oxidativo e efeitos na adesão celular; entretanto, são necessários estudos auxiliares sobre esse assunto.

É importante considerar o estado nutricional do paciente, pois, sendo submetido à quimioterapia, este pode se agravar consideravelmente, prejudicando o prognóstico.

Em vista disso, é importante observar os sintomas associados ao tratamento quimioterápico, como demonstrado no Quadro 30.3.

Quadro 30.3: Efeitos colaterais mais frequentes no tratamento de leucemias que podem interferir no estado nutricional.

Medicamento	Nome comercial	Categoria	Efeitos colaterais
Alfa-interferona	Roferon®	Antineoplásico, antiproliferativo, antiviral	Hipertensão arterial, dor torácica, edema, anorexia, náusea, vômito, diarreia, perda de peso, irritação da orofaringe, dor abdominal, aumento da fosfatase alcalina, aumento de transaminases, fraqueza, mialgia, febre, fadiga, cefaleia, calafrios, depressão, dor, tontura, redução do estado mental, irritabilidade, insônia, distúrbios do sono
Alentuzumabe	Campath®	Antineoplásico, anticorpo monoclonal	Hipotensão arterial, hipertensão arterial, edema periférico, taquicardia, náusea, vômito, diarreia, anorexia, estomatite ou mucosite, dor abdominal, anemia, fraqueza, mialgia, dispneia, tosse, febre, fadiga, cefaleia, disestesia, tontura
Asparaginase	Elspar®	Antineoplásico	Anorexia e cólicas abdominais, náusea e vômito, pancreatite aguda, hiperglicemia e/ou intolerância à glicose, febre, crises convulsivas, depressão, fadiga, sonolência
Bendamustina	Treanda® Ribomustin®	Antineoplásico alquilante	Distúrbios gastrointestinais, astenia, fadiga, xerostomia, sonolência, tosse, dor de cabeça, mucosite e estomatite
Ciclofosfamida	Genuxal®	Antineoplásico, alquilante	Náusea, vômito, anorexia, diarreia, estomatite e mucosite
Citarabina	Aracytin®	Antineoplásico, antimetabólito	Anorexia, diarreia, inflamação e ulceração anal, mucosite, náusea, vômitos, anemia, disfunção hepática, febre
Cladribina	Leustatin®	Antineoplásico, antimetabólito	Náusea, redução do apetite, vômito, fadiga, cefaleia
Clorambucila	Leukeran®	Antineoplásico, alquilante	Diarreia (infrequente), náusea (infrequente), ulceração oral (infrequente), vômito (infrequente)

(*Continua*)

(Continuação)

Quadro 30.3: Efeitos colaterais mais frequentes no tratamento de leucemias que podem interferir no estado nutricional.

Medicamento	Nome comercial	Categoria	Efeitos colaterais
Daunorrubicina	Daunoblastina®	Antineoplásico, antraciclina	Hepatomegalia, ascite, insuficiência cardíaca congestiva, náuseas ou vômitos, estomatite
Dasatinibe	Sprycel®	Antineoplásico	Retenção hídrica, diarreia, náusea, vômito, dor musculoesquelética, cefaleia, fadiga, febre
Decitabina	Dacogen®	Antineoplásico, antimetabólito imunomodulador	Edema, hiperglicemia, hipercalemia, hipoalbuminemia, hipomagnesemia, hiponatremia, dor abdominal, constipação, diminuição do apetite, diarreia, indigestão, estomatite, vômitos, febre
Dexametasona	Decadron®	Corticosteroide anti-inflamatório	Distensão abdominal, apetite aumentado, hemorragia gastrointestinal, perfuração gastrointestinal, náusea, pancreatite, úlcera péptica, esofagite ulcerativa, ganho de peso, diabetes *mellitus*, edema, hipertensão, depressão, instabilidade emocional, euforia, cefaleia, insônia, catabolismo de proteína, retenção de sódio
Doxorrubicina	Adriblastina®	Antineoplásico, antraciclina	Anorexia, diarreia, dor abdominal, mucosite, náusea, necrose de cólon, ulceração GI, vômito, ICC, taquiarritmia, taquicardia, alteração da cor da saliva, anemia, fraqueza
Etoposídeo	Vepesid®	Antineoplásico	Náusea ou vômito, anorexia, diarreia, mucosite ou esofagite, anemia
Filgrastim	Granulokine®	Fator de crescimento hematopoiético	Náusea, vômito, febre, dor no estômago, fraqueza
Fludarabina	Fludara®	Antineoplásico, antimetabólito	Náusea ou vômito, anorexia, sangramento gastrointestinal, edema, febre, fadiga, dor, anemia, fraqueza, mialgia, tosse, dispneia
Hidroxiureia	Hydrea®	Antineoplásico, antimetabólito	Anorexia, constipação, diarreia, estomatite, irritação GI e mucosite, náusea, pancreatite, vômito, hepatotoxicidade, fraqueza, neuropatia periférica, dispneia, cefaleia, crises convulsivas, desorientação, febre, mal-estar, sonolência, tontura

(Continua)

(Continuação)

Quadro 30.3: Efeitos colaterais mais frequentes no tratamento de leucemias que podem interferir no estado nutricional.

Medicamento	Nome comercial	Categoria	Efeitos colaterais
Idarrubicina	Zavedos®	Antineoplásico, antibiótico	ICC, náusea ou vômito, diarreia, estomatite, hemorragia GI, aumento de transaminases, aumento da fosfatase alcalina, aumento de bilirrubinas, cefaleia
Imatinibe	Glivec®	Antineoplásico	Edema, fadiga, febre, dor de cabeça, tontura, insônia, depressão, ansiedade, náusea, vômito, diarreia, dor abdominal, anorexia, ganho de peso, dispepsia, constipação, aumento da ALT, hepatotoxicidade, tosse, dispneia
Leucovorina	Legifol®	Antídoto, vitamina hidrossolúvel	Obstipação
Mercaptopurina	Purinethol®	Antineoplásico, antimetabólito, imunossupressor	Ascite, aumento da fosfatase alcalina e AST
Mesna	Mitexan®	Antídoto	Vômito
Metilprednisolona	Solu-medrol®	Glicocorticoide sintético	Retenção de sódio e líquidos, alcalose hipocalêmica, diminuição da tolerância a carboidratos, manifestação de diabetes *mellitus* latente, convulsões, soluços persistentes, úlcera péptica, hemorragia gástrica, pancreatite, esofagite e perfuração intestinal, fraqueza muscular
Metotrexato	Miantrex®	Antineoplásico, antimetabólito	Náusea ou vômito, gengivite, diarreia, estomatite, mucosite, anorexia, glossite e perfuração intestinal, insuficiência renal
Mitoxantrona	Evomixan®	Antineoplásico, antracíclico	Edema, arritmia, função cardíaca alterada, febre, dor, fadiga, cefaleia, hiperglicemia, náusea, vômito, diarreia, mucosite, estomatite, anorexia, perda/ganho de peso, constipação, hemorragias gastrointestinais, dor abdominal, dispepsia, dispneia, tosse

(Continua)

(*Continuação*)

Quadro 30.3: Efeitos colaterais mais frequentes no tratamento de leucemias que podem interferir no estado nutricional.

Medicamento	Nome comercial	Categoria	Efeitos colaterais
Nilotinibe	Tasigna®	Antineoplásico	Edema periférico, hiperglicemia, náusea, vômito, constipação, diarreia, aumento da lipase, dor abdominal, mialgia, fraqueza, espasmo muscular, tosse, dispneia, cefaleia, fadiga, febre
Oxaliplatina	Eloxatin®	Antineoplásico, alquilante	Náusea, vômito, constipação, dor abdominal, diarreia, estomatite, anemia, aumento de transaminases, dor, febre, cefaleia, insônia
Prednisona	Meticorten® Corticorten® Predcort®	Corticoide sintético	Úlcera péptica com possível perfuração e hemorragia, pancreatite, distensão abdominal, esofagite ulcerativa, convulsões, tontura, dor de cabeça, redução da tolerância aos carboidratos, manifestação de diabetes *mellitus*, perda de proteína, alterações do humor, depressão grave, retenção de fluidos, fraqueza muscular
Rituximabe	Mabthera®	Antineoplásico, anticorpo monoclonal	Febre, calafrios, cefaleia, dor, náusea, dor abdominal, fraqueza, tosse
Tioguanina	Lanvis®	Antineoplásico, antimetabólito	Anorexia, diarreia, estomatite, náusea ou vômito leve (não frequentes)
Tretinoína	Vesanoide®	Antineoplásico	Hipotensão ou hipertensão arterial, hipercolesterolemia e/ou hipertrigliceridemia, aumento de provas de função hepática, náusea e/ou vômito, hemorragia GI, dor abdominal, mucosite, diarreia, ganho de peso, anorexia, constipação, perda de peso, dispepsia, distensão abdominal, xerostomia, insuficiência renal, dispneia, cefaleia, febre, mal-estar, dor, tontura, ansiedade, insônia, depressão, confusão mental
Vincristina	Oncovin®	Antineoplásico, alcaloide da vinca	Anorexia, cólicas abdominais, constipação, diarreia, flatulência, náusea (leve), perda de peso, disgeusia, ulceração oral, vômito
Vindesina	Eldisine®	Antineoplásico	Mal-estar, náusea e vômito moderados, constipação relacionada à neurotoxicidade, parestesia, mialgia

Nutrição no mieloma múltiplo

A média de idade para início dos sintomas de mieloma múltiplo é em torno dos 60 anos. Nessa fase, na maioria dos casos, o paciente já possui doenças crônicas, como hipertensão arterial sistêmica, diabetes *mellitus*, osteoporose, entre outras, e, associado à presença destas doenças e ao tratamento ao qual será submetido, o estado nutricional deles pode ser gravemente afetado.

A célula de mieloma pode provocar vários efeitos na vida do doente e, com isso, paralelamente, impactar o seu estado nutricional. No Quadro 30.4, podem-se observar esses sintomas, as causas e as consequências.

Quadro 30.4: **Principais sintomas relacionados ao mieloma múltiplo (critério *CRAB*).**

Efeitos das células de mieloma	Causa	Consequência
C – Aumento da concentração de **C**álcio	Liberação de cálcio pelo osso danificado	Confusão mental Desidratação Constipação Fadiga/cansaço Fraqueza Dano renal ou hepático
R – Dano **R**enal	Podem ser provocados pela liberação da proteína monoclonal no sangue e aumento do cálcio circulante	Má circulação Fadiga Confusão mental Insuficiência renal
A – **A**nemia	↓ do número e da atividade das células produtoras de glóbulos vermelhos pela medula	Fadiga Fraqueza
B – Dano ósseo (**B**one – em inglês)	As células ativam os osteoclastos que destroem os ossos e bloqueiam os osteoblastos	Dor óssea Lesões líticas Fratura ou colapso ósseo Dano aos nervos da coluna

Fonte: http://www.myeloma.org.br.

Além disso, há o tratamento, que também provoca efeitos colaterais, que podem afetar o estado nutricional, como descrito no Quadro 30.5.

Quadro 30.5: Efeitos colaterais mais frequentes no tratamento de mieloma múltiplo que podem interferir no estado nutricional.

Medicamento	Nome comercial	Categoria	Efeitos colaterais
Bortezomibe	Velcade®	Antineoplásico, inibidor do proteassoma	Diarreia, náusea, constipação, anorexia, vômito, dor abdominal, dispepsia, disgeusia, anemia, desidratação, edema, febre, distúrbio psiquiátrico, disestesia, cefaleia, tontura, insônia, ansiedade, dispneia, tosse, mialgia
Ciclofosfamida	Genuxal®	Antineoplásico, alquilante	Náusea, vômito, anorexia, diarreia, estomatite e mucosite
Dexametasona	Decadron®	Corticosteroide anti-inflamatório	Distensão abdominal, apetite aumentado, hemorragia gastrointestinal, perfuração gastrointestinal, náusea, pancreatite, úlcera péptica, esofagite ulcerativa, ganho de peso, diabetes *mellitus*, edema, hipertensão, depressão, instabilidade emocional, euforia, cefaleia, insônia, catabolismo de proteína, retenção de sódio
Doxorrubicina	Adriblastina®	Antineoplásico, antraciclina	Anorexia, diarreia, dor abdominal, mucosite, náusea, necrose de cólon, ulceração GI, vômito, ICC, taquiarritmia, taquicardia, alteração da cor da saliva, anemia, fraqueza
Lenalidomida	Revlimid®	Antineoplásico, inibidor da angiogênese	Edema periférico, fadiga, insônia, febre, tontura, dor de cabeça, hiperglicemia, hipocalemia, diarreia, constipação, náusea, perda de peso, dispepsia, anorexia, dor abdominal, fraqueza, tosse, dispneia
Melfalano	Alkeran®	Antineoplásico, alquilante	Vômito
Prednisona	Meticorten® Corticorten® Predcort®	Corticoide sintético	Úlcera péptica com possível perfuração e hemorragia, pancreatite, distensão abdominal, esofagite ulcerativa, convulsões, tontura, dor de cabeça, redução da tolerância aos carboidratos, manifestação de diabetes *mellitus*, perda de proteína, alterações do humor, depressão grave, retenção de fluidos, fraqueza muscular
Talidomida	Talidomida®	Inibidor da angiogênese, imunossupressor bloqueador do fator de necrose tumoral	Edema, constipação, anorexia, náusea, perda de peso, ganho de peso, diarreia, monilíase oral, anemia, aumento de AST, aumento de bilirrubinas, fraqueza muscular, tremores, mialgia, fadiga, sonolência, tontura, dispneia, cefaleia

No caso de pacientes com mieloma, deve-se atentar para duas questões importantes: uma delas diz respeito à insuficiência renal provocada pela doença – é primordial considerar se a restrição proteica é vantajosa ao doente, se isto não causará ou piorará a desnutrição dele; a outra questão refere-se ao ganho de peso, que não é incomum nestes indivíduos, já que, se considerarmos as lesões ósseas que podem apresentar em decorrência da evolução da doença, isso pode provocar mais dor, portanto, deve-se incentivar o controle de peso de maneira saudável, sem provocar perdas nutricionais ao paciente.

É importante lembrar que, nas doenças onco-hematológicas, dependendo do caso, pode ser indicado o tratamento radioterápico, concomitante à quimioterapia ou não, devendo ser considerado principalmente se a área irradiada for no trato gastrointestinal ou região da cabeça e pescoço, já que pode agravar o estado nutricional do doente.

Doença do enxerto contra o hospedeiro (DECH)

É uma complicação que pode ocorrer em transplantes alogênicos de células-tronco hematopoiéticas, sendo aguda ou crônica, e depende de vários fatores para acontecer. No entanto, pode trazer consequências graves ao indivíduo.

Os órgãos mais afetados pela DECH são o fígado, intestino e pele.

Na pele, pode aparecer desde *rash* até dermatite ulcerativa; no fígado, as bilirrubinas podem variar de 2 mg/dL a valores superiores a 15 mg/dL; e nos intestinos, desde diarreia até dor abdominal severa ou até íleo paralítico. É importante o conhecimento dos sintomas para a indicação correta da alimentação ao indivíduo, ou suspensão da alimentação oral, com uso de enteral ou parenteral, quando possível, para evitar o agravamento do estado nutricional do indivíduo, com consequente prejuízo ainda maior ao tratamento.

Uso de corticoides e diabetes

Os medicamentos glicocorticoides são utilizados no tratamento das doenças onco-hematológicas, como descrito anteriormente. Estes fármacos têm ação anti-inflamatória e imunossupressora, no entanto, podem induzir a hiperglicemia, provocada pelo aumento da glicogênese hepática, e a resistência à insulina, portanto, podem induzir o desenvolvimento do diabetes ou promover hiperglicemia de difícil controle em pacientes previamente diabéticos.

Essa questão deve ser considerada, já que o diabetes provoca uma série de distúrbios no organismo, e, associado à presença da doença oncológica, pode resultar em pior prognóstico ao paciente, prejudicando o tratamento e sua qualidade de vida. Portanto, medidas de controle, como uso de medicação adequada, orientação dietética e atividade física concomitantes, trazem o controle desejado da glicemia a esses indivíduos.

Síndrome metabólica em pacientes em acompanhamento

Atualmente, observa-se nos pacientes em acompanhamento um ganho considerável de peso corporal, e, associado a isso, acontecem as complicações da síndrome metabólica.

É importante que os profissionais de saúde envolvidos no atendimento desse indivíduo observem essa questão, uma vez que esse quadro traz riscos reais à vida dele, portanto, cabe ao médico o diagnóstico e prescrição de medicação, quando for necessário, ao nutricionista a orientação da melhor maneira de se alimentar para corrigir o quadro, ao psicólogo o auxílio para compreender as razões do ganho de peso, e, quando possível, a presença de um educador físico para orientar corretamente a atividade física que completará o tratamento.

Considerações finais

A intervenção nutricional individualizada é imprescindível para o tratamento do paciente oncológico, em quaisquer fases do tratamento em que se encontra.

O alimento é fonte de vida e de relacionamento social, além de simplesmente nutrir. Portanto, ouvir as angústias, dúvidas e necessidades do paciente, associado à terapia nutricional mais adequada para seu momento de vida, confere confiança e adesão ao tratamento, contribuindo para o melhor prognóstico do doente, mesmo em estágios paliativos.

Referências bibliográficas

1. Gonzalez MC, Borges LR, Silveira DH et al. Validação da versão em português da avaliação subjetiva global produzida pelo paciente. Rev Bras Nutr Clin. 2010;25(2):102-8.
2. Kamimura MA, Sampaio LR, Cuppari L. Avaliação Nutricional na prática clínica. In: Cuppari L. Nutrição nas doenças crônicas não transmissíveis. Barueri, SP: Manole; 2009.
3. World Health Organization – WHO. Physical Status: the use and interpretation of anthropometry. WHO Technical Report Series n. 854. Geneva: WHO; 1995.
4. Baria F. Avaliação Nutricional do Paciente Oncológico. In: Baiocchi O, Sachs A, Magalhães LP. Aspectos Nutricionais em Oncologia. 1ª ed. Rio de Janeiro: Atheneu; 2018. p. 229-265.
5. Tisdale MJ. Cancer cachexia: metabolic alterations and clinical manifestation. Nutrition. 1997;13(1):1-7.
6. Waitzberg DL, Alves CC, Torrinhas RSM. Incidência da desnutrição em câncer. In: Waitzberg DL. Dieta, Nutrição e Câncer. São Paulo: Atheneu; 2004.
7. Instituto Nacional de Câncer (Inca)/Ministério da Saúde. Consenso nacional de nutrição oncológica. Rio de Janeiro: Inca; 2015.
8. Neto MC. Guia de Protocolos e Medicamentos para Tratamento em Oncologia e Hematologia. São Paulo: Hospital Albert Einstein; 2013.
9. Kondrup SPJ, Allison M, Elia B, Plauth VM. Espen Guidelines for Nutrition Screening 2002. Clinical Nutrition. 2003;22(4):415-421.
10. Ferreira JD, Couto AC, Emerenciano M, Pombo-de-Oliveira MS, Koifman S. Maternal Alcohol Consumption during Pregnancy and Early Age Leukemia Risk in Brazil. Hindawi Publishing Corporation BioMed Research International Volume 2015.
11. http://www.myeloma.org.br/. Acesso em 20 de novembro de 2017.
12. Neves TFC, Pavan R. Abordagem do Paciente Diabético em Oncologia. In: Baiocchi O, Sachs A, Magalhães LP. Aspectos Nutricionais em Oncologia. 1ª ed. Rio de Janeiro: Atheneu; 2018. p. 525-534.
13. Lewandowski CG. Aspectos Nutricionais no Transplante de Células-Tronco Hematopoiéticas Alogênico em Crianças e Adolescentes em um Hospital Terciário. 2016. 60 f. Tese (Mestrado em Saúde da Criança e do Adolescente). Faculdade de Medicina – Universidade Federal do Rio Grande do Sul – Rio Grande do Sul.

Capítulo 31

Cuidados de enfermagem para o paciente hematológico

Anita Previtalli Castro ○ Michele Bezerra de Andrade ○ Edvane Birelo Lopes de Domenico

Introdução

As doenças hematológicas são divididas em: anemias, distúrbios da hemostasia ou coagulação e os cânceres hematológicos, como as leucemias, os linfomas e o mieloma múltiplo. O presente capítulo aborda o cuidado de enfermagem do paciente com neoplasia hematológica maligna, destacando a importância da prática baseada em evidências e do processo de enfermagem.

Prática baseada em evidências

A prática baseada em evidências (PBE) define-se como "o uso consciente, explícito e judicioso da melhor evidência atual para a tomada de decisão sobre o cuidar individual do paciente"[1], na busca pela promoção de qualidade e segurança no cuidado[2]. Com base no conceito de medicina baseada em evidências, que surgiu na década de 1980 (século XX), compreende a associação de métodos epidemiológicos à pesquisa clínica para embasar as tomadas de decisão sobre os cuidados em saúde[3]. Em decorrência de um número crescente de publicações científicas, conhecer os pressupostos da PBE é fundamental para que o profissional da saúde aprenda a ser, inicialmente, um consumidor competente da literatura científica e, assim, faça uso dos melhores achados científicos na sua realidade cotidiana de trabalho, conduzindo a prática a patamares de excelência.

A enfermagem, como importante profissão relacionada ao cuidar do paciente e de sua família, é uma ciência pautada no senso crítico, aliado ao conhecimento científico, para uma prática de cuidado de qualidade, segura para o paciente e promotora dos melhores resultados nos diferentes níveis de atenção à saúde[2]. A ação investigativa, como parte integrante das atividades do profissional enfermeiro, eleva a qualidade científica e tecnológica, favorece a incorporação de inovações e tomadas de decisão seguras na prática diária[4].

Na perspectiva da enfermagem em onco-hematologia, todos os enfermeiros especializados devem ser capazes de promover ações com alta especificidade técnico-científica, da prevenção às fases de adoecimento pelo câncer, incluindo os cuidados com o final de vida ou com os sobreviventes, integrando as pesquisas à prática cotidiana, com perspicácia e sensibilidade[3].

Espera-se que o enfermeiro que atua em onco-hematologia implemente as boas práticas, o cuidado centrado no paciente e na família e a interdisciplinaridade, considerando que são ingredientes fundamentais da excelência em cuidado na saúde.

Cuidados específicos de enfermagem em onco-hematologia

Plano de cuidados de enfermagem: especificidade, integralidade e interdisciplinaridade

O paciente com neoplasia hematológica maligna apresenta, ao longo do tratamento e evolução da doença, baixa imunidade e comprometimento sistêmico, conduzindo-o a situações de risco que podem ou não acarretar internações hospitalares recorrentes. Os motivos de internação podem ser o regime terapêutico, como a quimioterapia antineoplásica (QTant), e as complicações clínicas decorrentes da doença, como infecção, dor, lesões em mucosa (mucosite), fadiga, desnutrição, acidentes tromboembólicos, sangramentos, entre outros. Geralmente, o paciente encontra-se necessitando de cuidado especializado, com abordagem multiprofissional e interdisciplinar, em prol de sua recuperação e qualidade de vida[4].

É indispensável considerar que o adoecimento pelo câncer é complexo, por ensejar condições clínicas polissintomáticas associadas a respostas emocionais diversas, isoladas ou combinadas, como medo, angústia, ansiedade, depressão, (des)esperança, além de alterar as rotinas de vida pessoal e familiar para o cumprimento da agenda do plano terapêutico[5]. O enfermeiro deve estar preparado para prestar cuidados que incluam assistência, principalmente avaliação clínica acurada, e o manejo eficaz de sinais e sintomas, mas também educação em saúde planejada para pacientes e familiares, considerando a fragilidade física, emocional e psicossocioespiritual[6].

O plano de cuidados de enfermagem do paciente onco-hematológico e sua família deve incluir[6,7]: cuidados de prevenção de infecção; avaliação sistemática das condições clínicas, psicossociais e espirituais; cuidado especializado para manejo de sinais e sintomas com base em evidências científicas; educação sistemática do paciente e da família; comunicação efetiva com a equipe multidisciplinar, sendo capaz de integrar as diferentes demandas de cuidados e intervenções a favor da segurança e do bem-estar do paciente e sua família nos períodos de internação, nas consultas ambulatoriais e também na atenção domiciliar.

Assim, o enfermeiro precisa de habilidades e conhecimentos que permitam esse atendimento integral e contínuo, necessitando manter uma rotina pessoal de estudo, mas também um ambiente de relação profissional que permita que uns compartilhem com os outros as atualizações científicas para que, de fato, as barreiras da falta de tempo e das dificuldades da rotina do trabalho e da estrutura institucional sejam minimizadas pelo trabalho em equipe[8].

O paciente, devido ao processo do tratamento e da doença, apresenta alterações hematológicas importantes, colocando-o em risco de morte. A avaliação acurada dos sinais e sintomas e a leitura dos exames laboratoriais são fundamentais para que medidas terapêuticas sejam instituídas.

Dentre as alterações, destaque-se a predisposição a infecções, que se dá pela queda do sistema imune, sendo a imunodeficiência humoral a principal irregularidade na leucemia. Estudos complementam que a queda da imunodeficiência também acontece pela falha nas células T e célula *natural killer* (NK), diminuição dos neutrófilos e defeitos no sistema complementar[9].

A neutropenia febril é a condição mais temida, considerada uma emergência, pois a deterioração clínica evolui de forma rápida, sendo necessário que o enfermeiro avalie sinais e sintomas alterados precocemente, como queixas de sensação febril, temperatura axilar em torno de 37,8 °C e número de neutrófilos/segmentados no limite inferior ou abaixo. Os neutrófilos fazem parte da imunidade natural, colaborando com a defesa primária contra micro-organismos, principalmente as bactérias[9].

Outra condição clínica temerária do paciente com câncer hematológico é a condição de dependência de multitransfusões, de componentes eritrocitários e plaquetários. Na condição de plaquetopenia, a exposição recorrente de concentrados de plaquetas pode acarretar refratariedade à transfusão, incorrendo em sangramentos e mortalidade[10].

Segundo as Diretrizes de Transfusão de Plaquetas Baseadas em Evidências de 2015 da American Association of Blood Banks, a indicação de transfusão de plaquetas deve considerar:

- Contagem de plaquetas $< 10 \times 10^9/L$.
- Pacientes com contagem $\geq 20 \times 10^9/L$ e com indicação de passagem de cateter eletivo.
- Pacientes com contagem $\geq 50 \times 10^9/L$ e em preparação para procedimentos como punção lombar, medula óssea e biópsia.

Muitas vezes, o paciente apresenta sinais de fadiga, fraqueza muscular, prostração, que podem estar relacionados à queda da hemoglobina e, consequentemente, baixa taxa de oxigênio no sangue. A diferença da fadiga do paciente oncológico dos demais pacientes é que esta não apresenta melhora após descanso[11]. A detecção precoce dos sintomas de fadiga é importante para educar o paciente e família quanto às suas características e à necessidade de manutenção das atividades de vida diária (vestir-se, alimentar-se, higienizar-se, mobilizar-se para uso de vaso sanitário de forma independente). O fisioterapeuta é um importante profissional para avaliar as condições respiratórias e motoras e, assim, orientar a execução de exercícios capazes de combater a fadiga e gerar o bem-estar.

A dor, na doença onco-hematológica, pode decorrer de agravos causados pelo tratamento, como na mucosite, ou pode originar-se do crescimento de células malignas em cadeias ganglionárias e em estruturas ósseas, primordialmente[12]. O quadro álgico pode ser classificado como agudo, decorrente da lesão no tecido, como ocorre na mucosite[7], ou crônico, quando relacionado às estimulações nociceptivas repetitivas que ocasionam alterações no sistema nervoso central (SNC), por exemplo, nas invasões ósseas metastáticas[6,7-12].

O cuidado além da técnica

O diagnóstico de câncer modifica a vida do paciente, muitas vezes interrompendo suas atividades diárias, causando-lhe limitações, mudando suas perspectivas e possibilidades de escolha, colocando-o em uma rotina desgastante, pois envolve procedimentos, internações, manejo dos sinais e sintomas, e isso vai prejudicando a sua vida social, o seu estado emocional, levando-o a altos níveis de estresse[13].

Resultados de pesquisas evidenciam que pacientes com câncer hematológico apresentam níveis elevados de morbidade psicológica, comparado com outros tipos de câncer, evidenciando o comprometimento da qualidade de vida, com alterações no estado emocional do paciente, ocasionando ansiedade, depressão, irritabilidade e isolamento social[14,15].

Os pacientes que apresentam qualidade de vida comprometida referem maior queixa de náuseas e vômitos, insônia, fraqueza, dor ou desconforto, alterações na função cognitiva e emocional, exigindo cuidados multidisciplinares. Os cuidados devem compreender a detecção, avaliação e intervenção precoce, para os quais os profissionais devem ter conhecimento das dimensões biopsicossociais e espirituais, e a competência para encontrar, em conjunto com o paciente e família, as melhores medidas para minimizar as consequências negativas do processo de adoecimento pelo câncer[13-16].

As mudanças na rotina do paciente também são compartilhadas por seus familiares, que enfrentam o processo de adoecimento de maneira muitas vezes tão intensa como o próprio adoecido. As mudanças na vida do familiar que assume o papel de cuidador são muitas, como alterações radicais da rotina de trabalho, sobrecarga de atividades, aprendizado acelerado de cuidados de diferentes naturezas, diminuição dos momentos de lazer, acompanhamento em consultas, exames e procedimentos, enfim, um conjunto de atividades que pode causar prejuízos emocionais e físicos. O paciente, que já se encontra com estresse emocional devido à doença, necessitando do apoio dos familiares, pode, por outro lado, também se preocupar com o impacto da doença para a família e para o cuidador[17,18].

O enfermeiro, ciente dessas possibilidades, pode assumir o papel de mediador, apoiador e educador, auxiliando no enfrentamento da doença, oferecendo orientações que favoreçam a reintegração e adaptação do paciente e dos seus familiares, por meio de uma comunicação terapêutica[16].

Procedimentos de enfermagem: boas práticas

Espera-se que o enfermeiro obtenha informações sobre o diagnóstico histopatológico completo e o estadiamento da doença para delinear o plano de cuidados de enfermagem, considerando a condição clínica, o plano terapêutico, os fatores prognósticos, os desejos do paciente e certamente as evidências científicas sobre as melhores práticas para garantia da eficiência e segurança de qualquer procedimento a ser executado.

Dentre os procedimentos de enfermagem em onco-hematologia, destacam-se o acesso venoso e a administração de quimioterapia antineoplásica. O paciente com diagnóstico onco-hematológico, ao longo do tratamento, apresenta fragilidade da rede venosa, com uso de medicamentos quimioterápicos antineoplásicos, fluidos, antimicrobianos ou o próprio transplante de células tronco hematopoiéticas, necessitando, portanto, da instalação de cateter venoso central (CVC), o que traz conforto e segurança para o paciente[6].

O uso do cateter venoso central, incluindo os de inserção periférica, pode trazer a possibilidade de complicações, sendo as mais frequentes: oclusão, infecção associada ao cateter e risco de desenvolver trombose. Como medidas de prevenção da infecção relacionada ao cateter, deve-se diminuir o número de manipulações deles e manter, de forma sistemática, a educação continuada dos profissionais de Enfermagem para reforço da execução segura de procedimentos, incluindo as etapas: preparo de infusões e manipulação de equipamentos (equipos, extensões, dânulas, buretas, frascos); determinação do curativo (soluções e coberturas); avaliação clínica do local de inserção (presença de sinais flogísticos) e análise criteriosa de oscilações de temperatura corporal e outros sinais e sintomas relatados pelo paciente que possam configurar processo infeccioso[20].

Na perspectiva de necessidade de administração de QTant, recomenda-se que apenas enfermeiros especializados em Oncologia assumam esta atividade. Segundo a National Institute for Occupational Safety and Health (NIOSH), alguns cuidados quanto ao medicamento de QTant devem ser tomados, como a utilização de luvas duplas, avental impermeável e óculos, e não desconectar os frascos com os fármacos, durante a sua infusão.

Devem-se observar, durante a infusão da QTant, sinais de flebite e infiltração local, para interceptar prontamente o extravasamento do fármaco para o tecido. O extravasamento de QTant é um evento adverso que deve ser observado no menor tempo diagnóstico possível. Por isso, o enfermeiro responsável por administrar a QTant deve permanecer o mais próximo possível do paciente, vigiando-o. Os fármacos quimioterápicos podem ser classificados como irritantes, que provocam reação de queimação ou irritação local, porém sem necrose tecidual ou formação de vesícula, e os fármacos vesicantes, que causam dano tecidual, podendo comprometer vários tecidos, incluindo músculos, nervos e tendões.

Caso ocorra extravasamento da medicação, deve-se parar a infusão, aspirar a medicação residual, elevar o membro, devendo mantê-lo elevado por 48 horas, realizar compressa local de acordo com a droga e notificar o médico[21]. É fundamental que o enfermeiro certifique-se que na instituição onde trabalha haja protocolos operacionais sobre a administração de QTant e sobre eventos adversos, como extravasamento durante a infusão ou acidentes de derramamento no ambiente.

Conforme a Norma Regulamentadora (NR 32), que estabelece as diretrizes básicas para medidas de proteção e segurança à saúde dos trabalhadores dos serviços de saúde, a instituição deve fornecer os equipamentos de proteção individual, manual de procedimentos, assegurar a biossegurança e estar disponível nas áreas de preparação, armazenamento e administração, um *kit* de derramamento identificado. Os cuidados com a exposição devem acontecer desde o momento de preparo do quimioterápico até o seu descarte[22].

Há muitos procedimentos que não foram abordados neste subitem, mas que são de competência do enfermeiro, como padronização de curativos de CVC ou periféricos, cateterizações vesicais, sondagens nasoentéricas, entre outros, que requerem a adoção de boas práticas, integrando a melhor evidência científica, os desejos do paciente e família e a experiência do profissional.

Cuidados específicos na unidade de transplante de células-tronco hematopoiéticas

O transplante de células-tronco hematopoiéticas (TCTH) surge como uma forma de tratamento para diversas doenças, como as doenças hematológicas, oncológicas, imunológicas, reumatológicas e hereditárias, e consiste na infusão intravenosa de células-tronco hematopoiéticas (CTH), com a finalidade de restabelecer a função medular e imunológica dos pacientes[23].

Tipos de TCTH

Os transplantes de células-tronco hematopoiéticas podem ser divididos em dois tipos: autólogo e alogênico.

- **Autólogo:** consiste na infusão de células progenitoras provenientes do próprio paciente. A coleta das células deve ser feita durante um período de remissão da doença e o material criopreservado. Após a administração de quimioterapia em altas doses (regime de condicionamento) para eliminação das células "doentes", o material deverá ser descongelado em um banho-maria e infundido no paciente[24].
- **Alogênico:** ocorre quando as células progenitoras são derivadas de um doador distinto, relacionado ou não relacionado, imunogeneticamente compatíveis (HLA idênticos) ou 50% compatíveis (haploidênticos). Para identificar doadores, são analisados antígenos específicos entre o receptor e os prováveis doadores, chamados de HLA (antígeno leucocitário humano). Quando realizado em gêmeos idênticos, também pode denominar-se TCTH singênico[24].

Fontes de células

A medula óssea é um tecido esponjoso encontrado no interior dos ossos, rico em células progenitoras, também conhecidas como *stem cell* ou células hematopoiéticas. Podem ser obtidas de diversas maneiras[25]:

Medula óssea

A coleta é realizada em centro cirúrgico. O doador é submetido a uma anestesia, e são realizadas múltiplas punções em crista ilíaca posterior para obter entre 2 e 5 mL de aspirado de medula óssea por punção. O volume a ser coletado é calculado com base no peso do receptor (10 a 15 mL de medula óssea por quilo). O total de células infundidas deverá conter, no mínimo, 3×10^3 células por quilo de peso corporal do receptor. A medula coletada passa por processo de filtração para retirar espículas ósseas e gordura. Pode também ser tratada em banco de sangue para posterior infusão no paciente[25].

Sangue periférico

Deverá ser administrado no doador um fator de crescimento de colônias de granulócitos (GCSF) por no mínimo 5 dias. Assim, as células hematopoiéticas migrarão da medula óssea para o sangue periférico. A coleta poderá ser realizada por meio de uma punção de veia periférica ou passagem de cateter venoso central temporário. O doador passará por um procedimento de aférese celular para a retirada da quantidade de células desejada[25].

O mesmo processo ocorre para o TCTH autólogo, porém, nesse caso, as células são criopreservadas. A criopreservação tem como objetivo diminuir ou inibir o metabolismo celular, dessa forma, as células permanecem viáveis por um período mais longo. Para que isso seja possível, é adicionada à bolsa uma solução preservante à base de dimetilsulfóxido (DMSO) de mesmo volume[26].

Cordão umbilical

O sangue do cordão umbilical é coletado logo após o parto. A quantidade de sangue (70 a 100 mL) que permanece no cordão e na placenta é drenada para uma bolsa coletora. Em seguida, em laboratório, as células-tronco são separadas e congeladas. Estas células podem ser armazenadas por anos no Banco de Sangue de Cordão Umbilical. A doação é voluntária e anônima[27].

Fases do TCTH

O TCTH é dividido em três fases: pré-transplante, transplante (regime de condicionamento, aplasia medular e enxertia neutrofílica) e o pós-transplante (alta hospitalar).

Pré-transplante

Consiste na realização de uma avaliação, normalmente cerca de um mês antes da internação, por uma equipe multidisciplinar.

A avaliação pré-transplante engloba uma série de procedimentos que visam à segurança na realização do transplante. Durante essa avaliação, são abordados temas como o tratamento a ser realizado, tempo prolongado de internação, necessidade de utilização de cateter venoso central, restrição de visitas, ambiente protetor, coleta de exames diários, entre outros. Esta avaliação ajuda a estabelecer um primeiro contato com o paciente e sua família com a equipe transplantadora, minimizando o estresse e a ansiedade[28].

Transplante

Preparação do regime de condicionamento

A unidade de internação de TCTH tem que contar com um ambiente físico específico para a complexidade do tratamento realizado. O paciente submetido ao TCTH fica propenso a diversas infecções devido ao comprometimento do sistema imunológico (associadas à assistência à saúde, comunitárias e/ou oportunistas) e medidas realizadas para a sua prevenção correspondem a um grande desafio. Essas medidas seguem as diretrizes do Centers of Disease Control and Prevention (CDC) e, como a mais importante delas, a higienização das mãos de maneira constante e com técnica correta. Algumas outras formas de prevenção podem ser utilizadas em um ambiente de realização de TCTH, como uso de filtros de ar de alta eficiência (HEPA), quartos com pressão positiva, desinfecção dos chuveiros (química e/ou térmica), restrição de acompanhantes ou de equipe que apresentarem sinais ou sintomas de infecções respiratórias, uso de vestimentas específicas (máscara, avental, propés) e o uso de máscara N95 para o paciente e isolamento protetor[29].

Regime de condicionamento

Após a internação do paciente e passagem do cateter venoso central, inicia-se a primeira fase do TCTH, chamada de **regime de condicionamento**, que consiste na fase de preparação para a infusão da medula e é composto pela administração de altas doses de quimioterapia e/ou radioterapia, provocando a aplasia medular.

Infusão das células

O próximo passo consiste na infusão das células hematopoiéticas, que podem ser a fresco ou congeladas, e é realizada com no mínimo 24 horas após o término da última quimioterapia do regime de condicionamento. Se a medula foi criopreservada, o seu descongelamento deve ser realizado dentro do quarto do paciente, em banho-maria.

Reações que podem ocorrer durante a infusão:

- prurido;
- *rash* cutâneo;
- arritmias;

- calafrios;
- tosse;
- aumento da pressão arterial;
- sobrecarga de volume;
- eventos tromboembólicos;
- anafilaxia;
- disfunção renal.

Devido à complexidade, a infusão deve ser assistida por um médico hematologista e por um enfermeiro qualificado. Deve ocorrer a monitorização dos sinais vitais frequentemente durante a infusão e deixar sempre disponíveis materiais para uso em caso de emergência[32].

Pós-infusão

Após a infusão das células, nos dias subsequentes, o paciente apresentará o quadro de aplasia medular, que se caracteriza pela queda de todas as linhagens sanguíneas (leucócitos, plaquetas e hemácias). A neutropenia severa consiste na contagem de neutrófilos inferior à 500 uL. Este é o período mais grave do tratamento, no qual o paciente está susceptível a infecções e complicações decorrentes do tratamento.

Neutropenia febril

A presença de febre (acompanhada ou não por episódios de bacteremia) em pacientes neutropênicos é o sintoma mais importante e frequente durante o TCTH. Está associada com altas taxas de morbimortalidade quando a terapêutica antimicrobiana não é instituída prontamente. Os pacientes neutropênicos têm menor resposta inflamatória, portanto, o paciente afebril, mas com sinais e sintomas compatíveis com infecção, devem ser considerados de risco. É função da equipe de enfermagem acompanhar a curva térmica do paciente nesse período junto com os demais sinais vitais, identificando precocemente alguma alteração e instabilidade hemodinâmica[33].

A realização de hemoculturas para bactérias e fungos deve ocorrer antes do início ou mudança da antibioticoterapia, que deve ser introduzida imediatamente após avaliação ágil, objetiva e completa. Protocolos internacionais já instituem uma meta de 30 minutos entre a febre e o início do antibiótico em pacientes neutropênicos[34].

A escolha da terapêutica medicamentosa inicial deve ser baseada na avaliação clínica, nos dados microbiológicos locais e fatores relacionados ao paciente individualmente (histórico de colonização ou infecção prévia por bactéria multirresistente)[35].

Suporte transfusional

Os hemocomponentes transfundidos deverão ser filtrados e irradiados. Observar também se o paciente possui algum caso de incompatibilidade ABO[34]. A deleucotização é um procedimento realizado para a remoção dos leucócitos, prevenindo reações transfusionais, já que o receptor não terá tanto contato com os leucócitos do doador. A irradiação é realizada para a prevenção da doença do enxerto *versus* hospedeiro associado à transfusão, causada pela enxertia e expansão clonal dos linfócitos do doador em receptores suscetíveis[36].

Imunossupressão

Nos transplantes alogênicos, são utilizados imunossupressores (tacrolimus ou ciclosporina) com a finalidade de evitar a doença do enxerto contra o hospedeiro (DECH). Como nessa fase os pacientes apresentam mucosite, geralmente os imunossupressores são administrados por via endovenosa. O nível sérico deve ser monitorizado durante todo o transplante. Esses medicamentos têm cuidados de enfermagem específicos, pois qualquer alteração de administração pode influenciar em seu nível sérico. Os imunossupressores impregnam no cateter de silicone, devendo ser administrados em via exclusiva e coletado o nível sérico em outra via não contaminada. Devem ser respeitados o tempo de infusão e o tempo certo para a coleta do nível sérico. Não pode ser realizado *bolus*, sendo administrado com vazão constante. Se a medicação for administrada por via oral, devem-se respeitar rigorosamente os horários de administração[37].

Enxertia neutrofílica

A próxima e mais esperada fase do TCTH, classificado como a contagem de neutrófilos acima de 500 mm/m^3 por três dias consecutivos. A linhagem de hemácias e plaquetas demora um pouco mais para a sustentação[37].

Doença do enxerto versus *hospedeiro*

A DECH ocorre em pacientes submetidos ao TCTH alogênico, podendo ser classificada em aguda ou crônica, e acometer diversos órgãos, sendo os mais comuns pele, fígado e trato gastrointestinal. O sistema tegumentar geralmente é o primeiro a ser atingido, ocorrendo um *rash* cutâneo com erupção pruriginosa e/ou dolorosa, afetando inicialmente as palmas das mãos e solas dos pés, progredindo para tronco, tórax e dorso. As alterações hepáticas incluem a hiperbilirrubinemia, aumento da fosfatase alcalina e aumento dos níveis de transaminases e, se não controlado, pode evoluir para insuficiência hepática. As manifestações clínicas apresentadas pelos pacientes com DECH gastrointestinal são geralmente inespecíficas, como náuseas, vômitos e diarreia[37]. Deve ser realizado um exame complementar para o diagnóstico correto. O tratamento inicial de DECH consiste na administração de corticoide e medicações que aliviam os sinais e sintomas apresentados. O reconhecimento precoce dos sinais de DECH é primordial para o início do tratamento adequado, impedindo sua elevação e gravidade[38].

Doença veno-oclusiva hepática

Outra complicação comum é a VOD, decorrente do dano celular nas veias e sinusoides hepáticos, estando associada a 80% da mortalidade pós-transplante. Os fatores de risco podem estar associados ao transplante (toxicidade da quimioterapia, transplante alogênico, regime imunossupressor), características do paciente (idade, doença subjacente, predisposição genética) e função hepática (sobrecarga de ferro, fibrose hepática, hepatite). Apresenta sinais e sintomas como hepatomegalia, icterícia, ascite e aumento de peso. Pode levar à degeneração hepatocelular, obstrução do fluxo sanguíneo venoso e hipertensão portal intra-hepática[39].

A equipe de enfermagem mantém esse contato direto com o paciente, reconhecendo a presença de alterações previamente. Além do reconhecimento precoce dos sinais e sintomas, são cuidados de enfermagem o manejo das alterações clínicas apresentadas pelos pacientes submetidos ao TCTH, como efeitos colaterais dos medicamentos, cuidados com administração de imunossupressores, cuidados com a pele e mucosas, sinais de desidratação, controle álgico, controle hidroeletrolítico e aporte calórico[39].

Pós-transplante

Assim que garantida a enxertia, finalizado o tratamento infeccioso e o paciente estiver livre de complicações, inicia-se a fase da alta hospitalar. Essa é uma fase complexa, com uma grande quantidade de informações, tornando-se necessário o desenvolvimento de um manual de alta hospitalar com orientações sobre cuidados relacionados à imunossupressão, necessidade do uso correto das medicações prescritas e frequência de retornos ao hospital para reavaliações. O dia da alta hospitalar é um momento cheio de emoções, como alegria, ansiedade e medo. Portanto, a entrega do manual de orientações deve ser realizada em um momento anterior para que o paciente possa ler e tirar dúvidas[40].

Durante o período pós-transplante, o paciente terá restrições extremamente necessárias, privando-se de ações que, por vezes, eram-lhe habituais. É importante esclarecer que essas limitações são reduzidas gradualmente e, com o tempo, o paciente terá de volta sua vida habitual[40].

A compreensão das orientações fornecidas não representa a sua adesão. Cabe ao enfermeiro, com base na interação e no vínculo do paciente/família/cuidador, identificar a capacidade e as demandas de autocuidado do paciente durante todo o período de internação, a fim de facilitar a adesão às orientações de alta[41].

Assistência de enfermagem nas unidades de TCTH

Premissas fundamentais

- Garantir que todo o regime de condicionamento seja feito de maneira correta, respeitando as drogas a serem utilizadas, doses, tempo e via de administração corretas, verificação de necessidade de prescrição, pela equipe médica, de antieméticos, soroterapias ou profiláticos específicos (por exemplo, anticonvulsivantes, se prescrito bussulfano), início da realização de controle de diurese, controle de peso e balanço hídrico e controle dos sinais e sintomas decorrentes dos quimioterápicos, como náuseas, vômitos, perda de apetite, alopecias, mucosite, diarreia, constipação intestinal, complicações hemorrágicas, entre outros[30].
- ***Primary nursing* (enfermeiro de referência):** o tempo médio de internação de um paciente na unidade de transplante varia de 20 a 30 dias, quando não houver complicações no tratamento. Diante

disso, é de notável importância que o paciente tenha um profissional de referência durante todo o procedimento. O modelo de *primary nursing* consiste em designar um enfermeiro responsável pelo paciente durante toda a internação, buscando um planejamento de plano de cuidados individualizado e antecipado, além de clientes melhor assistidos e um profissional preparado para possíveis intercorrências que o paciente apresentar. É descrito em literatura que os familiares cuidados por enfermeiros no modelo *primary nursing* ficaram muito mais satisfeitos e criaram um vínculo maior, facilitando o enfrentamento do processo[31].

Cuidados paliativos em onco-hematologia

A Organização Mundial de Saúde define os cuidados paliativos (CP) da seguinte forma: "[...] Uma abordagem que melhora a qualidade de vida dos pacientes e suas famílias diante do problema associado à doença com risco de vida, através da prevenção e alívio do sofrimento por meio da identificação precoce e avaliação e tratamento impecáveis da dor e outros problemas, físico, psicossocial e espiritual"[42].

O CP é uma abordagem multidisciplinar para o manejo dos sintomas, apoio psicossocial e assistência na tomada de decisões sobre o tratamento para os pacientes com doenças onco-hematológicas. CP não exige um diagnóstico terminal ou proximidade com a morte; ele enfatiza o bem-estar em qualquer ponto ao longo da trajetória da doença, independentemente do prognóstico. O encaminhamento precoce ao especialista em CP tem sido associado a uma melhor qualidade de cuidados no final de vida para pacientes com câncer[43].

Benefícios dos cuidados paliativos:

- Redução na carga dos sintomas.
- Melhorias na qualidade de vida e no humor.
- Melhora na sobrevida.

Os pacientes com neoplasias hematológicas são muito menos propensos a acessar os serviços de CP do que os pacientes com tumores sólidos, apesar da crescente evidência de muitas necessidades de CP não preenchidas nesta população. Essa discrepância sugere a necessidade de mais educação sobre CP na comunidade de hematologia e mais esforços para adaptar os serviços de CP para melhor atender às necessidades de pacientes com neoplasias hematológicas[44].

Para malignidades hematológicas, os especialistas em CP podem:

- Otimizar o gerenciamento de sintomas.
- Facilitar o enfrentamento, aceitação e planejamento mais eficazes para os pacientes (e familiares) para lidar com a incerteza prognóstica.
- Atuar como uma ponte de comunicação entre o hematologista e os pacientes[45].

Devido ao estigma persistente de que os cuidados paliativos estão associados à morte e ao morrer, o nome "terapia de suporte" está sendo adotado por vários programas de CP para facilitar o encaminhamento dos especialistas e adesão dos pacientes[46].

Os onco-hematologistas definem um papel crítico em relação ao início do tratamento de suporte. Ainda é necessário o desenvolvimento de diretrizes baseadas em evidências para auxiliar na tomada de decisões e padronizar o início de atendimento dos especialistas em CP nos pacientes com neoplasias[47].

O sobrevivente de cânceres onco-hematológicos

O conceito de sobrevivente de câncer surgiu na década de 1990 e ainda sofre alterações, em decorrência das próprias características do câncer, que se divide em múltiplos diagnósticos histopatológicos, e aos componentes e fatores associados: físicos, sociais, culturais, psicológicos, crenças, formas de enfrentamento, formas de tratamento e complicações a longo prazo[48,49].

A designação de sobrevivente de câncer pode ser empregada na ocasião do diagnóstico de câncer, ao término do último procedimento terapêutico, ou ainda, quando o paciente (pessoa, mais apropriado) passa a se sentir como um sobrevivente. Independentemente da escolha do evento para denominar o paciente como um sobrevivente, é imperativa a adoção de cuidados na perspectiva da longevidade a ser alcançada. O desejável é que o sobrevivente de câncer tenha uma possibilidade de vida plena, com segurança e qualidade de vida[48,49].

O Instituto de Medicina dos Estados Unidos da América, desde 2005, publicou um consenso sobre o processo de transição entre o estado de paciente de câncer para o de sobrevivente (*From Cancer Patient to Cancer Survivor: Lost in Transition*[50]). Desde então, vários estudos geraram planos assistenciais que estão disponíveis *online* para auxiliar profissionais da saúde a instituírem políticas assistenciais para os pacientes, principalmente os que se encontram na fase de seguimento ambulatorial[50].

O enfermeiro que cuida de pacientes com cânceres onco-hematológicos deve apropriar-se deste conhecimento e arsenal educativo-assistencial disponibilizado na literatura para que possa, de forma crítica, adequá-lo à realidade sociopolítica, ambiental e cultural na qual se insere.

Em linhas gerais, um plano de atendimento ao sobrevivente deve conter[50]:

- **Registro de cuidados:** após a alta do tratamento do câncer, os pacientes devem receber um registro com todos os cuidados recebidos e as características mais importantes da doença.
- **Padrões de cuidado:** após a alta do tratamento do câncer, todo paciente e o seu prestador de cuidados de saúde da atenção primária devem receber um plano de cuidados por escrito, para o acompanhamento de eventuais sinais e sintomas. Este documento também deve descrever quais os novos padrões de comportamento em saúde disponíveis e com base em evidências são aconselhados para o paciente (por exemplo, a indicação de exames de rastreamento para o diagnóstico precoce de cânceres secundários ou doenças cardíacas, decorrentes do recebimento de QTant).

Assim, verifica-se que há um vasto campo para o desenvolvimento da assistência de enfermagem também para o paciente que é considerado um sobrevivente.

Considerações finais

Os enfermeiros são profissionais altamente capacitados para prestar cuidados integrais com qualidade, excelência, devoção profissional e compromisso com a ciência. O trabalho em equipe deve ser sempre priorizado para que os pacientes e familiares sintam-se ouvidos, amparados e assistidos em todas as suas necessidades.

Referências bibliográficas

1. Atallah AN, Castro AA. Evidências para as melhores decisões clínicas. São Paulo: Centro Cochrane do Brasil; 1998.
2. Melnyk BM, Ford LG, Zellefrow C, Tucker S, Thomas B, Sinnott LT, Tan A. The First U.S Study on Nurses Evidence-Based Practice Competencies Indicates Major déficits that threaten healthcare quality, safety and patient outcomes. Worldviews on Evidence-Based Nursing. 2018.15(1):16-25.
3. Camargo FC, Iwamoto HH, Galvão CM, Monteiro DATM, Goulart MB, Garcia LAA. Modelos para a implementação da prática baseada em evidências na enfermagem hospitalar: Revisão narrativa. Texto Contexto Enfermagem. 2017;26(4):e2070017.

4. Camargo FC, Garcia LAA, Santos AS, Iwamato HH. Prática baseada em evidências: revisão bibliométrica das publicações nacionais em periódicos de enfermagem. REFACS. 2017;5(3):429-439.
5. Sousa RM, Espírito Santo FH, Pinhciro FM. Estudo de caso sobre as demandas de cuidados de enfermagem dos pacientes onco-hematológicos hospitalizados. Revenferm UFPE online. 2017 Out;11(10):3796-806.
6. Alonso DM, Sales JP, Royo CM. Palliative care in patients with haematological neoplasms: an integrative systematic review. Palliat Med. 2018 Jan;32(1):79-105.
7. Horinuki F, Watanabe MN, Takai Y, Yamahana R, Ohno Y, Okada S, Mori SI, Mitani NY. The experience of persons with hematological malignangy when communicating with health care professionals.
8. McCaughan D, Roman E, Smith AG, Garry AC, Johnson MJ, Patmore RD, Howard MR, Howell DA. Haematology nurses perspectives of their patients places of care and death: a UK qualitative interview study. Eur J Oncol Nurs. 2019 Abr;39:70-80.
9. Sousa RM et al. Diagnósticos de enfermagem identificados em pacientes onco-hematológicos: mapeamento cruzado. Esc. Anna Nery. 2015 Jan/Mar;19(1).
10. Kaufman RM, Djulbegovic B, Gernsheimer T, Kleinman S, Tinmouth AT, Capocelli KE et al. Platelet transfusion: a clinical practice guideline from the AABB. Ann Intern Med. 2015 Fev3;162(3):205-13.
11. Silva LB. Gerenciamento dos riscos associados à infecção em pacientes onco-hematológicos pós-quimioterapia: estudo observacional. Dissertação Mestrado Profissional em Enfermagem. Niterói, Fevereiro de 2018.
12. Barbosa IM et al. Caracterização da dor em pacientes onco-hematológicos e sua associação com a analgesia. Rev. dor. 2016 Sep.
13. Rodrigues AB et al. Estresse em pacientes submetidos a tratamento antineoplásico/Estrés em los pacientes sometidos a tratamiento quimioterápico/Stress in patients submitted to drug therapy. Rev. pesqui. cuid. fundam. (Online); 2016 Abr./Jun;8(2):4487-4500.
14. Boyes AW et al. Prevalence and correlates of the unmet supportive care needs of individuals diagnosed with a haematological malignancy. Published online. 2015 Mar 22:507-514.
15. Thais CC et al. Avaliação da qualidade de vida de pacientes com leucemia e linfoma hospitalizados. Rev Pesq Fisio. 2018;8(1):94-100.
16. Andrade V et al. Qualidade de vida de pacientes com câncer hematológico em tratamento quimioterápico. Rev Esc Enferm USP. 2013;47(2):355-61.
17. Böing E, Souza FM. As repercussões do tratamento de leucemia aguda na dinâmica familiar: um estudo de casos múltiplos. Contextos Clínicos. 2018 Maio/Ago;11(2).
18. McGrath P, B.Soc.Wk., MA, PhD. Findings on Family Issues During Relocation for Hematology Care. Oncology Nursing Forum. 2015 May;42(3).
19. Andrade V et al. Qualidade de vida de pacientes com câncer hematológico em tratamento quimioterápico. Rev Esc Enferm USP. 2013;47(2):355-61.
20. Gabas CG. et al. Complicaciones asociadas al catéter venoso central en pacientes hematológicos. Enferm Clin. 2015;25(3):138-142.
21. Sabino B, Tirapelli B, Fonseca SM. Biossegurança em enfermagem oncológica: uma revisão integrativa. São Paulo: Revista Recien. 2015; 5(13):29-43.

22. Norma Reguladora NR 32. Disponível em: http://www.saude.sp.gov.br/resources/crh/ggp/cartilhas/normas_regulamentares.pdf.
23. Passweg R, Baldomero H, Ansari M, Baerlocher GM, Bargetzi M, Chalandon Y et al. Haematopoietc cell transplantation in Switzerland, changes and results over 20 years: a report from the Swiss Blood Stem Cell Transplantation Working Group for Blood and Marrow Transplantation registry 1997-2016. Swiss Med Wkly. 2018 Mar 1;148:14589. doi: 10.4414/smw.2018.14589. eCollection 2018.
24. Amouzegar A, Dey BR , Spitzer TR. Peripheral blood or bone marrow stem cells? Practical considerations in hematopoietic stem cell transplantation. Transfus Med Rev. 2019 Jan;33(1):43-50.
25. Mitrus I, Smagur A, Fidyk W, Czech M, Prokop M, Chwieduk A, Glowala-Kosinska M, et al. Reduction of DMSO concentration in cryopreservation mixture 10% to 7,5% and 5% has no impact on engraftment after autologous peripheral blood stem cell transplantation: results of a prospective, randomized study. Bone Marrow Transplant. 2018 Mar;53(3):274-280.
26. Doação de cordão umbilical. Associação da medula óssea. Disponível em: https://ameo.org.br/doador/doacao-de-cordao-umbilical/.
27. Lima K, Bernardino E. O cuidado de enfermagem em uma unidade de transplante de células-tronco hematopoiéticas. Texto Contexto Enferm, Florianópolis, 2014 Out-Dez;23(4):845-53.
28. Biolioli V, Piredda M, Annibali O, Tirindelli MC, Pignatelli A, Marchesi F, et al. Development and initial validation of a questionnaire to assess patients perception of protective isolation following haematopoietic stem cell transplantation. Eur J Cancer Care. 2019 Mar;28(2):e12955.
29. Izumi S, Burt M, Smith J, McCorfd K, Fromme EK. Enhancing advance care planning conversations by nurses in a bone marrow transplantation unit. Oncol Nurs Forum. 2019 Maio 1;46(3):288-297.
30. Feo R, Connoy T, Wiechula R, Rasmussen P, Kitson A. Instruments measuring behavioral aspects of the nurse-patient relationship: a scoping review. J Clin Nurs. 2019 Jun 4. doi: 10.1111 jocn.14947.
31. Figueiredo TWB, Merces NNA, Nunes MBM, Wall ML. Reações adversas no dia zero do transplante de células-tronco hematopoiéticas: revisão integrativa. Rev Gaúcha Enferm. 2018;39:e20180095.
32. Mendes AVA, Carlesse F, Schirmer MR, Garnica M, Batista MVB, Capellano P, Dias VMCH, Machado CM. Manejo de infecções em transplante de células tronco-hematopoiéticas. Consenso SBTMO, 2015.
33. Manual JCI: padrões de acreditação Joint Comission International para hospitais. 2018. 6 edição.
34. Carson JL, Guyatt G, Heddle NM et al. Clinical Practice Guidelines From the AABB: Red Blood Cell Transfusion Thresholds and Storage. JAMA. 2016 Nov 15;316(19):2025-2035. doi: 10.1001/jama.2016.9185. 7.
35. Carson JL, Triulzi DJ, Ness PM. Indications for and Adverse Effects of Red-Cell Transfusion. N Engl J Med. 2017 Set 28;377(13):1261-1272. doi: 10.1056/NEJMra1612789.

36. Antimicrobiano na prática clínica pediátrica. Guia prático para manejo no ambulatório, na emergência e na enfermaria. Sociedade Brasileira de Pediatria. Disponível em: www.sbp.com.br.
37. Kroger N, Solano C, Wolschke C et al. Antilymphocyte globulin for prevention of chronic graft-versus-host disease. N Engl J Med. 2016;374:43-53.
38. Boyiadzis M, Arora M, Klein JP, Hassebroek A, Hemmer M, Urbano-Ispizua A et al. Impact of chronic graft-versus-host disease on late relapse and survival on 7,489 patients after myeloablative allogeneic hematopoietic cell transplantation for leukemia. Clin Cancer Res. 2015;21:2020-2028.
39. Richardson P, Aggarwal S, Topaloglu O, Vila KF, Corbacioglu S. Systematic review of defibrotide studies in the treatment of veno-oclusive disease/sinusoidal obstruction syndrome (VOD/SOS). Bone Marrow Transplant. 2019 Fev 25.
40. Mattson MR. Graft-versus-host disease: review and nursing implications. Clinical Journal of Oncology Nursing. 11(3):101:325-28.
41. Zatoni DCP, Lacerda MR, Hermann AP, Gomes IM, Nascimento JD, Rodrigues JAP. Sugestões de orientações para alta de crianças no pós transplante de células tronco hematopoiéticas. Cogitare Enfermagem. 2017;22(4). ISSN: 1414-8536.
42. WHO. Definition of Palliative Care. http://www.who.int/cancer/palliative/definition/en/. Acessado Jun 11, 2019.
43. Dionne-Odom JN, Azuero A, Lyons KD et al. Benefits of early versus delayed palliative care to informal family caregivers of patients with advanced cancer: outcomes from the ENABLE III randomized controlled trial. J Clin Oncol. 2015;33(13):1446-1452.
44. LeBlanc TW, El-Jawahri A. When and why should patients with hematologic malignancies see a palliative care specialist? Hematology Am Soc Hematol Educ Program. 2015;2015:471-8.
45. McCaughan D, Roman E, Smith AG, Garry AC, Jonhson MJ, Patmore RD, Howard MR, Howell DA. Palliative care specialists' perceptions concering referral of haematology patients to their services: findings from a qualitatite study. BMC Palliat Care. 2018 Fev 21,17(1):33.
46. Hui D, Park M, Reddy A, Dalal S, Bruera E. Attitudes and beliefs toward supportive and palliative care referral among hematologic and solid tumor oncology specialists. Oncologist 2015. Nov;20(11):1326-32.
47. Hui D, Bansal S, Park M, Reddy A, Cortes J, Fossella F, Bruera E. Differences in attitudes and belief toward end-of-life care between hematologic and solid tumor oncology specialists. Ann Oncol. 2015 Jul;26(7):1440-6.
48. Oliveira RAA, Conceição VM, Araujo JS, Zago MMF. Concept analysis of cancer survivorship and contributions to oncological nursing. Int J Nurs Pract. 2018; 24:e12608. https://doi.org/10.1111/ijn.12608.
49. Rowland JH (2016). Cancer Survivorship: New Challenge in Cancer Medicine. In: Bast RC, Hait WN, Kufe DW, Weichselbaum RR, Holland JF. Croce M, Piccart--Gebart H, Wang Hong WK, Pollock RE (eds.). Holland-Frei Cancer Medicine. doi: 10.1002/9781119000822.hfcm077.
50. Hewitt M, Greenfield S, Stovall E (eds). From cancer patient to cancer survivor: lost in transition/Committee on Cancer Survivorship: Improving Care and Quality of Life. National Cancer Policy Board. Available from: http://www.nationalacademies.org/hmd/Reports/2005/From-Cancer-Patient-to-Cancer-Survivor-Lost-in-Transition.

Capítulo 32

Abordagem odontológica e cuidados com higiene oral no paciente onco-hematológico e TMO

Daniel Henrique Koga ❍ Cristina Giovannetti del Conte ❍ Anthony Froy Benites Condezo ❍ Marcos Martins Curi ❍ Giuliano Saraceni Issa Cossolin

Introdução

A terapia sistêmica antineoplásica emprega fármacos bioativos, altamente citotóxicos, que produzem um amplo espectro de alterações que afetam diretamente a boca. Cerca de 80% dos pacientes submetidos a transplante de células-tronco hematopoiéticas (TCTH) e 40% dos que são submetidos à quimioterapia apresentam complicações bucais. São comuns os quadros de mucosite, gengivites e infecções oportunistas, com ulceração das mucosas e exposição direta do sistema vascular a patógenos. Uma vez que a cavidade oral é colonizada por fungos e mais de 500 espécies bacterianas, as complicações bucais durante o tratamento onco-hematológico podem colocar o paciente sob riscos potencialmente fatais[1].

Tais complicações afetam a qualidade de vida e podem comprometer os protocolos de quimioterapia, com a necessidade da descontinuidade da terapia antineoplásica, o que afeta diretamente a sobrevida dos pacientes. Dessa forma, a inserção do cirurgião-dentista nas equipes de onco-hematologia representa uma parte importante do sucesso do tratamento[2].

Atuação odontológica

Avaliação odontológica prévia à quimioterapia

Idealmente, todos os pacientes submetidos a tratamento onco-hematológico devem ser avaliados previamente pelo cirurgião-dentista para que sejam fornecidas instruções de higiene e orientações quanto aos possíveis efeitos colaterais da quimioterapia. Também deve ser estabelecido um plano de tratamento dentário que priorize a erradicação de focos infecciosos e que não atrase o início da terapia onco-hematológica. Devem ser removidas as lesões por cáries, periodontites, raízes dentárias residuais, próteses ou restaurações em más condições e aparelhos ortodônticos que possam provocar traumas às mucosas. Para procedimentos cirúrgicos, recomenda-se um prazo de 10 a 21 dias para a cicatrização antes do início da quimioterapia[1,3-5].

Higiene bucal no período de imunossupressão

A boca é reservatório de diversas espécies de bactérias e fungos. Portanto, é fundamental que os pacientes imunossuprimidos mantenham boas condições bucais e uma higiene local adequada[5]. Um dos pontos discutidos e que enfrenta resistência por parte dos profissionais que manejam os pacientes onco-hematológicos é acerca da possibilidade de traumas às mucosas bucais durante a higienização no período do NADIR, com riscos infecciosos ou hemorrágicos. De acordo com o National Cancer Institute (NCI), não há consenso a respeito da melhor abordagem para a higienização bucal durante a quimioterapia[1]. No entanto, ressaltam que o uso do fio dental e a realização da escovação superam os riscos infecciosos no caso da interrupção destes. Também afirmam que há riscos hemorrágicos inerentes à higiene deficiente, uma vez que quadros gengivais inflamatórios podem se desenvolver nessa situação.

É importante salientar que a higienização não deve se restringir à realização de bochechos com antissépticos nem mesmo durante o período de maior imunossupressão, uma vez que somente a escovação e o uso do fio ou fita dental são capazes de remover o biofilme que se forma nas superfícies dentárias e o consequente aumento da colonização bacteriana. Como há uma importante correlação entre os episódios sépticos nos pacientes neutropênicos e a microbiota bucal, é fundamental que seja mantida uma higiene bucal de qualidade nesse período[1-4].

A escovação dentária deve ser realizada de forma cuidadosa após as refeições, com uso de escova de cerdas extramacias e preferencialmente com creme dental sem laurilsulfato de sódio para que não haja exacerbação da descamação da mucosa[4]. No caso de náuseas, pode-se dispensar o uso do dentifrício, e a higiene pode ser executada com clorexidina em concentrações que podem variar entre 0,12 e 2%, sem álcool. A clorexidina possui largo espectro, é especialmente eficaz contra estreptococos do grupo *mutans*, que representam cerca de 20% da flora bucal, e apresenta atividade contra fungos. Já o fio ou a fita dentária devem ser utilizados uma vez ao dia, de modo cauteloso, com força controlada para que não ocorram traumas à gengiva. Deve-se dar preferência a produtos com a superfície encerada, que não desfiem durante a utilização.

Tratamento odontológico durante a quimioterapia

De modo geral, os tratamentos odontológicos eletivos devem ser postergados para um período oportuno no qual os pacientes apresentem boas condições clínicas e hematológicas. No entanto, odontalgias, infecções odontogênicas e fraturas dentárias podem exigir a abordagem imediata pelo cirurgião-dentista. A atuação conservadora, como a realização de radiografias, curativos e pequenos reparos, pode ser executada sem restrições. Porém, quando tratamentos invasivos são inevitáveis, devem ser avaliados os valores plaquetários e de neutrófilos.

Lembre-se: A recomendação da Academia Americana de Odontopediatria[6] é que pacientes com contagem plaquetária abaixo de 40.000/mm³ sejam obrigatoriamente transfundidos uma hora antes do procedimento e que os indivíduos com contagem de neutrófilos abaixo de 1.000/mm³ recebam antibióticos de amplo espectro.

Quadro 32.1: **Valores hematológicos para procedimentos odontológicos.**

Contagem de plaquetas	Contagem de neutrófilos
< 75.000/mm³: não há necessidade de suporte.	> 2.000/mm³: não usar antibiótico profilático.
40.000 a 75.000/mm³: transfusão considerada pré e 24 horas após o procedimento. Suturar e utilizar agentes hemostáticos locais.	1.000 a 2.000/mm³: avaliar os riscos infecciosos de acordo com o procedimento e realizar profilaxia antibiótica conforme preconizado pela American Heart Association. Caso haja suspeita ou confirmação de infecção, realizar terapia com antibiótico.
< 40.000/mm³: considerar o manejo hospitalar, com transfusão de plaquetas pré-abordagem, além do uso de agentes hemostáticos locais e sistêmicos.	< 1.000/mm³: considerar a possibilidade do manejo em ambiente hospitalar, com uso profilático ou terapêutico de antibióticos de acordo com os riscos infecciosos.

Fonte: Adaptado de American Academy of Pediatric Dentistry, 2013.

Diagnóstico e tratamento das complicações bucais da quimioterapia e do TMO

Mucosite oral (MO) quimioinduzida

A mucosite é uma das complicações mais comuns em pacientes submetidos à quimioterapia. Trata-se de uma inflamação da mucosa oral e gastrointestinal como resultado direto da citotoxicidade dos quimioterápicos[3,4-7]. Fatores associados ao tratamento, como doses, drogas e esquema de tratamento, além daqueles relacionados ao paciente, como idade, estado de saúde geral, predisposição genética, tipo de tumor e condição bucal, influenciam diretamente na ocorrência e na severidade da complicação[8-10]. Cerca de 40% dos pacientes submetidos à quimioterapia convencional e entre 90 e 100% dos que são submetidos a TCTH desenvolvem a MO. Drogas como o metotrexate e o melfalano, assim como a irradiação de corpo total, são fatores contribuintes na patogênese do quadro e maior severidade[11,12].

Tabela 32.1: **Frequência estimada da MO de acordo com modalidade de tratamento.**

Tratamento	Frequência estimada de mucosite
QT com antracíclico	~ 10%
QT com 5FU	~ 30%
RT câncer de cabeça e pescoço	~ 100%
TMO	~ 90 a 100% (todos os graus)
TMO – TBI	> 60% (graus 3 e 4)
TMO sem TBI	30 a 50% (graus 3 e 4)

Fonte: Sonis, Oster, Fuchs, Bellm, Bradford, Edelsberg et al., 2001.

Clinicamente, varia de áreas esbranquiçadas ou eritematosas até lesões ulceradas extensas, com dor intensa associada, alteração do paladar, impossibilidade de alimentação, com consequente perda de peso, fadiga e dificuldade de fala[9]. É classificada em graus, sendo os sistemas propostos pela Organização Mundial da Saúde (OMS) e do NCI os mais utilizados. Ambos se baseiam nas características clínicas e na sintomatologia, com escores variando entre 0 e 4[3-13,14]. Pontuações mais altas podem levar à internação hospitalar ou aumentar o tempo desta, exigir outras vias de nutrição, como enteral ou parenteral, aumentar o risco de infecções locais e sistêmicas, conduzir à necessidade de maior quantidade de medicamentos ou mesmo à interrupção do tratamento, com piora do prognóstico[14-16].

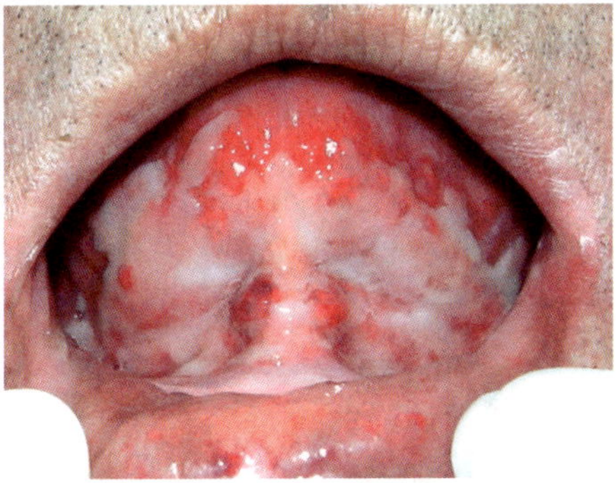

Figura 32.1: **Mucosite grau 4 (OMS).**

Fonte: Acervo da autoria.

Quadro 32.2: **Classificação da MO de acordo com a OMS e NCI.**

	0	1 – Leve	2 – Moderado	3 – Severo	4 – Risco de vida
OMS	Normal	Eritema Dor leve/ desconforto	Eritema ou úlcera Aceitação de alimentação sólida	Úlceras Aceita somente líquidos	Não se alimenta VO
NCI	Normal	Úlcera indolor Eritema sem lesão Dor leve/ desconforto	Eritema, edema ou úlcera com sintomatologia dolorosa Consegue alimentar-se e deglutir	Eritema, edema ou úlceras dolorosas Necessidade de hidratação EV	Ulceração severa Nutrição enteral, parenteral ou intubação profilática
NCI (TMO)*	Normal	Úlcera indolor Eritema sem lesão	Eritema, edema ou úlcera com sintomatologia dolorosa Consegue deglutir	Eritema, edema ou úlceras dolorosas Necessidade de hidratação EV ou suporte nutricional enteral ou parenteral Não consegue deglutir	Ulceração severa Necessidade de intubação profilática

* Classificação apenas para pacientes submetidos a TMO.

Fonte: Adaptado das diretrizes da OMS e da NCI.

A fisiopatologia divide-se em cinco fases. A primeira é a de iniciação, em que ocorre a quebra das fitas do DNA, produção de espécimes reativos de oxigênio, além de lesões no tecido conjuntivo e vasos sanguíneos. Na fase seguinte, denominada reguladora, ocorre a ativação de fatores de transcrição (NF-kβ) e produção de citocinas pró-inflamatórias, como a TNF-α e IL-1β. Já na fase de sinalização e amplificação de sinal, há um *feedback* positivo das citocinas inflamatórias, com aumento do dano inicial, acarretando a morte celular que leva à fase 4, de ulceração. Já a fase final é a da cura, com migração, proliferação e diferenciação das células epiteliais e consequente resolução das lesões[3]. A fase 1 ocorre cerca de dois dias após a quimioterapia, e a de ulceração por volta de uma semana após a administração dos fármacos[3,17].

A prevenção e o tratamento da MO quimioinduzida são amplamente estudados e debatidos na literatura. Há forte evidência científica do benefício da crioterapia para prevenção nos pacientes submetidos a TCTH condicionados com altas doses de melfalano[17,18]. Para o manejo da condição instalada, a MASCC (The Mucositis Guidelines Leadership Group of the Multinational Association of Supportive Care in Cancer) e a ISOO (International Society of Oral Oncology) elaboraram um guia no qual recomendaram fotobiomodulação com o uso de *laser* de baixa potência, além de um protocolo de cuidados orais, incluindo higiene oral utilizando escova dental de cerdas macias, pasta, fio dental e antisséptico[15]. O *laser* de baixa potência aplicado diretamente sobre as lesões promove o aumento do metabolismo celular, acelerando o processo de reparação, além de apresentar propriedades anti-inflamatórias que auxiliam no controle da dor[15].

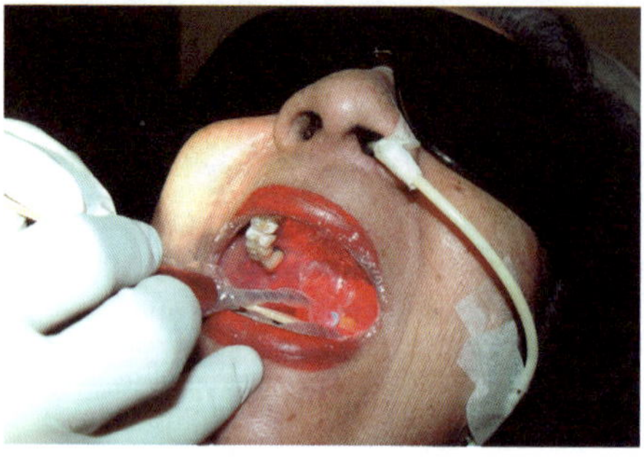

Figura 32.2: Laserterapia.

Fonte: Acervo da autoria.

Quadro 32.3: **Medidas preventivas e abordagem da mucosite.**

Medidas preventivas para quimioterapia
• Avaliação clínica odontológica e orientações. • Avaliação de radiografia panorâmica. • Remoção de possíveis focos de infecção. • Remoção de fatores que possam traumatizar a mucosa oral, tais como: aparelhos ortodônticos fixos, próteses removíveis mal adaptadas. • Uso de saliva artificial e umectantes labiais nos casos de ressecamento das mucosas ou quadro de xerostomia. • Evitar alimentação muito ácida, quente e seca. • Manter higiene oral de maneira cuidadosa, utilizando escova dental com cerdas extramacias e fio/fita dental que não traumatize as mucosas. • Crioterapia durante infusão de QT com melfalano. • Laserterapia preventiva – em caso de TMO e QT utilizando metotrexate.
Abordagem da mucosite quimioinduzida
• Avaliação odontológica rotineira para acompanhamento. • Bochechos com soluções antissépticas. • Laserterapia de baixa intensidade – biomodulação. • Adequação da dieta. • Aplicação de anestésicos tópicos e/ou anti-inflamatórios na forma de bochecho, gel ou *spray*. • Bochechos com chá de camomila frio.

Fonte: Adaptado de MASCC (The Mucositis Guidelines Leadership Group of the Multinational Association of Supportive Care in Cancer) e da ISOO (International Society of Oral Oncology).

Infecções oportunistas

Candidose

A infecção fúngica bucal provocada por espécies de *Candida* é comum entre os pacientes oncológicos imunossuprimidos[9]. Na fase de pré-enxertia, quando ocorrem quadros de neutropenia, de infecção fúngica e de ulcerações provocadas pela mucosite, há um alto risco do desenvolvimento de candidemia[19,20]. Clinicamente, manifesta-se por meio das formas pseudomembranosa aguda ou eritematosa. Na primeira, formam-se manchas brancas destacáveis à raspagem especialmente no dorso da língua, palato, mucosas jugais e orofaringe, enquanto na forma eritematosa, mais comum nos pacientes que utilizam próteses dentárias móveis, apresenta-se como área avermelhada preferencialmente no palato duro ou o dorso da língua[4]. Ambas produzem sintomatologia variável, normalmente com os pacientes relatando a sensação de queimação, podendo levar a quadros de disfagia e dificuldades para alimentação[4-9].

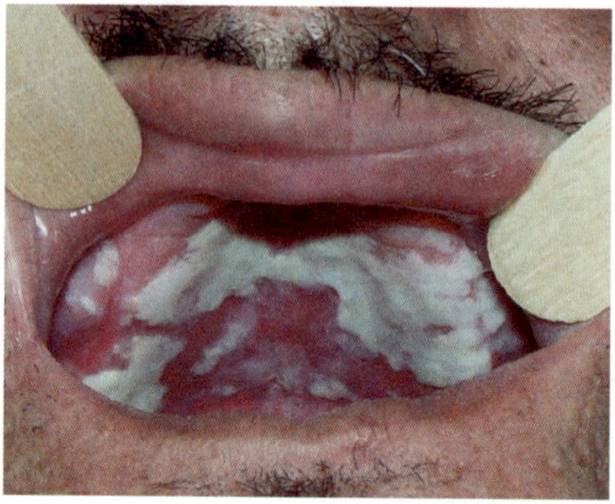

Figura 32.3: **Candidose pseudomembranosa aguda.**

Fonte: Acervo da autoria.

Tratamento

Pacientes submetidos a TCTH rotineiramente recebem profilaxia antifúngica, geralmente com fluconazol. A utilização da nistatina pode auxiliar na prevenção da colonização bucal[9-20]. Para os demais pacientes, costuma-se reservar o uso dos medicamentos de forma terapêutica. Dentre as opções sistêmicas, além do fluconazol, há a opção do uso de itraconazol, cetoconazol e anfotericina B, com a necessidade de monitorização das funções hepática e renal no caso de terapias prolongadas. Já entre as opções tópicas mais frequentemente usadas estão a nistatina, numa concentração de 100.000 UI/mL, por meio de bochechos por 1 a 2 minutos, 3 a 4 vezes ao dia, até se verificar a remissão do quadro e o miconazol creme[4].

Herpes

A gengivoestomatite herpética é uma infecção causada pelo vírus do herpes simples do tipo 1 (HSV-1), um micro-organismo presente em cerca de 90% da população. Normalmente adquirido na infância, permanece inativo no tecido nervoso, em especial no gânglio de Gasser do nervo trigêmeo. Sob determinadas condições, especialmente quando há imunossupressão, como a observada durante a quimioterapia, há a reativação do vírus inerte e o desenvolvimento da infecção sintomática[9-20,21].

Aproximadamente 50% dos pacientes neutropênicos apresentam reativação do vírus, com especial atenção aos que apresentam neoplasias hematológicas[21]. Clinicamente, a manifestação facial do herpes é mais frequente no vermelhão dos lábios, embora às vezes possa aparecer na mucosa nasal e pele da região perioral. Quando se manifesta no interior da boca, acomete o tecido queratinizado, como o observado nas gengivas, palato duro e dorso da língua. Geralmente, no período inicial, os pacientes apresentam sensação de queimação, coceira ou ardência que são seguidas pelo surgimento de vesículas com conteúdo líquido que se rompem e formam lesões ulceradas dolorosas, que podem dificultar de maneira significativa a alimentação por via oral. Pacientes hígidos têm resolução dos sinais e sintomas entre 7 e 10 dias. No entanto, as manifestações nos pacientes imunossuprimidos tendem a evoluir de maneira mais rápida, com formação de lesões mais extensas e de duração prolongada[4,20,21].

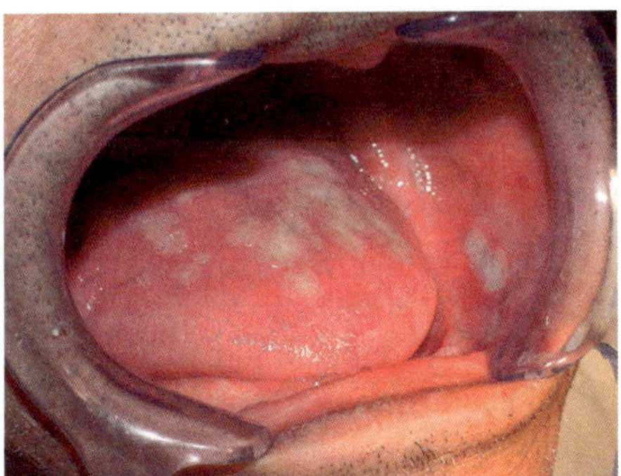

Figura 32.4: **Herpes.**

Fonte: Acervo da autoria.

Tratamento

Os pacientes submetidos a TCTH são testados para anti-HSV IgG antes do transplante, sendo que os indivíduos soropositivos recebem antivirais de forma preventiva para evitar a reativação do HSV. Para os demais casos, reserva-se o uso das drogas de modo terapêutico, sendo mais usualmente empregado o aciclovir ou valaciclovir orais em doses entre 400 e 800 mg para pacientes com sistema imunológico menos comprometido, aciclovir intravenoso com dosagens entre 5 e 10 mg/kg divididas em até 3 doses diárias para os severamente neutropênicos, e foscarnet ou ganciclovir para os casos refratários[4,9,20,21]. Nos casos de lesões pequenas e restritas à pele ou ao vermelhão dos lábios, podem ser também utilizados antivirais tópicos de forma conjunta.

A laserterapia de baixa potência produz bons resultados no controle da dor, na prevenção da exacerbação do quadro e na aceleração do processo cicatricial, podendo ser empregada em todas as fases da manifestação da condição.

Doença do enxerto contra o hospedeiro (DECH)

A DECH é a principal complicação do TCTH alogênico, ocorrendo em cerca de 40 a 50% dos pacientes transplantados[22]. Trata-se de um processo imunológico no qual a resposta das células transplantadas é dirigida aos tecidos do receptor. A boca é a segunda região mais acometida, sendo afetada tanto pela forma aguda como pela crônica, e é frequentemente o primeiro local a apresentar a manifestação. A divisão de ambas as apresentações se dá pelo tempo decorrido entre o transplante e a ocorrência da doença. Clinicamente, a forma aguda se manifesta como lesões ulceradas indistinguíveis daquelas observadas na mucosite quimioinduzida. Já a DECH crônica pode se manifestar por meio de eritemas generalizados, estrias com padrão liquenoide, erosões ou mesmo ulcerações, com sintomatologia variável, especialmente na mucosa jugal, lábios e língua. Também são comuns quadros de xerostomia semelhante aos observados na síndrome de Sjögren e de fibrose perioral com limitação da abertura bucal[22,23].

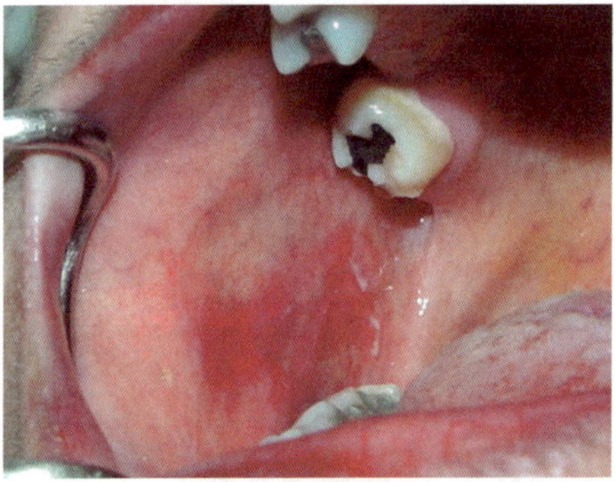

Figura 32.5: **DECH crônica.**

Fonte: Acervo da autoria.

O manejo das manifestações bucais da DECH crônica pode ser realizado por terapia imunossupressora sistêmica associada ao uso de analgésicos para alívio da sintomatologia e emprego tópico de corticoides. Os bochechos podem ser eficazes na redução precoce dos sintomas, contribuindo para a diminuição das doses das drogas sistêmicas e, consequentemente, dos efeitos colaterais associados a elas. Dentre as opções mais comumente utilizadas na terapêutica local, estão a betametasona, a dexametasona, o clobetasol e a triancinolona. Bochechos com 3 mL de clobetasol a 0,05% por um minuto, três vezes ao dia, são úteis para redução das manifestações e da sintomatologia associada. Laserterapia de baixa potência e terapia fotodinâmica são eficazes na redução da sintomatologia e da severidade das lesões. Para alívio da xerostomia, recomenda-se o uso de sialogogos, substitutos de saliva, gomas de mascar sem açúcar, dentifrício fluoretado e aplicações tópicas de flúor para a prevenção de lesões de cárie. Para os casos de fibrose perioral, a fisioterapia é a melhor alternativa para tratamento[9,24].

Osteonecrose medicamentosa (ONM)

A ONM é uma das principais complicações bucais associadas ao tratamento do câncer. Caracteriza-se pela exposição de osso não viável por um período mínimo de oito semanas em pacientes com histórico de uso de fármacos antirreabsortivos, como os bisfosfonados e o denosumabe. Tal complicação é frequentemente desencadeada por procedimentos cirúrgicos odontológicos, como exodontias e implantes osseointegráveis, pode provocar dor intensa, fraturas patológicas, constitui-se em riscos para infecção, por vezes exigindo tratamento cirúrgico, levando a sequelas funcionais e estéticas importantes[25,26].

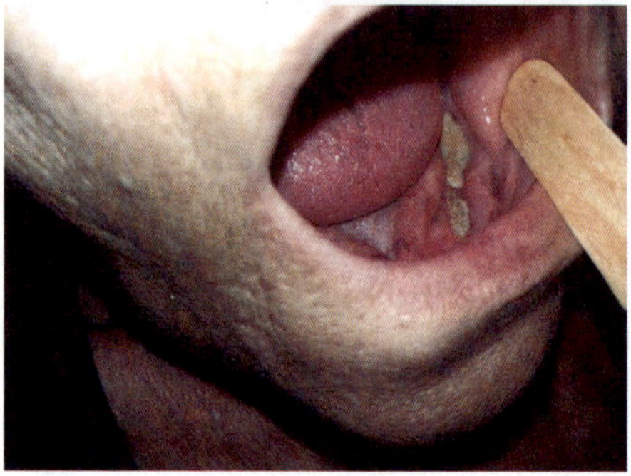

Figura 32.6: ONM.

Fonte: Acervo da autoria.

A ONM é classificada de acordo com sua extensão e sintomatologia. Graus I e II são de menor extensão e podem ser manejados de forma conservadora, com uso de antissépticos, antibióticos e pequenos desgastes ósseos. Já casos grau II refratários ao tratamento conservador ou necroses extensas classificadas como grau III exigem intervenção cirúrgica para remoção de todo o tecido ósseo desvitalizado e fechamento primário da ferida operatória[25-27].

Pacientes que fazem uso do medicamento endovenoso, em especial o ácido zoledrônico, com intervalos mensais e por tempo prolongado, apresentam maiores riscos de desenvolverem a ONM. Ressalta-se que esse risco permanece após a suspensão do medicamento, uma vez que a ligação dele ao organismo permanece por tempo prolongado. Dessa forma, é fundamental que os pacientes cujas propostas terapêuticas envolvam o uso dessas drogas sejam avaliados pelo cirurgião-dentista antes do tratamento e que procedimentos cirúrgicos sejam realizados antes do início da administração dos fármacos antirreabsortivos[25-27].

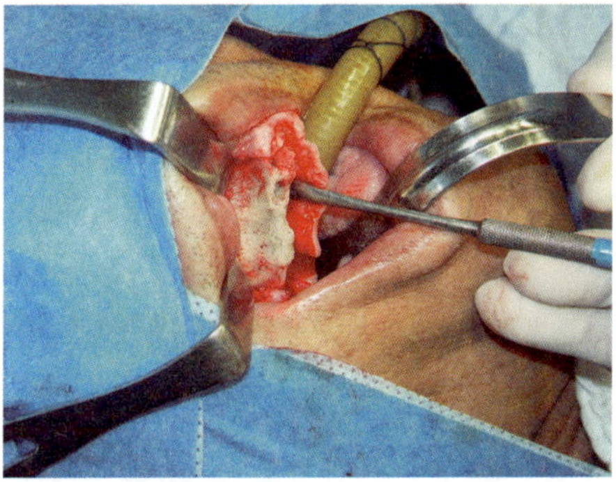

Figura 32.7: **Tratamento da ONM.**

Fonte: Acervo da autoria.

Referências bibliográficas

1. US National Cancer Institute, Oral Complications of Chemotherapy and Head/ Neck Radiation, US National Cancer Institute, 2011. Available at: http://www.cancer.gov/cancertopics/pdq/supportivecare/oralcomplications/HealthProfessional.
2. Zimmermann C, Meurer MI, Grando LJ, Gonzaga Del Moral JA, Rath IBS, Tavares SS. Dental Treatment in Patients with Leukemia. J Oncol. 2015:14p.
3. Sonis ST, Elting LS, Keefe D, Peterson DE, Schubert M, Heuer-Jensen M et al. Perspectives on cancer therapy-induced mucosal injury. Pathogenesis, measurement, epidemiology, and consequences for patients. Cancer. 2004;100(Suppl 9):1995-2025.
4. López BC, Esteve CG, Pérez MGS. Dental treatment considerations in the chemotherapy patient. J Clin Exp Dent. 2011;3(1):31-42.
5. Rapone B, Nardi GM, Di Venere D, Pettini F, Grassi FR, Corsalini M. Oral hygiene in patients with oral cancer undergoing chemotherapy and/or radiotherapy after prosthesis rehabilitation: protocol proposal. Oral Implantol 2016;IX(Suppl 4):90-97.
6. American Academy of Pediatric Dentistry. Guideline on dental management of pediatric patients receiving chemotherapy, hematopoietic cell transplantation, and/or radiation. Pediatr Dent. 2013;35(5):185-93.
7. Bowen JM, Wardill HR. Advances in the understanding and management of mucositis during stem cell transplantation. Curr Opin Support Palliat Care. 2017;11(4):341-6.
8. Sonis ST. Mucositis: The impact, biology and therapeutic opportunities of oral mucositis. Oral Oncol. 2009 Dec;45(12):1015-20.
9. Epstein JB, Thariat J, Bensadoun RJ, Barasch A, Murphy BA, Kolnick L et al. Oral complications of cancer and cancer therapy: from cancer treatment to survivorship. Ca Cancer J Clin. 2012;62(6):400-22.

10. Al-Dasooqi N, Sonis ST, Bowen JM Bateman E, Blijlevens N, Gibson RJ et al. Emerging evidence on the pathobiology of mucositis. Support Care Cancer. 2013;21(7):2075-83.
11. Sonis S, Oster G, Fuchs H, Bellm L, Bradford WZ, Edelsberg J et al. Oral mucositis and the clinical and economic outcomes of hematopoietic stem-cell transplantation. J Clin Oncol 2001;19(8):2201–5.
12. Bezinelli L. O atendimento odontológico no transplante de medula óssea: impacto clínico e econômico. Dissertação [Mestrado]. Faculdade de Odontologia da Universidade de São Paulo; 2003.
13. World Health Organization. WHO handbook for reporting results of cancer treatment. Geneva: World Health Organization; 1979.
14. National Cancer Institute. Common toxicity criteria 1999. Available at: https://ctep.cancer.gov/protocolDevelopment/electronic_applications/docs/.
15. Lalla RV, Bowen J, Barasch A, Elting L, Epstein J, Keefe DM et al. MASCC=ISOO Clinical Practice Guidelines for the Management of Mucositis Secondary to Cancer Therapy. Cancer. 2014;120(10):1453-61.
16. Riley P, Glenny AM, Worthington HV, Littlewood A, Clarkson JE, McCabe MG. Interventions for preventing oral mucositis in patients with cancer receiving treatment: oral cryotherapy. Cochrane Database Syst Rev. 2015;12:CD011552.
17. National Institutes of Health Symptom Research. Available at: http://symptomresearch.nih.gov/Chapter_17/sec7/cghs7pg1.htm.
18. Wang L, Gu Z, Zhai R, Zhao S, Luo L, Li D et al. Efficacy of oral cryotherapy on oral mucositis prevention in patients with hematological malignancies undergoing hematopoietic stem cell transplantation: a meta-analysis of randomized controlled trials. PLoS ONE;10(5):e0128763.
19. Omrani AS, Almaghrabi RS. Complications of hematopoietic stem transplantation: Fungal infections. Hematol Oncol Stem Cell Ther 2017. Article in press.
20. Tomblyn M, Chiller T, Einsele H, Gress R, Sepkowitz K, Storek J et al. Guidelines for Preventing Infectious Complications among Hematopoietic Cell Transplant Recipients: A Global Perspective. Biol Blood Marrow Transplant. 2009;15(10):1143-1238.
21. Elad S, Zadik Y, Hewson I, Hovan A, Correa ME, Logan R et al. A systematic review of viral infections associated with oral involvement in cancer patients: a spotlight on Herpes viridea. Support Care Cancer. 2010;18(8):993-1006.
22. Albuquerque R, Khan Z, Poveda A, Higham J, Richards A, Monteiro L et al. Management of oral Graft versus Host Disease with topical agents: A systematic review. Med Oral Patol Oral Cir Bucal. 2016;21(1):e72-81.
23. Lee SJ, Flowers ME. Recognizing and managing chronic graft-versus-host disease. Hematology Am Soc Hematol Educ Program. Hematology Am Soc Hematol Educ Program. 2008:134-41.
24. Zadik E, Elad S, Shapira A, Shapira MY. Treatment of oral mucosal manifestations of chronic graft-versus-host disease: dexamethasone vs. budesonide, Expert Opin Pharmacother. 2017;18(3):235-42.

25. Curi MM, Cossolin GSI, Koga DH et al. Bisphosphonate-Related Osteonecrosis of the Jaws–An Initial Case Series Report of Treatment Combining Partial Bone Resection and Autologous Platelet-Rich Plasma. J Oral Maxillofac Surg. 2011;69:2465-72.
26. Hoefert S, Yuan A, Munz A, Grimm M, Elayouti A, Reinert S. Clinical course and therapeutic outcomes of operatively and non-operatively managed patients with denosumab-related osteonecrosis of the jaw (DRONJ). J Craniomaxillofac Surg. 2017:45(4):570-8.
27. Ruggiero SL, Kohn N. Disease stage and mode of therapy are important determinants of treatment outcomes for medication-related osteonecrosis of the jaw. J Oral Maxillofac Surg. 2015;72:594-9.

Índice Remissivo

Obs.: números **em negrito** indicam quadros e tabelas; números em *itálico* indicam figuras.

A

B

C

D

E

F

G

H

L

M

N

O

P

Q

R

S

U

V

W